二版

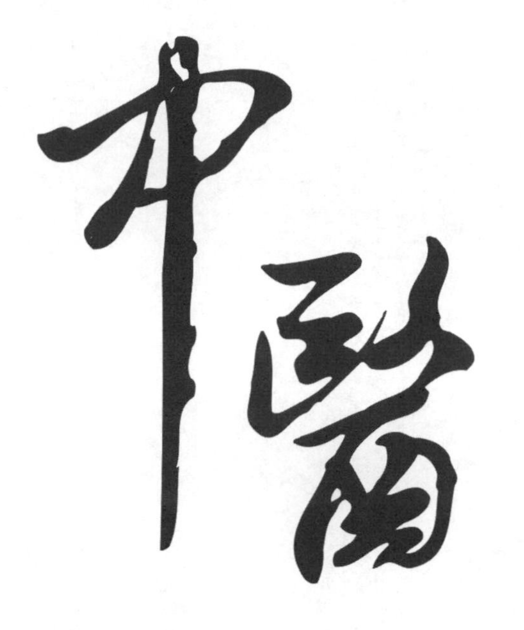

診斷學

季紹良、余明哲
陳國樹、詹寬仁／編著

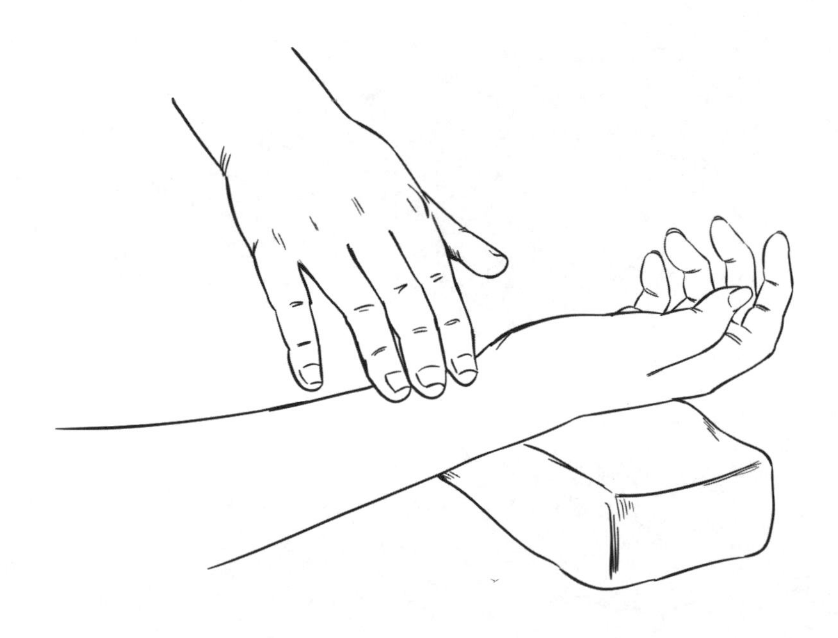

東大圖書公司

改版說明

季紹良、余明哲、陳國樹、詹寬仁、朱忠春、范玉櫻、彭美鳳、楊光正所編著之《中醫診斷學》，針對中醫診斷學作有系統的介紹，內容完整詳盡，為學習中醫的最佳教材。

本書自初版以來，承蒙讀者喜愛，已多次再刷。此次修訂除設計新式版面，使其更美觀大方；同時梳理文句，使字詞行文更臻完善，期望讀者在閱讀時更加舒適與流暢。

三民書局編輯部謹識

編寫說明

中醫診斷學，是根據中醫學的理論體系，研究診察病情、判斷病種、辨別證候的基礎理論、基本知識和基本技能的一門科學。它是中醫學專業基礎理論與臨床各科之間的橋樑，是中醫學專業課程體系的主要課程。臨床上，對任何疾病和證候都必須先有正確的診斷，然後才有可能進行正確的治療。因此，它是一門極為重要的專業課程。

本課程的主要內容包括診法和辨證兩大部分，並附有一般病歷的書寫格式，以切合臨床實習應用。在診法部分，詳細介紹了中醫望、聞、問、切四診所需的各種技能；在辨證部分，系統介紹了八綱辨證、病因辨證、氣血津液辨證、臟腑辨證等各種辨證方法及臨床應用。

本書在編寫過程中，強調邏輯性、科學性及實用性，盡力做到內容充實、重點突出、通俗易懂。因而，本書既可供中醫院校學生和中醫自修者學習所用，也可提供從事中醫教學、臨床、科研人員參考。

教材編寫出版是一項不斷完善的工作，需經教學實踐，不斷改進與提昇。本書編者雖然經過多次易稿，但囿於水平，難免有疏漏之處。殷切希望讀者和中醫藥教學人員在使用過程中不吝指正，以期本書更臻完善，成為符合現代需要的中醫藥教材。

編者於

北京中醫藥大學

元培科學技術學院

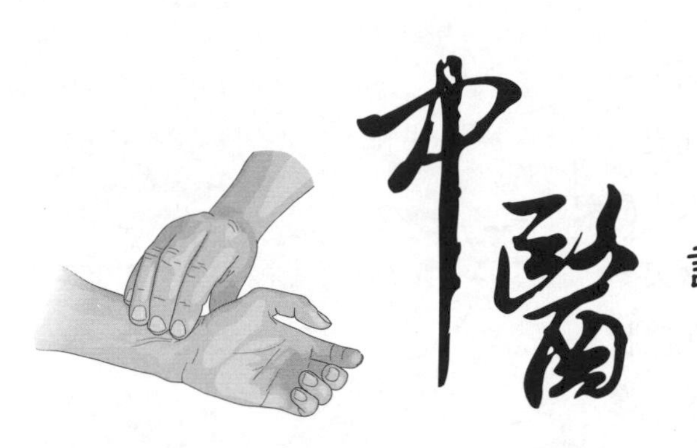

診斷學

第一章

緒　論

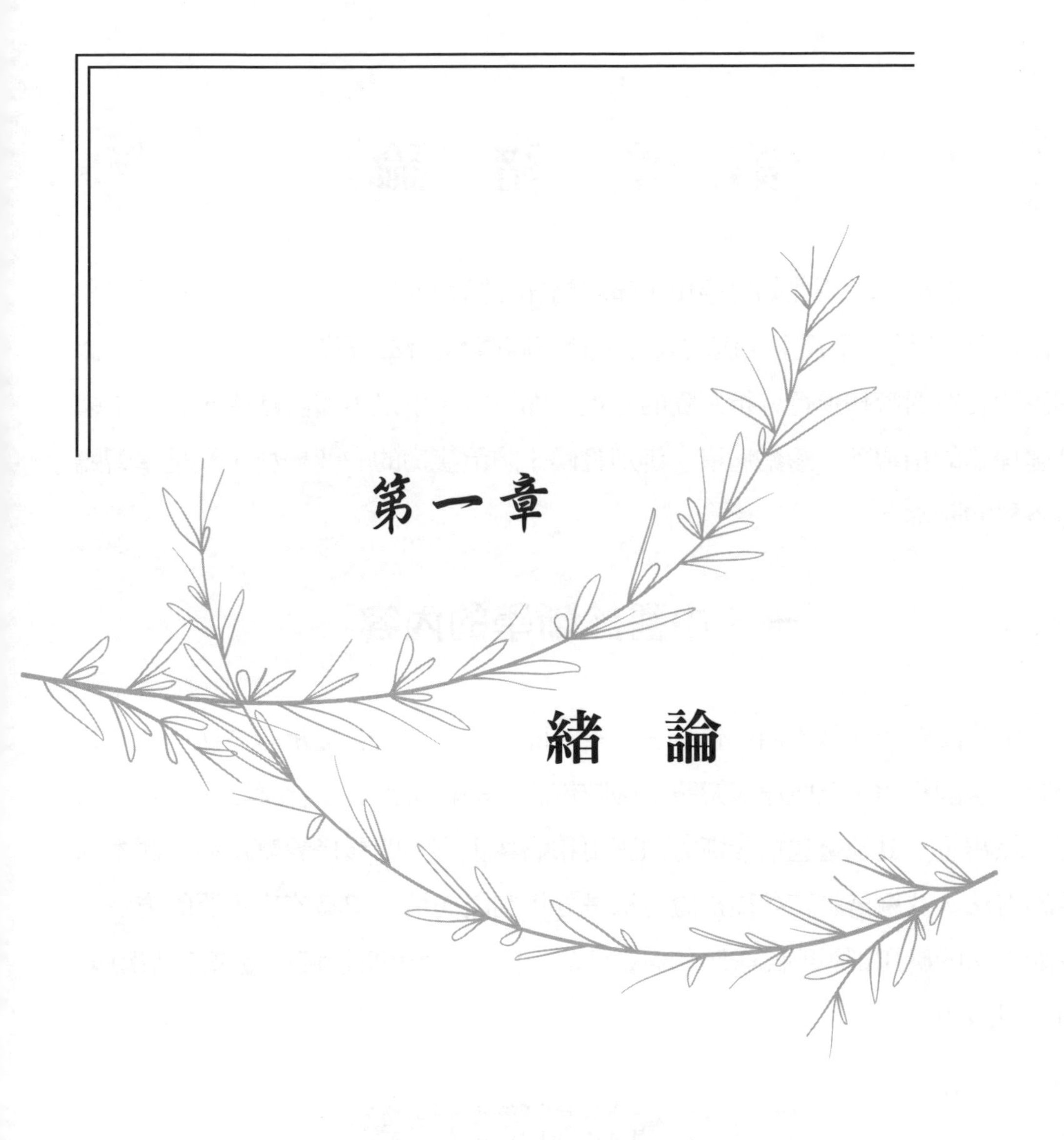

第一章　緒　論

中醫診斷學是研究如何應用中醫理論知識診斷疾病的學科，診斷包括診和斷兩部分，「診」是觀察疾病的表現，診察病情的方法，即四診；「斷」是根據四診的資料對疾病進行分析判斷的過程，即辨證。所以中醫診斷學，是在中醫基礎理論的指導下，診察病情、辨別證候、防治疾病的一門學科，又是學習臨床各科的基礎。

一、中醫診斷學的內容

中醫診斷學的基本內容包括──望、聞、問、切，各種辨證方法──八綱辨證、病因辨證、氣血津液辨證、臟腑辨證、經絡辨證、六經辨證、衛氣營血和三焦辨證，其他還包括診斷方法應用和病案書寫。四診是診察疾病、觀察病情的方法，八綱辨證和各種辨證方法是分析判斷病情、認識疾病本質的方法。診斷方法的應用則說明臨證應如何靈活的、正確的應用四診和辨證來診斷疾病，而學以致用。

二、中醫診斷學的特點

中醫學理論的特點是整體觀念，辨證施治。首先，診病時必須應用四診方法，觀察內外，以求全面掌握病情，這就是整體觀的具體應用。其次，應用各種辨證方法分析病情，辨證求因，審因論治，這就是辨證論治的特點，因此在診斷時就必須掌握下列原則：

㈠審察內外

內，指體內，是人體的內環境。外，指體表和生存的自然環境。人體每一種疾病的產生，和整體的臟腑、氣血、經絡等功能失調有關。且體內的各種變化，必然表現於體外，即有諸內必形諸外，例如，因肝火上炎致眼睛紅腫疼痛，診病時就要注意有沒有面紅、脈弦、口苦、苔黃等肝火上炎表現，即從眼睛局部聯想全身病變，從各種外在病變徵象辨別疾病本質，這是審察內外的一個方面。另一方面，疾病的發生，往往受自然環境的影響，例如異常的氣候變化，忽冷忽熱等，易使人受邪氣的侵犯而致病，因而，診察疾病時必須充分注意人體內外環境的相互關係。所以審察人體的內環境和天地之間的外環境，是整體觀的具體表現。

㈡辨證求因、審因論治

此原則體現辨證論治的特點。證，即證候；因，是致病的主要因素，如何辨證求因，審因論治，可以從下列二點說明：

1.症、證、病的概念

⑴症（症狀）

疾病表現的各種異常現象。例如頭痛、發熱、出汗、惡寒等。

⑵證

指證候，即疾病發展過程中的某一階段所出現的各種症狀。也可以說是由病因、病位、病變性質和邪正關係而成的病理表現，證候較全面反映了疾病的本質。例如外感風熱表證，此證，提示了病因是感受外邪，病位在表，病性屬表熱。

⑶病（病名）

疾病的名稱，例如哮喘、咳嗽等。

2.辨病和辨證相結合

在診斷疾病的過程中，要辨病，又要辨證。根據診病辨證的結果，才能確定治療的方法。因此，辨證論治是診斷疾病的基礎。

3.望、聞、問、切，四診合參

四診是辨證的依據，四診得到的資料是否可靠，直接影響診斷疾病的準確性，疾病的轉變是十分複雜且多樣化，因此，應用四診診斷疾病時，必須去偽存真，仔細觀察。如果只強調脈診或舌診等某一方面的重要性而忽略其他各方面，這樣對疾病的診斷，失去全面性，而不能做出正確的診斷。

三、學習中醫診斷學的方法

通常在學習中醫基礎理論之後再學習中醫診斷學。首先掌握中醫基本理論及知識，有利於學習中醫診斷的基本技巧。對於初學者可以從下列二方面進行學習。

(一)熟悉中醫診斷的理論

因為中醫診斷學的診病方法和辨證步驟，都貫穿中醫基礎理論。如望診中的神、色、形、態、舌質胖嫩、舌苔厚薄；聞診中聽病人呼吸聲、咳嗽，嗅排泄物氣味；問診中，問病人起病原因、病程長短；切診中切脈之深淺、大小、強弱。所以四診中無不涉及到陰陽五行、臟腑、經絡、病因、病機等基本理論。如果不能掌握上述基本理論，就不能更進一步分析、歸納所收集的資料，對疾病就無法做出正確的診斷。

(二)勤於臨證

中醫診斷學是一門理論聯繫臨床的中醫專業基礎課程，不但應熟習中醫診斷學的理論知識，且需不斷地臨床實踐。如此醫術才能精益求精，為患者提供明確診斷以及最佳的醫療品質。

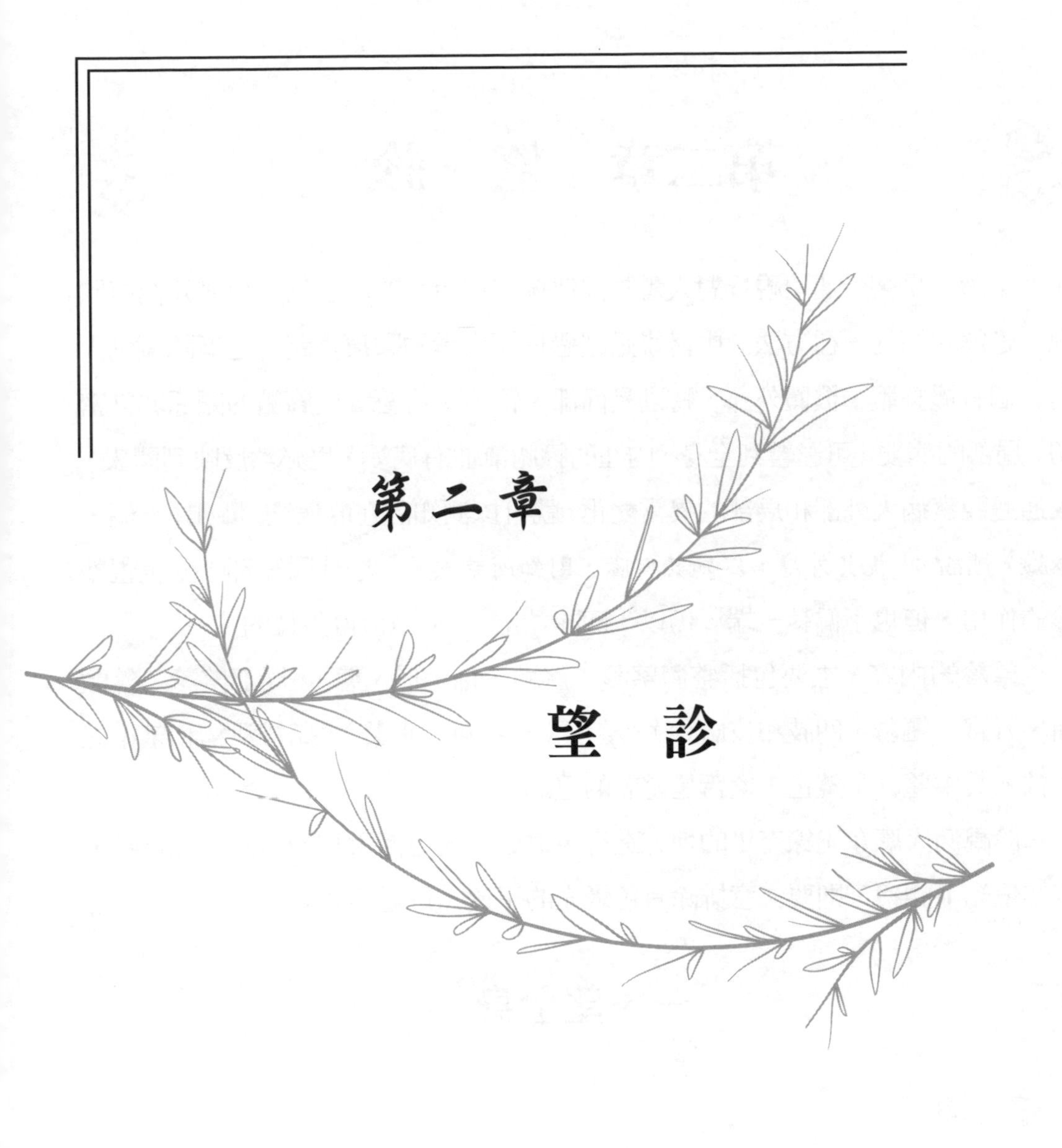

第二章

望診

第二章 望診

望診，是醫生運用視覺對人體外部情況進行有目的的診察，以測知健康狀況、瞭解病情的一種方法。中醫學是經過長期大量的醫療實踐，逐漸認識到人是一個有機整體，機體外部，特別是面部、舌質、舌苔等與臟腑的關係非常密切。局部的病變，可影響到全身，內在的臟腑氣血有病變，也必然反映到體表，故通過觀察病人外部和局部的異常變化，就可以測知內在的病變。即如《靈樞・本臟》所說：「視其外應，以知其內臟，則知所病矣。」歷代醫家都十分重視望診的作用，但也不偏執一端，仍以「四診並重」，這是值得借鑑的。

望診的內容，主要包括整體望診（望神、色、形、態），局部望診（望頭面、五官、軀體、四肢和皮膚等），望舌（望舌質、舌苔），望排泄物和望小兒指紋。其中望神、望色、望舌是望診的重點。

診視病人應在光線充足的地方進行，最好以充足而柔和的自然光線為好，若在燈光下觀察，則要注意排除有色燈光的干擾，以避免誤診。

一、望全身

㈠望　神

1. 神的概念

神有廣義、狹義之分：廣義的神，是指人體生命活動總的外在表現，可以說神就是生命；狹義的神，乃指人體的精神活動，可以說神就是精神。

2. 望神的意義

望神可以瞭解病人機體精氣的盛衰和病情的輕重。這是因為神是以精氣為物質基礎的。《靈樞・本神》說：「兩精相搏謂之神。」《靈樞・平人絕穀》說：「神者，水穀之精氣也。」這就是說，作為生命活動表現的神，是先天精氣的結合，而又必須依賴後天水穀精微的滋養。只有精氣充足，才能體健神旺，即使有病也都是輕病，反之，若精氣虧虛，就會體弱神衰，有病都是重病。所以，通過對病人神的觀察，可以瞭解病人精氣的盛衰和病情的輕重。故《素問・移精變氣論》說：「得神者昌，失神者亡。」就是這個道理。

3.望神的重點

生命活動表現的神，是通過意識狀態、語言呼吸、形體動作、反應能力等方面表現出來的，而主要的是通過兩目反映出來。《靈樞・大惑論》說：「目者，心之使也。」又說：「五臟六腑之精氣，皆上注於目而為之精。」這就是說：目的活動是受心神支配的，而目的功能又與五臟六腑的精氣有著密切的關係，所以望神時尤應重點察目。

4.望神的內容

望神的內容主要有得神、少神、失神、假神和神亂五方面。

⑴得神

得神即有神。主要為病者兩目靈活、明亮有神、面色榮潤、神志清楚、表情自然、語言清晰、呼吸調勻、肌肉不削、動作自如、反應靈敏。表示正氣未傷，臟腑功能未衰，一般多屬病情較輕，即使病情較重，預後也多良好。

⑵少神

少神是指神氣不足，多表現為精神不振、動作遲緩、氣短乏力、倦怠嗜睡等。為心脾兩虛，或腎陽虛，神氣不旺之象，多屬虛證。

⑶失神

失神即無神。在疾病過程中，如病人目無光彩、瞳仁呆滯、面色晦暗、表情淡漠、精神萎靡、反應遲鈍，甚至神志昏迷、胡言亂語、循衣摸床。或突然昏倒、目閉口開、手撒、二便失禁。表示正氣大傷，病情嚴重，預後不佳。

⑷假神

假神是指病情危重時出現的精神暫時好轉的假象。多見於久病、重病等精神極度衰竭的病人。如病人原來萎靡不振，但突然精神轉佳，或原來面色晦暗無華，忽見兩顴泛紅如妝；或原厭食、不進食，突然思食；本來懶言不語，突然言語不休；這種不與病情同步好轉卻突然變化的短暫現象，就是假神，即所謂「回光反照」或「殘燈復明」。這都是由於臟腑精氣將竭，陰陽格拒，陰不斂陽，殘存之精氣外泄的危重表現，表示病情十分危重，生命即將告終。

⑸神亂

神亂是指精神錯亂，神志異常。神亂包括煩躁不安、神昏譫語以及癲、狂、癇等精神失常的表現。

①煩躁不安，神昏譫語：多見於熱邪熾盛病人，為熱邪擾亂心神的表現。

②癲病：癲病表現為表情淡漠、神態癡呆、舉止失常、寡言少語，或喃喃自語，見人則止，哭笑無常，多因痰迷心竅、蒙蔽心神，也有因心脾兩虛、心神失養所致。

③狂病：狂病表現為狂躁不寧、登高而歌、棄衣而走、怒罵毀物、不近親疏，多因痰火擾心、邪熱擾亂神明，或因蓄血瘀阻、蒙蔽心神而致。

④癇病：癇病表現為突然昏倒、四肢抽搐、口吐涎沫、醒後如常。多由肝風夾痰，上竄蒙蔽清竅所致。

表 2–1　望神的內容

觀　察	得　神	失　神	假　神
形　色	面色榮潤 肌肉不削	面色晦暗 肌肉已削	本已無神，突然面色嬌豔如妝
眼　神	明亮有神	瞳仁呆滯 面色晦暗	目無神彩，突然轉亮

神　態	神志、語言清楚	神志不清、昏睡、昏迷、胡言亂語	神情突然轉佳，言語忽然清亮
呼　吸	呼吸平穩	呼吸微弱	
舉　止	動作自如 反應靈敏	循衣摸床 撮空理線	
飲　食	正常	食慾消失或減少	突然能食

㈡望　色

望色，主要是望面部的顏色與光澤。顏色分為五種，即青、赤、黃、白、黑，古人稱為「五色診」。光澤是指淡紅榮潤。

1.望色的意義

十二經脈的氣血都上行於面部，面部的色澤，反映了臟腑氣血的盛衰，是臟腑氣血之外榮。因此，從面部色診，即可以診察臟腑氣血的盛衰和疾病的變化情況。

2.常　色

常色包括正常的面色和膚色，其特徵是光明潤澤、含蓄不露，表示人體氣血津液充盈，臟腑功能活動正常。因種族不同而各有差異。中國人是黃種人，常色是黃紅隱隱、明潤含蓄。常色有主色、客色之分。

⑴主色

主色是指一生不變的色澤，可因個體差異略有不同。

⑵客色

客色是指隨氣候、運動、情緒等因素影響，面色出現短暫性的變化，屬於正常生理現象。例如氣候有變化，面部也隨之略有變化，表現為春稍青、夏稍紅、秋稍白、冬稍黑、長夏稍黃。環境不同，面色也會有差異。一般說來，室外工作者面色膚色多紅黑；室內工作者則多偏白。運動後紅光滿面、受到恐嚇臉色青白，都屬於正常。

3.病　色

病色是指人體在疾病狀態時的面部色澤。

⑴五色善惡

五色善惡是指根據皮膚顏色有無光澤而區分為善色和惡色兩種。

①善色：善色是指雖然某一方面之色異常明顯，但其色仍有光澤，隱然合於皮膚之內。「善色」，說明雖病但臟腑精氣未衰，胃氣尚能榮於面，故為病輕，預後較好。

②惡色：惡色是指某一方面其色異常明顯，且又晦暗枯槁、毫無光澤。說明臟腑精氣衰敗，胃氣不能上榮於面。故反映病重，預後不良。

⑵五色主病

①青色：青色主寒證、痛證、瘀血證、驚風證。青色為肝膽之色、風木之色，寒則氣血凝滯，經脈拘急；氣滯血瘀，經脈瘀阻，不通則痛；血不榮筋或肝熱而致肝風內動，引起驚風抽搐，均見青色。

・寒證

寒主收引，陰寒內盛留滯經脈，則經脈拘急不舒，阻滯氣血運行，或氣滯而凝，或血瘀而阻，面部均呈青色，陣發性發青者。

・痛證

痛證常見面色青白。多由陰寒內盛或心腹疼痛、經脈拘急，造成氣血凝滯。

・瘀血證

瘀血證常見局部皮膚呈青紫色。因氣血瘀滯，脈絡瘀阻，氣血運行不暢而致。

・驚風證

驚風證小兒高燒時，面見青紫，以鼻柱及口唇四周發青最易察見。多由於熱盛動風而致。

②赤色：赤色主熱證、戴陽證。赤色屬火，主夏令，為心之色，因熱盛則脈絡充盈所致，故無論實熱證或陰虛火旺，虛火上炎的虛熱證，均使血脈充盈，均見赤色。

・熱證

熱證有實熱虛熱之分。實熱證滿面通紅，多由於外感發熱或臟腑陽亢，裏熱熾盛，血行加速，氣血充盈於面部所致。虛熱證見面部潮熱，乃因陰虛火旺，虛火上炎所致。

・戴陽證

戴陽證若久病、重病患者，面色應蒼白卻泛紅如妝，嫩紅帶白，游走不定，為戴陽證。由於下焦虛寒，虛陽上浮所致。

③黃色：黃色主虛證、濕證。黃為濕土之色，主長夏，脾胃之色，因脾虛失運而致。脾主運化，氣血生化之源；若脾虛失運，氣血不足或水濕不化，均見色黃。

・虛證

面色淡黃枯槁無華，稱為萎黃。由於脾虛，運化無力，水穀精微不能上榮於面所致。

・濕證

濕證常表現為淡黃而虛浮，故稱為黃胖。多是由於脾虛，不能運化水濕而致。

④白色：白色主寒證、虛證、脫血證。白為燥金之色，主秋令，為肺之色，因氣血不榮所致。肺主氣而朝百脈的功能失調，或氣血不足、陽氣不足、陰寒內盛、氣血運行不暢，或失血、脈絡不充，均見色白。

・寒證

寒證面色蒼白，多為陰寒凝滯，經脈拘急所致。

・虛證

虛證包括氣虛、陽虛、血虛。氣虛，色呈淡白，氣虛推動無力，氣血不榮所致；陽虛，白而虛浮，多為陽氣不足，無力帥血上榮於面，或兼有水濕內停所致；血虛，淡白黃而消瘦，為營血虧損，不榮肌膚而致。

・脫血證

大量出血後血脈空虛，氣血不充則色淡白無華，若氣隨血脫，陽氣暴脫，還可出現蒼白。

⑤黑色：黑色主寒證、腎虛證、水飲證、瘀血證、痛證。黑為寒水之色，主冬令，為腎之色，因陰寒水盛，或氣血凝滯所致。寒水陰邪過盛，主要表現腎陽虛，其經脈失去溫煦，故見色黑。

・寒證

顏面及周身黧黑，多為腎陽虛，陰寒凝滯之虛寒證。

・腎虛證

腎虛證包括腎陽不足和腎精虧耗。腎陽不足，見面黑而晦暗，多系腎陽虧虛，命門火衰，血脈失於溫養，氣血凝滯而成；腎精虧耗，見面黑而焦枯，係腎精久耗，精氣不能上榮於面所致。所以，面黑不論病程長短，總屬腎虛。

・水飲證

水飲證常見眼眶周圍發黑。因腎虛水泛，氣血受阻所致。

・瘀血證、痛證

瘀血證、痛證其色均見紫黑。瘀則氣血凝滯，邪阻經脈，不通則痛，故見紫黑。

表 2–2 五色主病

五色	五行	五臟	主病	特點
青	木	肝	寒：寒主收引，經脈拘急，血行不暢 痛：經脈不通，氣血阻滯 瘀血：瘀血凝阻血脈 驚風：熱盛動風	青 青白 青紫 青紫
赤	火	心	熱（實、虛）：熱則血行加速，脈絡充盈 戴陽證：陽氣虛極，虛陽外越上浮	滿面通紅 面部潮紅 面紅如妝
黃	土	脾	濕：濕邪阻遏，氣血受困 虛：脾氣虛，化生不足，氣血虧損	淡黃虛浮 萎黃
白	金	肺	寒：陰寒凝滯，經脈拘急 虛（氣虛、陽虛）：推動無力，氣血不充 虛（血虛） 脫血：血脈空虛	蒼白 淡白 白而虛浮 淡白黃瘦 白而無華
黑	水	腎	寒、腎虛（陽虛）：陰寒凝滯，運行不暢 腎虛（陽虛）：陰虛內熱，虛火上炎 水飲：腎虛水泛，氣血受阻 瘀血、痛：瘀血阻滯脈絡	面色黧黑 面黑晦暗 黑而焦枯 眼眶發黑 紫黑

㈢望形體

望形體的主要內容是望強壯或體弱、肥胖或消瘦、有無畸形等。

1.強 壯

強壯表現為骨骼粗大、胸廓寬厚、肌肉充實、皮膚潤澤，為氣血旺盛的表現，其抗病力強，預後良好。

2.體　弱

體弱表現為骨骼細小、胸廓狹窄、肌肉瘦小、皮膚枯槁。為氣血不足的表現，其抗病力弱，預後較差。

3.肥　胖

肥胖若膚色白而無華、精神不振、乏力氣短，多因陽氣不足，痰濕內阻所致。

4.消　瘦

消瘦若見面色蒼黃、胸廓狹窄、皮膚焦枯，多因陰血不足，內有虛火所致。若骨瘦如柴、肌肉削脫，是精氣衰竭的危重表現。

5.畸　形

畸形常見雞胸或龜背，因脾胃虛弱、腎精虧損所致。

㈣望姿態

望姿態，是觀察病人形體的動靜姿態和異常動態以測知內在病變的診病方法。病人的動靜姿態和異常動作與疾病有密切關係，不同的疾病可以產生不同的姿態動作，所以觀察病人不同的姿態動作，可以診察不同的病變和機體陰陽的盛衰。

1.動靜姿態

不同的疾病，表現出不同的姿態，其總的原則是陰主靜而陽主動，喜靜者屬陰，喜動者屬陽。

⑴病者臥時喜面向內、身重難轉側、常縮身成團、喜臥而少坐立、喜加衣被近火取暖，則其病多屬陰、寒、虛證。

⑵病者臥時喜面向外、身輕能自轉、喜仰臥伸足、脫衣棄被、不欲近火，或煩躁不安，其病多屬陽、熱、實證。

2. 異常動態

⑴某些病證可出現特殊動態，如四肢抽搐、拘急，口眼抽動，為小兒急慢驚風，或為癇病。

⑵若見半身不遂、口眼歪斜、語言謇澀，多為中風證。

⑶若張口抬肩、呼吸困難、咳喘不能平臥，為哮喘證。

⑷若彎腰屈腿、用手按壓腹部，多為腹痛。

⑸若手足拘急、肢體屈伸疼痛而困難、關節腫脹強直或畸形，則多屬痹證。

⑹若手護腰、彎腰屈背、轉身困難，多為腰痛。

⑺若突然停止活動、以手護胸、面色口唇青紫，多為胸痹（真心痛）。

⑻病人兩手撮空理線（兩手無意識地在空中抓捉舞動）或循衣摸床，兩眼上視，均為無神的危重證候。

二、望局部

㈠望頭與髮

1. 望　頭

《素問·脈要精微論》說：「頭者，精明之府。」《靈樞·海論》說：「腦為髓之海。」因頭是精氣神明所居之處，手足三陽經皆上會於頭，又腎主骨生髓，髓聚而為腦，故望頭可以瞭解腦，腎的病變和氣血的盛衰，對小兒疾病的診斷尤有參考價值。望頭主要從以下幾方面觀察：

⑴形狀

頭的形狀異常，多見於小兒。如小兒頭尖小或頭大如斗、且有智力不全者，是腎精不足或腎陽虛衰。

⑵動態

如頭頸搖晃不能自主，或頭仰頸項強硬，均為風證。在成人可見於肝風內動，在小兒多為驚風證。

⑶囟門

①囟陷：囟門凹陷如坑稱為囟陷，多屬虛寒證。多因先天不足或腹瀉傷津，或脾胃虛寒等耗傷氣血而致。

②解顱：囟門遲遲不閉、骨縫不合，稱為解顱，多由腎氣不足，或發育不良所致，常見於小兒佝僂病。

③囟填：前囟高突如錐，稱囟填，多屬實熱證。多由溫病火毒之邪上攻，或痰濕熱等邪氣所侵。

2.望　髮

《素問・六節臟象論》說：「腎者，其華在髮。」頭髮的生長、脫落、潤澤、枯槁和腎的盛衰關係密切，且需血的濡養，故稱髮為血之餘。所以，頭髮和腎的盛衰、血的充盈與否關係密切。

頭髮的顏色可因種族不同而有差異。中國人的頭髮，正常是色黑、柔潤光澤，分佈均勻，疏密適中。隨著年齡的增長，人體的衰老，逐漸出現少數白髮或脫髮，屬於正常生理現象。個別發育正常、健康青少年，偶有少數白髮，不應以疾病論治，常見頭髮病態有以下幾個方面：

⑴色澤

頭髮黑而潤澤，是腎氣旺盛、精血充足的表現。頭髮枯槁稀疏，色灰黃或灰白，為腎虛或精血虛，頭髮失於濡養。

⑵脫髮

頭髮油亮，頭皮屑多，梳之易脫落，多屬於陰虛內熱。頭髮乾枯萎黃，洗頭或梳之成大片脫落，多見於營養不良，產後婦女或大病久病者，因氣血不足，耗損陰血所致。或某些因素引起頭髮大片脫落，稱為斑脫。常因焦慮不安、肝氣不舒或血虛受風引起。小兒髮結如穗，乾枯不潤，多為疳積病，由於脾胃虛弱、消化不良所致。

㈡望 目

《靈樞．脈度》說：「肝氣通於目，肝和則目能辨五色矣。」《靈樞．大惑論》說：「目者，心之使也。五臟六腑之精氣，皆上注於目而為之精。」說明目與肝、心及其他臟腑有著密切關係，故望目不僅在望神中具有重要意義，對疾病的診斷亦有重要價值。

1. 眼（目）與臟腑相關部位（圖 2–1）

⑴心：目眥的血絡（球結膜）——心主血，血之精為絡，稱為血輪。

⑵肝：黑珠（黑睛，即角膜）——肝主筋，筋之精為黑，稱為風輪。

⑶脾：眼胞（約束，即上下瞼）——脾主肌肉，肌肉之精為約束，稱為肉輪。

⑷肺：白珠（白睛，即鞏膜）——肺主氣，氣之精為白，稱為氣輪。

⑸腎：瞳子（瞳仁，即瞳孔）——腎主骨，骨之精為瞳子，稱為水輪。

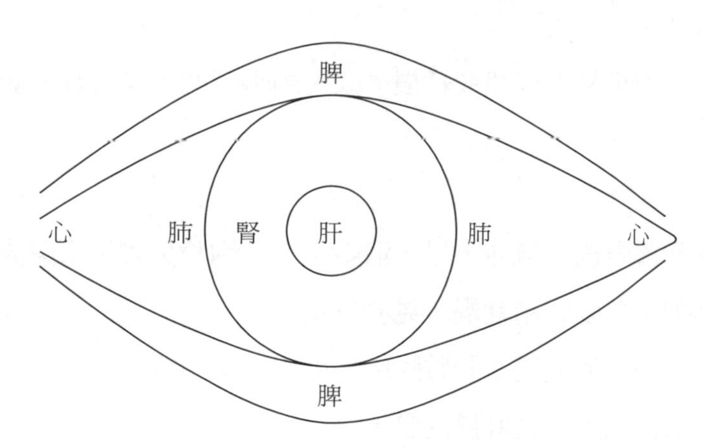

圖 2–1 眼（目）與臟腑相關部位

2. 望眼神

⑴有神

目光清徹有神，視物清晰，轉動靈敏。有神說明病情較輕，容易治療。

⑵無神

目光晦暗呆滯，視物模糊，轉動不靈敏。無神說明病情較重，預後不佳。

3. 目部色診

⑴目赤腫痛：多屬實熱證。目眥紅赤為心火，黑珠腫為肝火，眼瞼紅腫，為脾火，眼瞼紅腫濕爛，是脾蘊濕熱，白睛紅赤為肺火，全目紅腫，為肝經風熱。

⑵白睛發黃：多由濕熱內阻，膽汁外溢所致。

⑶目眥淡白：為血虛不能上榮所致。

⑷眼圈晦暗發黑：多屬腎虛水泛。

⑸兩眼晦濁為熱證，兩眼清透為寒證。

4. 目形主病

⑴目無眵淚而乾澀，因濕病熱灼傷津液。

⑵目胞浮腫、眼皮光亮，因水濕不化引起水腫。

⑶起病較急，且眼胞紅腫是為脾熱；如起病較慢，眼胞不紅且鬆軟或眼瞼下垂皆屬脾虛。

⑷目眶凹陷，多因正氣虛或津液耗損。久病兩眼深凹，是五臟六腑精氣衰竭的危重證候。

5. 目態主病

⑴睡時露睛為脾胃虛弱，氣血不足，清陽不升，胞瞼失養，張閉失職。

⑵瞳孔散大無神，多屬腎精耗竭，見於危重病人。

⑶瞳孔縮小，多由肝膽火盛或肝腎陰虛，虛火上擾所致。

⑷兩目上視，眼口抽動，為肝風內動。

⑸眼瞼下垂，展目困難，稱瞼廢，多因脾腎虧虛或外傷氣血瘀滯，經脈失於宣暢。

㈢望　耳

耳為腎之竅，手足少陽經脈（三焦經、膽經）佈於耳，手足太陽經和陽明經脈（大腸經、小腸經、胃經、膀胱經）亦行於耳之前後，所以耳為「宗脈之所聚」。古人認為腎開竅於耳，心寄竅於耳，膽上絡於耳。所以耳和全身臟腑關係密切，但尤以腎為著。

耳部望診主要是觀察耳的色澤、形態以及分泌物的變化。

1. 色澤變化

⑴潤枯

正常人耳，厚而色微紅黃潤澤，為先天腎精充足；反之耳薄乾枯，是先天腎精不足。

⑵色白

白為寒證，多因受風寒，或寒邪直中。

⑶色黑

黑為痛證，耳輪乾枯焦黑，多為腎精虧虛，或溫病後期，營陰耗損。

⑷色紅

耳輪微黃紅潤是正常的表現，說明先天腎氣充足，若紅腫為熱證，則屬肝膽濕熱火毒上攻。

2. 形態變化

⑴耳厚而大屬腎氣充足；耳薄而小屬腎氣虧虛；耳輪萎縮，是腎氣衰竭，多屬病危。

⑵耳輪粗糙甚或脫屑，為久病血瘀。

3. 耳道分泌物

耳內流膿多色黃，屬肝膽濕熱。耳內流膿量少色淡黃，屬腎陰虛，虛火上攻。

㈣望 鼻

鼻是氣體出入的門戶，為肺之竅，鼻之外候，和足陽明胃經亦有聯繫。望鼻主要觀察色澤、形態的變化。

1. 色 澤

⑴鼻色明潤屬正常狀態，屬病輕，胃氣未傷；鼻色枯槁晦暗，屬病重，為胃氣

大傷。

⑵鼻頭色青，腹中痛；色黃是裏有濕熱；色白是氣血虧虛；色赤是肺脾二經有熱；色微黑為有水氣。

2.形　態

⑴鼻腫，是邪氣盛。鼻凹陷，是正氣虛。

⑵鼻頭色紅生丘疹者，是酒渣鼻，多因血熱襲肺所致。

⑶新病鼻翼煽動，呼吸急促，是為肺熱壅盛；久病見鼻翼煽動喘而汗出，為肺氣衰竭之危候。

㈤望　唇

脾開竅於口，其華在唇，足陽明胃經環繞唇口，所以口唇變化主要反映脾胃病變。正常唇色淡紅而明潤。望唇應觀察其色澤、形態的變化。

1.色　澤

⑴唇色紅為病輕；唇色枯槁晦暗為病重，預後不佳。

⑵唇色淡白或青紫，多屬於氣血兩虛或寒證；唇色深紅，多屬實證、熱證。

2.形　態

⑴口角流涎（或睡時流涎），多為脾虛或蟲積。

⑵口唇紅腫糜爛，多因脾胃積熱或心火亢盛所致。

⑶口歪斜或抽動不停，為肝風內動，常見於中風。

㈥望齒、齦

齒為骨之餘，骨為腎所主，胃經絡於齦中，所以齒與腎、齦與胃有著密切的聯繫。正常牙齒潤澤光潔，齒齦色紅明潤，說明腎胃氣足。

1.望　齒

⑴牙齒乾燥如石，多為胃熱熾盛，津液已傷。

⑵牙齒乾燥枯槁，多為腎水不能上承所致；牙齒鬆動稀疏或小兒齒弱久不生長，多為腎精虧損。

⑶睡中咬牙，為胃熱、積滯或蟲積。

2.望　齦

⑴色淡白者，多是血虛不榮。

⑵紅腫出血口臭，多屬胃火上炎。

⑶淡紅微腫者，為腎陰虛火旺傷絡。

⑷出血色淡，不腫，多屬脾不統血。

⑸牙齦萎縮色淡，為腎氣虛。

㈦望咽喉

喉主呼吸和肺相通，咽主吞食，和胃相通；足少陰腎經絡咽喉，夾舌根，所以咽喉主要反映肺、胃、腎的病變。

⑴咽喉兩側紅腫疼痛，多屬熱邪犯肺。

⑵咽喉紅腫潰爛，有黃白膿點，稱為乳蛾，多為肺胃熱毒熾盛。

⑶若色紅嬌嫩，腫痛不甚，多為陰虛火旺，虛火上炎。

⑷如有一層灰白色假膜擦之難去，重擦出血，是為白喉，屬肺熱傷陰。

㈧望頸項

⑴癭瘤（甲狀腺腫）：於頸項前側喉結處，有腫物突起，可隨吞咽上下移動，稱為癭瘤。多因肝氣鬱結，氣滯痰凝。

⑵瘰癧（頸淋巴結核）：頸項兩側有串珠狀結節，稱為瘰癧。多由肺腎陰虛，虛火傷津而成。

㈨望二陰

二陰，指前後二陰，前陰包括男女外生殖器，後陰為肛門。前陰是經脈聚集之處，肝經所過。精竅通於腎，陰戶通於胞宮，尿竅通於膀胱，和腎密切相關。後陰肛門通於大腸，和肺脾胃關係密切。

1.前　陰

⑴陰囊腫大而皮膚透明，是為水疝，因水濕積聚所致。

⑵陰囊腫大而皮膚不透明，是小腸下墜陰囊，稱為狐疝，是肝失疏泄而成。

⑶陰囊腫痛破潰流水，是為肝膽濕熱下注。

⑷陰莖舉而不堅或軟而不舉，多屬腎陽虛；易舉早泄，多屬腎虛火旺。

⑸婦人陰戶突出如梨狀，稱為陰挺（子宮脫垂），多因中氣不足，升舉無力所致。

2.後　陰

⑴脫肛

脫肛即肛門脫出。輕者於大便時脫出，便後可自行縮回；重者脫出後不易縮回，脫肛常因中氣不足，氣虛下陷，升舉無力所致，多見於年老體弱、產後婦女。

⑵痔瘡與瘻管

①痔瘡：痔瘡又叫痔核，長在肛門齒狀線外的叫外痔，在線內的叫內痔，內外痔可單獨存在或同時混合並存，稱混合痔。

②瘻管：痔瘡潰爛，形成瘻管，有管道從肛門周圍的皮膚通入直腸，瘻管有時膿液流出，常反覆發作，難以痊癒。痔瘻多因腸內風濕燥熱相和而成。

⑶肛裂

肛裂指肛門裂口疼痛，便時流血，多因大腸熱結，燥屎撐裂。

㈩望皮膚

皮膚主一身之表，內合於肺臟，為臟腑氣血之所榮，保護機體衛外的作用。

凡感受外邪，肌表首當其衝，臟腑氣血的病變，可通過經絡反映於皮膚。因此，望皮膚色澤、外形的異常，可瞭解邪氣的性質和氣血津液的盛衰，測知內臟的病變，判斷疾病的預後。

1.色 澤

⑴皮膚發紅，浮腫而痛，如染脂塗丹，稱為丹毒。多因心火亢盛，風熱乘襲所致。

⑵皮膚發黃

皮膚、面目、爪甲皆黃，明顯異於正常人之黃，是為黃疸。包括陽黃和陰黃兩種。

①陽黃：陽黃是指色黃鮮明如橘子色，伴有汗、尿色深黃如柏汁，口渴而苔黃膩，一般多因肝膽濕熱所致。

②陰黃：陰黃是指色黃晦暗如煙熏，伴有畏寒、口淡苔白膩等。多因脾胃寒濕所致。

2.潤 澤

⑴皮毛潤澤者，為脾胃氣盛；皮毛枯槁者，為脾胃氣衰。

⑵皮膚乾枯如魚鱗，稱為肌膚甲錯，兼眼眶晦暗，為陰虛血枯，瘀血內停。

3.腫 脹

⑴全身皮膚浮腫，稱為腫。用手按之凹陷，稱為水腫，多為風熱襲肺，或脾腎陽虛，水濕停滯所致。

⑵腹部膨脹鼓起者曰脹，亦稱鼓脹，多為脾腎氣虛血瘀，水濕不化所致。

4.斑 疹

望皮膚斑疹要注意其色、形、分佈，並鑒別其順逆。

⑴斑：色鮮紅點大成片，摸之不礙手，壓之不退色，稱陽斑，多為溫病熱毒，熱入營血所致。斑色暗紫，大小不一，摸之不礙手，壓之不退色，稱陰斑，多為氣血虧虛所致。

⑵疹：色紅如高出皮膚，摸之礙手，壓之退色，可分為痲疹、風疹、隱疹。

①痲疹：高熱、咳嗽流涕、耳後紅絲、色桃紅形如痲粒，多分佈在頭面至胸膜四肢，為熱毒之邪所引起。

②風疹：疹細小稀疏、稍凸出，色淡紅，皮膚搔癢，為風熱之邪所引起。

③隱疹：皮膚搔癢，搔之成片，色淡紅，由外感風邪，營血虧虛所引起。

⑶斑疹順逆

①順：斑疹色紅潤，分佈均勻，疏密適中，自胸腹至四肢，精神尚可，預後良好。

②逆：斑疹色鮮紅，高熱不退，自四肢至胸腹，神志昏迷。乃熱毒熾盛，預後不佳。

5.濕　疹

濕疹又稱浸淫瘡，初起紅斑迅速形成腫脹、丘疹或水泡，繼之水泡破裂、滲液，出現紅色糜爛，以後乾燥結痂，痂脫後留有痕跡，日久自行消退，多因風濕熱侵襲肌膚所致。

㈩望指甲

肝主筋，爪為筋之餘，因此，指甲的榮枯與肝血的盛衰關係密切。正常指甲紅潤光澤，堅韌呈弧狀，表示氣血旺盛，運行通暢。

⑴甲床色青為寒證，色紅為熱證，色淡白為血虛，色蒼白為虛寒，色紫黑為血瘀，色黃為黃疸。

⑵指甲扁平而反凹者，稱為反甲，是肝血不足所致。

三、望　舌

望舌，又稱舌診，即觀察病人舌質和舌苔的變化以診察疾病的方法。望舌是望診的重要組成部分，也是中醫診斷疾病的重要依據之一。

㈠舌診原理

舌與臟腑經絡具有密切的聯繫。舌為心之苗，手少陰心經之別繫於舌本。由於舌體的血脈極為豐富，表面只有一層很薄的半透明粘膜，透過粘膜，可以觀察到人體氣血運行情況，從而能反映「心主血脈」的功能。此外，舌體運動是否靈活自如，語言是否清晰，在一定程度上又能反映「心藏神」的功能。《靈樞・脈度》還指出：「心氣通於舌，心和則舌能知五味矣。」說明舌的味覺與心的功能亦有關。

舌為脾之外候，足太陰脾經連舌本，散舌下。舌苔是由胃氣上蒸於舌面而生成的。脾胃又為氣血的生化之源、後天之本。因此，脾胃主運化、化生氣血等功能，也可直接反映於舌，腎藏精，足少陰腎經挾舌本，肝藏血、主筋，其經脈絡於舌本；肺系上達咽喉，與舌根相連。還有許多臟腑組織，通過經絡直接或間接地與舌相互聯繫，從而使舌與全身形成了一個整體。一旦機體內部發生病變，便會直接反映於舌。所以觀察舌象的各種變化，可測知臟腑氣血的病變。

在長期的臨床實踐過程中，前人還發現舌的一定部位與一定的臟腑相聯繫，並反映著相關臟腑的病理變化，從而把舌劃分為舌尖、舌中、舌根、舌邊四個部分，分屬於心肺、脾胃、腎、肝膽（圖 2–2）。

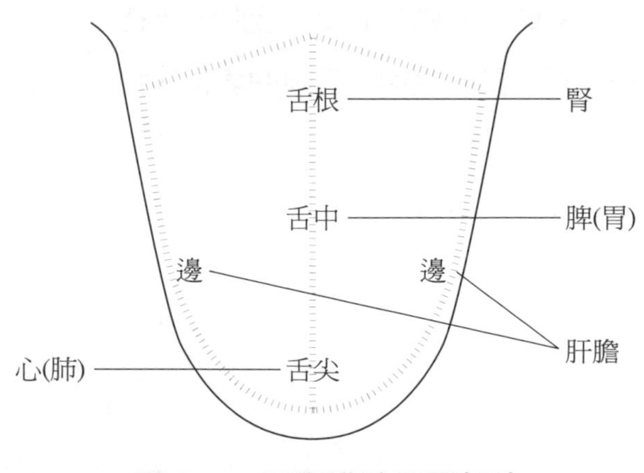

圖 2–2　舌與臟腑相關部位

㈡舌診的意義

由於舌象變化能較客觀地反映病情，故對臨床辨病、辨證、立法、處方、用藥，判斷疾病轉歸、病情預後都有十分重要的意義。綜合起來，有如下幾方面：

1. 判斷正氣盛衰

舌質紅潤，為氣血旺盛；舌

質淡白，為氣血虧虛。舌苔薄白而潤，是胃氣充盛；舌光無苔，主胃氣陰衰敗。

2. 辨別病位淺深

外感病中，苔薄白，是疾病初起，病情輕淺；苔黃厚，主病情較重，病邪入裏；舌質紅，是氣分有熱；舌質絳，則熱入營血。

3. 區別病邪性質

白苔主寒，黃苔主熱。腐膩苔多屬痰濁、食積，青紫舌是瘀血之徵。

4. 推斷病勢進退

一般來說，舌質由淡變紅、變絳、變青紫，舌苔由白轉黃、變灰、化黑，皆提示病變由表入裏、由輕變重、由單純變複雜，病勢進展。反之，則病勢漸減，疾病向癒。

5. 評估病情預後

舌榮有神、舌面有苔、舌態無異，是正氣尚充，胃氣未敗，預後多吉，若舌質枯晦、舌苔驟剝、舌態異常，多主正氣虧損，胃氣衰敗，病情多凶。

但是，也應該看到，舌是人的整體中的一部分，只是全身生理、病理變化在局部的一個反映。如舌象與全身脈症相符，其主病也一致，但有時亦可看到舌象與脈症不符的現象。如正常人可能出現異常舌象，病重而舌象變化並不顯著等。因此，我們在考慮舌診的臨床意義時，應聯繫病史、症狀、體徵等，應四診合參，全面分析，才能抓住疾病本質，診斷確切。舌象的變化能較客觀地反映人體氣血的盛衰、病邪的性質、病位的淺深、病情的進退，以及判斷疾病的轉歸與預後。在某種情況下，甚至可以作為辨證的主要依據。因此，舌診在臨床診斷中具有重要意義。

㈢望舌的方法及注意事項

1. 方　法

望舌時，應當讓病人面向光亮之處，正坐姿勢，張口，將舌自然伸出口外，舌面舒張平展，舌尖稍向下彎，使舌體充分顯露出來，以便進行觀察。望舌的次序，一般是先看舌質（包括神、色、形、態），再看舌苔（苔質、苔色）。因為，舌質位深而難以看清，舌苔表淺而易察；加之舌質若因伸舌時間過久，易隨血管變形而發生改變，舌苔浮於質上，一般不隨觀察久暫而變。醫生望舌要全面而迅速，不能讓病人伸舌太久，造成假象。如必要時，可讓病人休息 2～3 分鐘，重複審察一次。有時，為了明確診察，還可以配合刮舌或揩舌方法，或使用放大鏡進行診察。

2. 注意事項

臨證望舌，應囑咐病人自然伸舌，不宜過於用力向外，或捲縮舌體，以免使舌肌緊張，壓迫血脈，引起舌色改變。光線要充足，要直接照射到口腔舌面。一般應在白天自然光線下進行，如光線不足，易使舌質顏色變暗，白熾燈光下望舌，易使舌苔變黃，日光燈下易使舌質變青。

此外，還應注意辨別虛假舌象或染苔。除前面所述光線對舌象的影響以外，其他如剛剛進食或刷舌，舌苔由厚變薄，剛喝水，舌苔變濕潤，剛進食辛熱食物，舌色變紅等；長期張口呼吸，舌面乾而少津，一側脫齒的病人，脫齒部位舌苔較厚，長期服用抗生素類藥物，舌苔可顯雪花狀或毛刷狀等，都是虛假舌象。

若因某些食物或藥物，致使舌苔染上顏色，稱為染苔。如服用乳汁、豆漿等可將苔色染白，蛋黃、橘子、黃連素、核黃素等可將苔染黃；進食花生、瓜子、豆類、核桃、杏仁等可將苔染成短時間的黃白相兼苔；進食茶、橄欖、咖啡、楊梅及抽煙者，可將苔染成灰褐色，而服用丹砂製成的丸散可出現紅苔。

㈣舌診的內容

望舌主要是觀察舌質和舌苔兩個方面的變化。舌質，又稱舌體，是舌之本體肌肉脈絡組織，望舌質包括望舌神、舌色、舌形、舌態等方面的變化，以候臟腑之虛實，氣血之盛衰。舌苔，是舌體上附著的一層苔狀物，由胃氣所生，望舌苔包括望苔質和苔色兩方面改變，以測病邪的淺深，邪正的消長。舌質和舌苔的綜合變化，統稱舌象。臨床望舌，主要分辨正常舌象和病理舌象，疾病到了危重階段，在舌象上又有特殊的變化，也應當注意審察。正常舌象，是舌體柔軟，活動自如，色淡紅，舌面鋪有薄薄的、顆粒均勻、乾濕適中的白苔，稱為淡紅舌、薄白苔。

1. 望舌質（體）

望舌質對於診察臟腑精氣盛衰存亡，判斷疾病預後轉歸，具有重要意義。主要觀察舌質的神、色、形、態的變化。

⑴舌神：體現在舌的榮枯。

①榮潤：榮潤表現為舌紅潤光澤，即有神，表是正氣未傷，病較輕。

②乾枯：乾枯表現為舌乾枯晦暗無光澤，即無神，說明正氣已傷，病較重。

⑵舌色：有淡白、紅、絳、紫。

①淡白舌：淡白舌為較正常舌色淡。主虛證、寒證。由於陽氣虛，載血無力，氣不能運血上榮於舌；或氣血兩虛，血不榮於舌，故舌色淡白。

・舌淡白胖嫩，舌體濕潤，多因陽氣虛，陰寒盛。

・舌淡白不澤潤，多因氣血兩虛。

②紅舌：紅舌為舌色較正常深。主熱證，有實熱證、虛熱證。由於熱盛，則氣血上湧於舌，充盈舌體脈絡，故舌色紅。

・舌紅質乾，伴有黃苔，多因熱毒傷津。

・舌紅少苔或黑苔，伴有裂痕，多因陰虛內熱。

③絳舌：絳舌為舌色深紅。主熱邪亢盛，有實熱證、虛熱證。由於熱邪亢盛，氣血上湧舌體，充盈脈絡所致，和紅舌之區別，絳舌較紅舌熱毒更熾盛，傷陰液更重。

・溫熱病，舌紅變舌絳，表示熱邪由氣分入營分，病情加重。

・內傷雜病，舌絳少苔或黑苔，多屬陰虛火旺，津液虧損。

④紫舌：紫舌為舌上有紫色斑點，此斑點稱為瘀斑或瘀點。主寒證、熱證、瘀血證。

・舌青紫或淡紫而濕潤，多因寒盛血瘀。

・外感溫熱病，絳舌變成紫舌，乾枯少津，多因熱毒熾盛，陰液耗損。

・舌有紫色瘀斑或瘀點，為瘀血之徵。

表 2–3 舌色主病

類 型	舌 色	主 病
淡白舌	較正常淡	虛證：氣血兩虛 寒證：陽氣虛、陰寒盛
紅 舌	較正常深	實熱證：熱毒傷津 虛熱證：陰虛內熱
絳 舌	深紅	實熱證：熱毒熾盛 虛熱證：陰虛火旺
紫 舌	青紫濕潤	寒證：寒盛血瘀
	紫而乾枯少津	熱證：熱毒熾盛、陰液耗損
	紫有斑點	瘀血證：瘀血之徵

⑶舌形：有胖大、瘦薄、裂紋、齒痕、芒刺、光滑。

①胖大舌：胖大舌較正常舌體胖大。有胖嫩與腫脹之分。

・胖嫩舌：舌體胖大，虛胖柔嫩稱之，主虛證、寒證、濕證。若兼色淡，多因脾腎陽虛，水濕痰飲不化所致。

・腫脹舌：舌體腫大，不能閉口回縮稱之，主熱證、中毒。若兼色紅，多因心脾熱盛；若色紫暗，多因中毒。

②瘦薄舌：舌瘦小而薄。主血虛證、熱盛傷陰、陰虛內熱證。多因陰血耗損，不能充盈舌體所致。

・舌體瘦薄而色淡白，多因血虛證。

・舌體瘦薄而色紅且乾，多因熱盛傷陰或陰虛內熱，津液耗損。

③裂紋舌：舌面有明顯裂溝。主血虛證、熱盛傷陰、陰虛內熱證。也因陰血耗損，不能充盈舌體所致。

・裂紋舌而色淡白，多因血虛不潤舌體所致。

・裂紋舌而色紅且乾燥，多因熱盛傷陰或陰虛內熱，津液耗損。

・正常人若有裂紋舌，在臨床上不代表任何意義。

④齒痕舌：舌體邊緣見牙齒痕跡。主虛證、寒證、濕證。因舌體胖大，受牙齒壓迫所致，齒痕舌和胖嫩舌時常同時並見。

・舌體邊有齒痕而色淡紅，多因氣虛或脾虛所致。

・舌體邊有齒痕而色淡白兼濕潤，多因陰寒內盛，水濕不化所致。

⑤芒刺舌：舌體上有乳頭增生、肥大，高起如刺，摸之棘手，主熱邪亢盛。舌體上芒刺無論是黑、白、紅等顏色，皆為熱毒亢盛，深入血分。芒刺越多，熱邪越熾盛。

・舌體中間有芒刺，多因胃腸熱盛所致。

・舌體尖部有芒刺，多因心火亢盛所致。

・舌體兩邊有芒刺，多因肝膽火旺所致。

⑥光滑舌：舌體表面光滑無苔，乾燥無津，有如鏡面，又稱鏡面舌，主陰液枯竭。多因熱邪熾盛，久病、汗出耗津傷陰所致。

・久病或津傷，舌質紅絳，光滑無苔，乃胃陰將絕之徵。

表 2–4　舌形主病

類　型	形　態	主　病
胖　大	較正常舌體胖大，分為胖嫩、腫脹	胖嫩舌：虛證、寒證、濕證 腫脹舌：熱證、中毒
瘦　薄	舌體瘦小而薄	血虛證、熱盛傷陰、陰虛內熱證

裂　紋	舌有裂紋	血虛證、熱盛傷陰、陰虛內熱證
齒　痕	舌邊見牙齒痕跡	虛證、寒證、濕證
芒　刺	舌面乳頭高起，摸之棘手	熱邪亢盛
光　滑	舌面光滑無苔，乾燥無津	陰液枯竭

⑷舌態：有強硬、痿軟、顫動、吐弄、歪斜、短縮。

①強硬舌：舌體強硬、活動不靈活、屈伸不利，或不能轉動，致使語言謇澀。多因熱邪亢盛，灼傷陰液，或痰濁阻絡，致使舌體失養。

・舌質紅絳強硬，神昏意識不清，多為熱入心包，熱擾心神。

・舌質紅而乾燥且強硬，多為熱邪亢盛，灼傷津液。

・舌苔黃膩，半身不遂，口眼歪斜，頭昏目眩，多因肝風內動，挾痰熱上擾，中風先兆。

②痿軟舌：舌體軟弱，伸捲無力，轉動不靈。多因氣血虧虛，陰液耗損，筋脈失養所致。

・舌淡白而痿軟，是氣血虧虛所致。

・舌紅無苔而痿軟，是陰液虧損所致。

・新病舌紅乾而痿軟，是熱盛傷津所致。

③顫動舌：舌體不自主的顫抖。多因氣血虧虛，筋脈失養，或熱邪熾盛，灼傷筋脈所致。

・舌淡白而顫動，多見於久病，多因氣血兩虛，血虛生風所致。

・舌紅絳而顫動，多因熱邪熾盛，熱極生風所致。

④吐弄舌：舌伸出口外，久不回縮，稱為吐舌；舌反覆伸出舔唇，又立刻收回口內，稱為弄舌。多因心脾熱盛，燔灼津液，引動內風所致。

・舌質絳而吐舌，心神不寧而躁動，多因疫毒攻心所致。

・舌質紅而弄舌，多因脾熱灼傷津液所致。

・舌有紫色瘀斑或瘀點，為瘀血之徵。

⑤歪斜舌：舌體偏斜一側。多因風邪中絡，或風痰阻絡所致。

・舌苔黃膩，半身不遂，舌體歪斜，多因肝風內動，挾痰熱上擾，中風先兆。

・舌質淡紅而歪斜，多為中風後遺症。

⑥短縮舌：舌體緊縮，不能伸長。多因寒邪侵襲，熱邪灼傷津液，或痰濕阻絡所致。舌見短縮，無論虛實之證，皆為病危反映。

・舌淡濕潤而短縮，多因寒凝筋脈所致。

・舌胖而短縮，多因痰濕內阻所致。

・舌紅絳而短縮，多因熱邪傷津所致。

表 2–5　舌態主病

類　型	形　態	主　病
強　硬	舌體強硬不靈活，屈伸不利，使語言謇澀	熱邪亢盛、灼傷陰液，痰濁阻絡
痿　軟	舌體軟弱，伸捲無力，轉動不靈	氣血虧虛，陰液耗損
顫　動	舌體不自主的顫抖	氣血虧虛，熱邪熾盛，灼傷筋脈
吐　弄	舌伸出口外，久不回縮，稱為吐舌；舌反覆伸出舔唇，又立刻收回口內，稱為弄舌	心脾熱盛
歪　斜	舌體偏斜一側	風邪中絡，風痰阻絡
短　縮	舌體緊縮，不能伸長	無論虛實，病危反映

2. 望舌苔

舌苔是胃氣上承而生。正常人僅有一層薄白苔，乾濕適中、不滑不燥，是胃氣正常的表現。病苔是胃氣挾邪氣上蒸而成。觀察舌苔的異常變化，有助於對疾病的診斷。望舌苔，包括望苔色及苔質。

⑴望苔色

苔色主要有白、黃、灰、黑四種。

①白苔：主表證、寒證，有時主熱證。薄白苔，是正常的舌苔。

- 若感受外邪，病在表，尚未傳裏，舌苔往往無明顯變化，而仍見薄白苔，所以薄白苔表示病邪在表而未入裏。
- 舌淡苔白而潤見於表寒證，舌紅苔白而少津見於表熱證。舌淡苔白濕潤見於裏寒證。
- 在特別情況下，白苔也主熱證。如舌上佈滿白苔，似白粉堆積捫之不燥，稱為積粉苔，由於外感穢濁之氣，熱毒內盛所致。

②黃苔：主裏證、熱證。因病邪入裏化熱，胃氣挾熱邪熏灼舌體所致。

- 苔色越黃，反映熱邪越重，淡黃為熱輕，深黃為熱重，焦黃為熱極。
- 外感病舌苔黃白相兼，表邪漸入裏化熱，但未完全入裏。
- 外感病舌苔由白變黃，為表邪完全入裏化熱。
- 苔薄黃而潤，熱邪入裏，津液未傷。
- 苔薄黃而乾，熱邪入裏，津液已傷。
- 苔黃原乾燥少津，熱邪亢盛，津傷較甚。
- 苔焦黃乾裂，熱邪熾盛，津液大傷。
- 舌淡胖苔黃而滑，陽虛濕滯，鬱久化熱。

③灰苔：主裏熱證、寒濕證。灰色即淺黑色，由白苔轉變而來。

- 苔灰而滑潤，則為寒濕內阻，痰飲內停。
- 苔灰乾燥，多屬熱盛傷津，陰虛火旺。

④黑苔：主裏證、熱極、寒盛。黑苔多由灰苔或焦黃苔轉化而來，呈深灰色，常見於疾病的嚴重階段。

・苔黑而乾燥裂，色紅絳，多因熱極津枯所致。

・苔黑而潤滑，多因陽虛寒盛所致。

表 2–6 苔色主病

苔色	病位	主病	其他舌診
白	表、裏	表證：表寒或表熱	苔潤或苔少津
		裏寒證	苔濕潤
		裏熱證	積粉苔
黃	裏	裏熱證	苔乾少津
		陽虛濕滯，鬱久化熱	舌淡胖嫩、苔黃潤
灰	裏	裏熱證	苔乾燥
		寒濕證	苔滑潤
黑	裏	熱極	舌紅絳、苔乾燥裂
		寒盛	苔潤滑

⑵望苔質

苔質主要有厚薄、潤燥、膩腐、剝落、有根、無根等變化。

①厚薄：苔質的厚薄，以「見底」和「不見底」為標準，也就是透過苔能隱隱見到舌體的為薄苔，不能見到舌體的為厚苔。觀察舌苔的厚薄，能瞭解病邪的輕重及病情的變化。

・疾病初起，病邪在表，病情較輕，舌苔薄；而病邪入裏，胃腸宿食，痰濁阻滯，病情較重，則舌苔厚。

・舌苔由薄增厚，表示正虛邪盛，病邪由表入裏，病情由輕變重；舌苔由厚變薄，則表示正氣漸復，邪氣外出，病情由重變輕。

②潤燥：正常舌苔是潤澤有津，乾濕適中，為津液充足上承的表現。察舌苔的

潤燥，主要是瞭解津液變化。

・燥苔

舌面乾燥少津，望之枯涸；更甚則苔乾而粗糙，摸之刺手，稱為糙苔，是津液不能上承所致，常見於熱盛傷津，陰液虧損。或陽氣虛，脾虛濕困，不能化津上潤而苔反燥者。

・滑苔

苔面過多水分，捫之滑而濕，多因陽氣虛弱、水濕內停或寒濕內侵所致。舌苔由燥轉潤，熱邪漸退、津液恢復之象，表示病情好轉；若由潤轉燥，表明津液已傷，熱勢加重。

③膩腐

・膩苔

膩苔是舌面上覆蓋著一層濁而滑膩的苔垢，顆粒細膩、刮之難去，濕濁內蘊，陽氣鬱滯所致，主濕濁、痰飲、食積等陰邪所致。

・腐苔

腐苔是苔質顆粒較大、鬆軟而厚，形如豆腐渣堆積舌面，刮之易去，多由陽熱有餘，蒸騰胃中腐濁邪氣上升而成，常見於食積胃腸、痰濁。

④剝落：舌本有苔，忽然全部或部分剝脫，稱剝落苔，簡稱剝苔。

・鏡面舌

鏡面舌是舌苔突然退去，不再復生，以致苔面光滑如鏡，即為光剝舌，是胃的氣陰枯竭所致。

・花剝苔

花剝苔是舌苔剝落不全，剝脫處光滑無苔，也屬胃的氣陰大傷之候。

若花剝而兼有膩苔者，說明痰濁未化，正氣已傷，病情較為複雜。

舌面有苔，表示有胃氣，正氣尚足；舌面少苔、黑苔或花剝苔，表示胃氣陰已傷，正氣漸虛。

⑤有根與無根

・有根苔

無論苔之厚薄，緊貼舌面，從裏生者，稱為有根苔，又叫真苔，多為實證、熱證、表示胃氣尚足。

・無根苔

苔四周潔淨，無苔與舌質相連，似浮塗在舌上，不是舌所自生。又叫假苔，多見於虛證、寒證，表示胃氣虛衰。

表 2–7　苔質主病

類　型	形　態	主　病
厚　薄	薄苔：能見到舌底	病在表且輕
	厚苔：不能見到舌底	病在裏且重
潤　燥	滑苔：舌苔過於濕潤	陽氣虛弱、水濕內停 寒濕內侵
	燥苔：舌體乾燥少津，望之枯涸	熱盛津傷、陰液虧損 脾虛濕困，陽氣虛弱，不能化津上潤
膩　腐	膩苔：舌面上覆蓋著一層濁而滑膩的苔垢，顆粒細膩，刮之難去	濕濁內蘊，陽氣鬱滯
	腐苔：苔質顆粒較大，鬆軟而厚，形如豆腐渣堆積舌面，刮之易去	陽熱有餘，蒸騰胃中腐濁邪氣上升
剝　落	鏡面舌：舌苔突然退去，苔面光滑如鏡	胃氣陰枯竭
	花剝苔：舌苔剝落不全，剝脫處光滑無苔	胃氣陰大傷
有　根	真苔	實證、熱證，胃氣尚足
無　根	假苔	虛證、寒證，胃氣虛衰

㈤舌質與舌苔的診察

舌象包括舌質和舌苔兩個方面，二者可反映致病原因、患病部位、疾病性質、邪正盛衰等情況，所以還應注意到舌質和舌苔的相互關係，並將二者進行綜合分析。舌質和舌苔的關係大致有三種情況：

1. 舌質與舌苔的變化反映疾病的本質，其主病是兩者的綜合

①如淡嫩舌薄白滑苔，淡嫩舌為陽氣虛，薄白滑苔為水濕不化，兩者綜合主病為陽虛濕困。

②如紅絳舌黃燥苔，紅絳舌主裏熱，黃燥苔主裏熱傷津，兩者綜合主熱盛傷津。

2. 舌質和舌苔分別表示不同的證候，兩者所反映的角度不同，但對疾病本質的表現是一致的

①如淡白舌黃乾裂苔，淡白舌為氣血不足，黃乾裂苔為浮熱上擾，兩者綜合主氣血不足，浮熱上擾。

②如紅絳舌薄白苔，紅絳舌為營血有熱，薄白苔為外感表證。

③若為營血有熱，又感外邪者，紅絳舌出現在表證之前。若為表邪未解，熱入營血，其紅絳舌出現在表證之後。

3. 舌質或舌苔的某一方面以真假反映疾病的本質，一為真，一為假，其中多以舌質為真，舌苔為假

①如紅絳舌白乾苔，紅絳舌為熱盛之徵，白苔一般主表主寒，在此為燥氣化熱迅速，病情發展快，苔色還未及時轉黃，燥熱便已入營，津液已經大傷。

②如青舌黃潤苔，青舌為中寒所致，黃潤苔在一般情況下主熱，在此則為陰盛於內，逼熱上浮，是真寒假熱之象，故此黃潤苔非但無熱，而是寒濕蘊結所致。

③如淡白舌黑燥苔，舌淡白苔黑乾燥如刺，刮之即淨，淡白舌主陽虛，黑燥苔一般屬主熱，但黑燥苔與淡白舌同時出現則為陽虛不能輸佈津液所至，故主陽虛寒甚。現將臨床常見綜合舌象列表如下：

表2-8　舌象主病

舌象		主病
舌質	舌苔	
淡紅	薄白	正常舌象或表證未入裏
淡白	薄白滑	陽虛氣血兩虛：陽虛水泛
	薄白乾	陽虛氣血兩虛：氣虛津少
	薄白中剝	氣血兩虛，胃陰不足
	厚白	寒濕痰飲
	黃膩	脾胃虛弱，濕熱內停
	灰黑水滑	寒濕內停
	黑燥苔，刮之即淨	陽虛寒盛，不能輸佈津液
	無苔	久病陽虛，氣血兩虛
淡紅	白兼黃	有表證時，表裏同病；無表證時，內有濕熱
	白膩	痰食濕濁
	白腐	痰食內停，胃熱熏蒸
	黃乾	津枯血燥，胃腸燥結
	黃膩	濕熱內蘊，痰濁化熱
	無光	胃氣陰不足
紅	白苔	溫病由衛漸入營分
	薄黃	表邪化熱入裏
	黃膩	氣分濕熱
	黃厚滑	脾胃濕熱積滯
	黃厚乾	邪熱入裏，裏實已成
	灰黑乾	裏熱熾盛傷津，陰虛火旺
	粉白苔	外感穢濁，毒熱內盛
	白燥裂如砂石	內熱暴起，津液暴傷
	無苔	氣陰兩虧
	舌尖紅，白苔	風熱表證，或心火亢盛

四、望小兒指紋

望小兒指紋，是診察小兒食指掌側前緣脈絡的變化，藉以診斷疾病。

㈠理論基礎

小兒食指掌側前緣的脈絡，也是手太陰肺經的一個分支，所以診察指紋的變化和診察寸口脈具有相同意義。故可以診察內部的病變。

診斷疾病時，小兒易哭鬧躁動，又因三歲以下小兒，寸口脈位短小，容易影響脈象的準確性，小兒皮膚薄嫩，脈絡明顯易見，故臨床時常結合觀察指紋絡脈的變化，輔助疾病的診斷。

㈡望指紋的方法

指紋分「風」、「氣」、「命」三關，即食指連掌部和第一指節稱為風關，第二指節稱為氣關，第三指節稱為命關。診察指紋的方法是醫者用左手食、拇指握住小兒命關食指末端，再以右手拇指在小兒食指掌側，從指端向根部推動數次，施力適中，則脈絡即可顯露，便可觀察脈絡的變化（圖 2–3）。

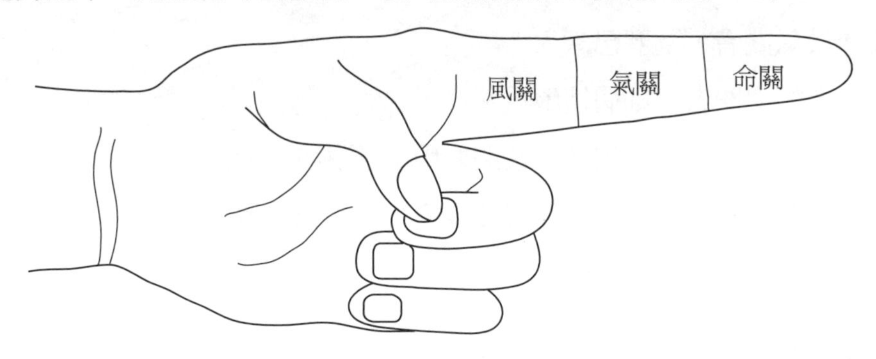

圖 2–3　望小兒指紋的方法

㈢望指紋的內容

正常指紋，顏色紅黃隱隱，不超出於風關之上。診察指紋，應注意指紋的浮沉、色澤、淡滯和紋絡長短的變化。

1.浮　沉

⑴指紋浮現明顯，病邪在表，病輕預後佳。

⑵指紋沉隱而不顯者，病邪在裏，病重預後差。

2.色　澤

⑴紋色鮮紅者，多屬外感表證。紋色紫紅者，多屬裏熱證。

⑵紋色淡黃者，多為脾虛。

⑶紋色紫黑者，多為血絡鬱閉，病情危重。

⑷紋色青者，則多見於驚風及各種痛證。

3.淡　滯

⑴紋色淺淡（不光澤）者，多屬虛證。

⑵紋色深而暗滯者，多屬實證。

4.長　短

⑴指紋在風關者，為邪淺病輕。

⑵指紋透於氣關者，為邪已深入。

⑶指紋透達於命關者，則病情嚴重。

⑷指紋一直延伸至指端，稱為「透關射甲」，則病情危重。

總之，診察指紋的要點：浮沉分表裏，紅紫辨寒熱，淡滯定虛實，三關測輕重。

五、望排泄物

排泄物包括痰飲、嘔吐物、大小便。

㈠痰 飲

咳出稠而濁的是痰，稀而清的是飲。

⑴外感病中，痰清有泡沫的是風痰，色白而較清稀的是寒痰；痰多而白，咳之易出的是濕痰。

⑵外感病中，痰稠粘黃的是熱痰；痰少而黃且難咳出，或痰中帶血絲的是燥痰。咳腥臭膿痰伴有血絲的是肺癰證。

㈡嘔吐物

嘔吐物來自胃，望診應注意其顏色、量、性狀。

⑴嘔吐物稠濁酸臭，多為熱嘔。因熱邪犯胃，或肝火犯胃，致胃熱上逆。

⑵嘔吐物清稀無臭味，多為寒嘔。因寒邪犯胃，脾胃虛寒，胃失和降。

⑶嘔吐物酸腐夾有不化食物，多為食滯。因飲食不節，損傷脾胃，宿食不化，胃氣不降。

⑷嘔吐清稀痰涎，多為痰飲。因脾虛失運，痰飲內停，胃失和降所致。

⑸嘔吐黃綠苦水，多為肝膽濕熱，膽汁上溢，胃失和降所致。

⑹嘔吐鮮血或紫暗有塊，多為胃有積熱或肝熱犯胃，或瘀血內停，血不歸經。

㈢小 便

肺通調水道，脾運化水濕，腎主水化氣，小腸泌別清濁，三焦疏通水道，膀胱貯尿排尿，這些臟腑都與小便的情況有關。

⑴小便清長為寒證。

⑵小便短赤為熱證。

⑶小便混濁如米泔水，多屬濕熱下注。

⑷尿有砂石，排尿困難而痛者，為石淋。因下焦濕熱，煎熬水中雜質而成。

⑸尿中帶血，排尿不痛者，為血尿，因下焦熱盛，熱傷血絡所致。若排尿困難

而疼痛，為血淋，因膀胱濕熱，血熱妄行，或腎陰虧損，虛火灼絡，絡傷血溢所致。

㈣大　便

脾主運化水穀，腎司二便，大腸傳導糟粕，這些臟腑的情況，與大便均有關。

⑴大便溏薄清稀，或夾有未消化食物，多為寒瀉。因寒中胃腑，或脾胃陽虛所致。

⑵大便色黃如糜，呈醬色而粘，多為熱瀉。因大腸濕熱所致。

⑶大便燥結，多為實熱證。因熱盛傷津，大腸燥熱所致。

⑷小兒綠便有泡沫，多為消化不良。

第三章

聞診

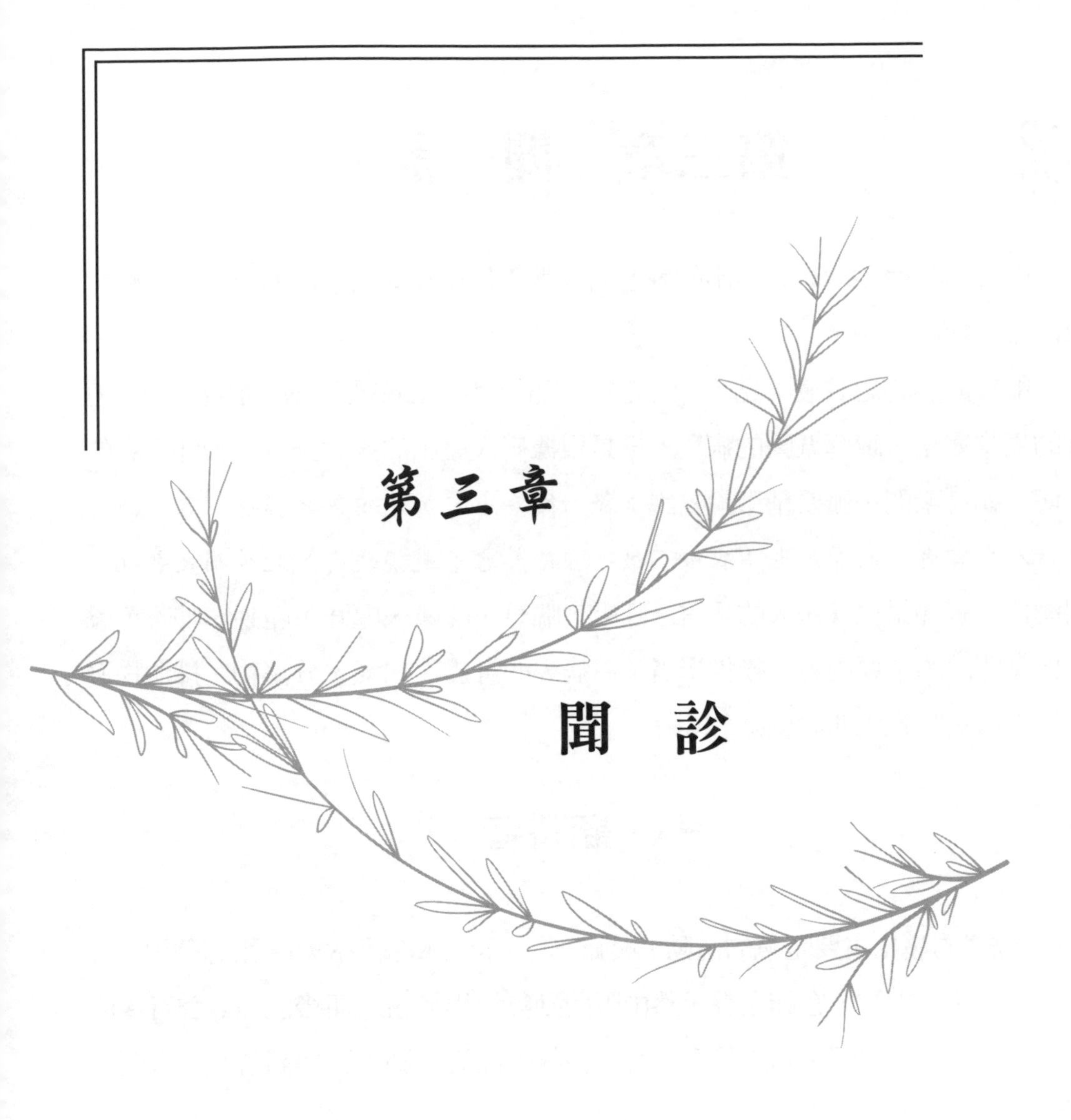

第三章　聞　診

聞診是醫生聽取病人發出的聲音的異常變化和嗅病人發出的氣味異常變化以診察疾病的方法。

關於聞診的記載最早見於《內經》，以五音和五聲配屬五臟，根據五音、五聲的異常變化，瞭解五臟的病變。一是根據病人發出的病態聲音以預知內在的疾病，如《素問・脈要精微論》說：聲如從室中言，是中氣之濕也；言而微，終日乃復言者，此奪氣也；衣被不斂，言語善惡不避親疏者，此神明之亂也。到漢代，張仲景根據病人的語言、呼吸、喘息、咳嗽、嘔吐，呃逆、呻吟等聲音作為聞診的主要內容。後世學者又將病人的身體、口氣、分泌物、排泄物發出的異常氣味列入聞診範圍。

一、聽聲音

聲音的發出主要是氣的活動，與肺、心、腎三臟關係密切。張志聰說：音聲之器，在心主言，在肺主聲，然由腎間動氣上出於舌，而後能發其聲音。因語言直接受心神支配，肺主諸氣，腎主納氣，故心、肺、腎與語言及發音關係密切。此外，喉、會厭、鼻、舌、唇等參與發音的器官也與語言及發音有直接關係。其他臟腑的功能也會影響宗氣的盛衰，也與發音有關。故無論外感內傷，引起臟腑和發音器官產生病變時，都會引起聲音發生異常變化，而為我們所測知，可藉以判斷內在的病變。

㈠正常的聲音

健康人的聲音，發聲自然、音調和暢、剛柔相濟，此為正常聲音的共同特點。但由於人們性別、年齡、身體等形質稟賦之不同，正常人的聲音亦各不相同，男性多聲低而濁，女性多聲高而清，兒童則聲音尖利清脆，老人則聲音渾厚低沉。

聲音與情志的變化也有關係。如喜時發聲悅而散；怒時發聲忿厲而急；悲哀則發聲悲慘而斷續；歡樂則發聲舒暢而緩。這些因一時感情觸動而發的聲音，也屬於正常範圍。

㈡病變的聲音

1.發　聲

⑴強弱

①語聲高亢有力，多言而躁動者，多屬實證、熱證。

②語聲低微無力，少言而沉靜者，多屬虛證、寒證。

⑵音啞和失音

聲音嘶啞，稱為音啞；完全不能發出聲音，稱為失音。音啞和失音有輕重之別，前者病輕，後者病重。

①新病驟起音啞和失音，多因風寒束肺，風熱犯肺，痰濁阻肺，肺失清肅所致，即所謂的金實不鳴。

②久病音啞和失音，多因肺腎陰虛，陰虛火旺，虛火灼金所致，即所謂的金破不鳴。

③妊娠九月發生失音，稱為子瘖。因胎兒漸長，壓迫腎之絡脈，從而使腎精不能上榮於咽喉舌本所致，這是生理現象，分娩後不治而自癒。

2.語　言

言為心聲，語言異常和心的病症有關。

⑴譫語：神識不清、語無倫次、聲高有力，多屬熱擾心神之實證。

⑵鄭聲：神識不清、語言重複、時斷時續、聲音低弱，屬於心氣大傷，精神散亂之虛證。

⑶獨語：自言自語、喃喃不休、見人則止、首尾不續，為心氣不足，神失所養。

⑷錯語：語言錯亂、說後自知，為心氣不足，神失所養。

⑸狂言：言語粗魯、語無倫次、狂妄叫罵、失去理智控制，為痰火擾心或傷寒蓄血。

⑹言謇：舌體強硬、語言謇澀，多為風痰阻絡。

表 3–1　語言類別、症狀、證型與病因

<table>
<tr><th rowspan="2">類　別</th><th colspan="2">症　狀</th><th rowspan="2">證　型</th><th rowspan="2">病　因</th></tr>
<tr><th>相　同</th><th>相　異</th></tr>
<tr><td>譫　語</td><td rowspan="2">神識不清</td><td>語無倫次，聲高有力</td><td>實證、熱證</td><td>熱擾神明</td></tr>
<tr><td>鄭　聲</td><td>語言重複，聲低氣怯，時斷時續</td><td>虛證</td><td>心氣大傷
精神散亂</td></tr>
<tr><td>狂　言</td><td rowspan="3">精神錯亂</td><td>語言粗魯，狂妄笑罵</td><td>實證、熱證</td><td>痰火擾心
傷寒蓄血</td></tr>
<tr><td>獨　語</td><td>喃喃自語，見人便止</td><td rowspan="2">虛證</td><td rowspan="2">心氣不足
神失所養</td></tr>
<tr><td>錯　語</td><td>語言錯亂，說後自知</td></tr>
</table>

3.呼　吸

肺主氣，司呼吸，腎主納氣。通過呼吸的異常可以診斷肺、腎的病變。外感邪氣有餘，則呼吸氣粗；內傷正氣不足，則呼吸低微。一般以氣粗為實，氣微為虛，但久病肺腎之氣將絕，其氣亦粗而斷續，屬於假實證；溫熱病氣微而昏沉為假虛證。呼吸的異常包括：喘、哮、上氣、短氣、少氣。

⑴喘

喘主要是呼吸困難、短促急迫，甚則鼻翼煽動、張口抬肩、不能平臥。喘有虛實之分。

①實喘：實喘發作急驟、體壯脈實、肺脹氣粗、聲高息湧、呼出為快，多屬肺有實熱，或痰飲內停。

②虛喘：虛喘來勢緩慢、倦怠脈虛、促喘氣怯、聲低息短、動則喘甚、吸少呼多，多屬肺腎氣虛，腎不納氣所致。

⑵哮

哮是呼吸困難、短促急迫似喘，喉間痰鳴、時發時止、纏綿難癒，多因外寒引動痰飲，或痰熱壅肺所致。

哮和喘同時出現，稱為哮喘。但二者有所區別，哮表現為發作性的痰鳴氣喘，以呼吸急促、喉間哮鳴音為特徵；喘表現為呼吸急促，而喉間無哮鳴音為特徵。

⑶上氣

上氣是呼吸急促、呼多吸少，兼有面目浮腫，為肺氣不宣，上逆喉間所致。咳逆上氣、坐不得臥，見咳出痰濁，為痰飲內停。

⑷短氣

呼吸比正常人急而短促、不能接續，似喘而不抬肩，氣急而無痰聲。

①飲停胸中：短氣而渴、四肢疼痛、脈沉，屬於實證。

②肺氣不足：體虛氣短、小便不利。

⑸少氣

呼吸微弱、短而聲低，稱為少氣，為諸臟皆虛的表現。

表 3-2　呼吸類別、症狀及病因

類別		症狀		病因
		相同	相異	
喘	實喘	呼吸困難短促急迫，甚則鼻煽張口抬肩，不能平臥	發病急，息粗聲高以呼出為快	肺有實熱或痰飲內停
	虛喘		發病緩，聲低息短不續，動則喘甚，以深吸為快	肺腎氣虛，腎不納氣
哮			喉中有痰鳴音	痰飲或痰熱壅肺
上氣		呼吸氣短	呼多吸少，呼吸急促，兼見咳逆，咽喉不利，面目浮腫	虛實證皆可見
短氣			呼吸短促不能接續，似喘而無喘症	
少氣			呼吸微弱，短而聲低	虛證

4.咳　嗽

咳嗽是肺臟疾病的主要症狀之一，是肺失清肅，肺氣上逆的表現。外感內傷皆可引起咳嗽，根據咳嗽的聲音，有痰無痰和兼症，可以測知疾病的寒熱虛實。

⑴咳聲重濁、鼻塞流涕，屬實證，是外邪束表，肺氣不宣所致，見於外感咳嗽。

⑵咳聲低微、息短氣怯，屬虛證，是肺氣虛弱，無力作咳所致，見於內傷咳嗽。

⑶咳有痰聲、痰多易出，是痰濕咳嗽，為濕痰犯肺，肺失清肅所致。

⑷乾咳聲短、痰少或無，是燥咳，為肺陰虛，燥邪犯肺，肺失清肅所致。

⑸咳嗽陣發、連聲不斷、咳止時帶有吸氣性吼聲，是頓咳（百日咳），為外感時邪，痰阻氣道，肺失清肅所致。

5.嘔　吐

有聲有物的是「嘔」；有物無聲的是「吐」；有聲無物的是「乾嘔」；三者的聲音不同。嘔吐的原因很多，為胃氣上逆，胃失和降所致。從嘔吐的聲音，可分寒熱虛實。

⑴虛寒證：嘔吐徐緩、聲多微弱，屬於虛寒證，是脾胃氣虛，運化無力，胃失和降所致。

⑵實熱證：吐勢較猛、聲高有力，屬於實熱證，是熱邪犯胃，胃氣上逆所致。

6.呃　逆

呃逆，是胃氣上逆從咽喉出，發生一種不由自主的沖激聲音，聲短而頻作。為胃氣上逆所致，俗稱打嗝。呃逆的聲音，有高低長短和間歇時間長短的不同，據此可診察病情的虛實寒熱。

⑴呃聲低沉，氣弱無力、肢冷、苔白、脈遲，屬虛寒，是脾胃陽虛，胃氣上逆所致。

⑵呃聲高亢，短而有力、口燥咽乾、苔黃脈數，屬實熱，為胃火上沖所致。

⑶久病呃逆不止，是胃氣衰敗的危候。

7.噯　氣

噯氣，古稱噫氣，俗名打飽嗝，是胃中充氣，氣體自胃中向上出於咽部所發出的聲音。由於宿食不化、肝胃不和、胃虛氣逆等因素所致，多見於飽食後。

⑴噯氣有酸腐氣味，多因宿食停積或消化不良。

⑵噯氣無酸腐氣味，多因肝胃不和或胃虛氣逆。

8.太　息

太息又稱嘆息，指胸中鬱悶，時而發出嘆息聲，以緩解胸悶的一種症狀。多因肝氣鬱結，情志不舒所致。

9.噴　嚏

噴嚏是由肺氣上沖於鼻而作，外感風寒多見。外邪鬱表日久不癒，忽然打有噴嚏，為病癒之徵兆。

二、嗅氣味

嗅氣味包括病體的氣味和病室的氣味。病室的氣味，是由病體本身或排泄物所發出，氣味從病體發展到病室，表示病重。

㈠病體的氣味

1.口　氣

口氣酸餿是胃有宿食，口氣臭穢是胃熱，見於齲齒、口腔不潔。

2.汗　氣

汗有腥膻氣，是風濕熱久蘊於皮膚，濕熱熏蒸所致，瘟疫病人，汗出臭穢。

3.痰涕之氣

⑴咳吐濁痰，膿血腥臭者為肺癰。

⑵咳吐痰涎清稀，無特殊氣味者為寒痰。

⑶鼻流濁涕，有臭氣者是鼻淵，鼻涕無臭氣者是外感表證。

4.二便之氣

⑴大便酸腐臭穢，為腸中積熱，大便溏薄、完穀不化、喜按喜溫為胃腸有寒。矢氣奇臭酸腐為宿食停滯。

⑵小便臭濁黃赤，多為濕熱，小便清長不臭多為虛寒。

5.經帶之氣

正常經帶無特殊氣味。

⑴如月經有臭氣為熱，腥氣為寒。

⑵帶下臭穢為濕熱，腥穢為虛寒。

6. 嘔吐物之氣

⑴嘔吐物清稀無臭味，多為胃寒。

⑵氣味酸臭穢濁，多為胃熱。

⑶嘔吐未消化食物氣味酸腐，為食積。

⑷若無酸腐氣味，多屬氣滯。

㈡病室的氣味

病室有屍臭氣味，是臟腑敗壞徵候。病室特殊氣味，如尿臊味（氨味），多見於水腫病晚期患者；爛蘋果氣味（酮體氣味），多見於消渴病患者，表示疾病危重。

第四章

問診

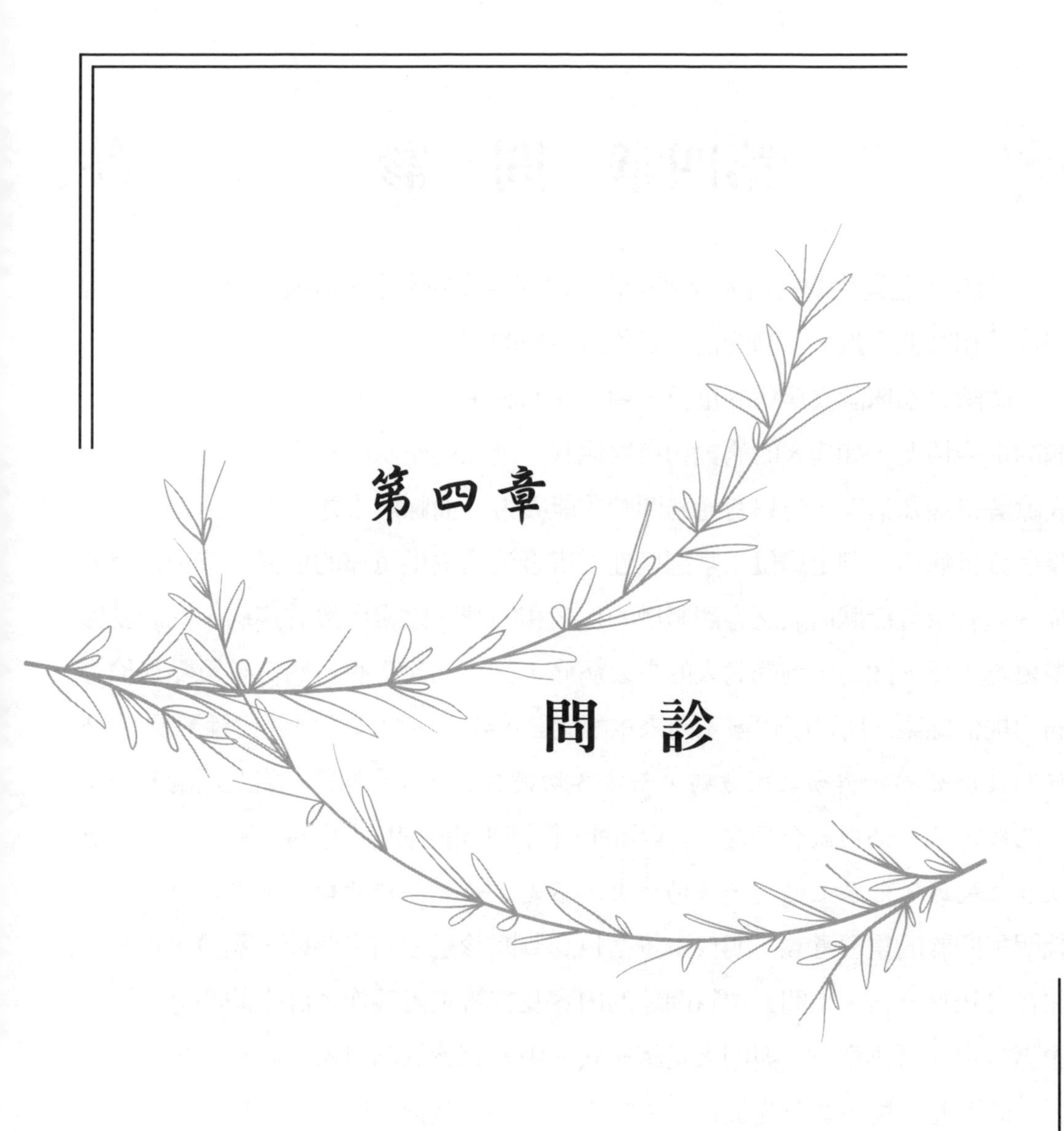

第四章　問　診

問診，是醫生詢問病人或陪診者，瞭解疾病的發生、發展、治療經過、現在症狀和其他與疾病有關的情況以診察疾病的方法。

問診是臨床診察疾病的重要一項，在四診中佔有重要的位置。因為對於疾病的很多情況，如病人的病史和自覺症狀、既往健康狀況和家族史等，只有病人瞭解得最為清楚，也只有通過問診才能獲得。而瞭解上述方面的情況，可為醫生分析病情、判定病位、掌握病性、辨證治療提供可靠的依據，特別是對於那些只有自覺症狀而缺乏客觀體徵的疾病和因情志因素所致的疾病，問診就顯得更為重要。同時，詢問病人的主要病痛，又可為醫生有目的、有重點地檢查病情提供線索。所以歷代醫家向來重視問診，如《素問・三部九候論》說：「必審問其所始病，與今之所方病，而後各切循其脈。」《素問・疏五過論》說：「凡欲診病，必問飲食居處。」《素問・徵四失論》說：「診病不問其始，憂患飲食之失節，起居之過度，或傷於毒，不先言此，卒持寸口，何病能中。」都說明了問診的重要意義。明代張景岳也認為問診是診病之要領，臨證之首務。並在《景岳全書・十問》中對問診的內容及其辨證意義作了詳細的闡述。清代喻嘉言也在《寓意草・與門人定議病式》中對問診的項目做了詳細的規定。

問診時，醫生要首先抓住病人的主要病痛，然後再圍繞主要病痛進行有目的、有步驟的詢問，既要突出重點，又要全面瞭解。同時，醫生要以高度熱忱的精神和認真負責的態度進行詳細詢問，對病人要寄予同情，說話要和藹可親，通俗易懂（不能用醫學術語問話），耐心細緻，這樣才能取得病人信任，使病人詳細地傾吐病情。如發現病人敘述有不清楚不全面之處，醫生可進行必要的提示和啟發，但切不可用自己的主觀意願套問或暗示病人，以免使問診資料與實際情況不符。在問診中醫生還要注意，不要給病人精神帶來不良刺激或產生不良影響，要幫助病人建立起戰勝疾病的信心。對於危急病人，醫生要為搶救病人做簡要的詢問和重點檢查，及時進行搶救，然後對不詳細之處再作補問，不可為苛求完整記錄而耽誤對病人的搶救。

問診內容，包括詢問病人的一般情況、主訴、現病史、既往史、個人生活史和家族史等，而瞭解現在症狀則是辨證論治的主要依據。下面，先簡要地介紹問診的一般內容，然後再詳細敘述「問現在症狀」。

一、問一般情況

一般情況包括姓名、性別、年齡、婚否、民族、職業、籍貫及工作單位、現在住址等。

1. 性　別

男女生理有別，患病有異，婦女常有經帶胎產等特有疾病。

2. 年　齡

人體的發育隨年齡而發生變化，不同的年齡則易發生不同的疾病。小兒為稚陰稚陽之體，抗病能力弱，易患麻疹、水痘、百日咳等傳染病。老年人臟腑氣血虛衰，易患虛證。同一疾病，因年齡不同也有許多差異，且治療用藥也有所不同。

3. 婚　否

婚姻狀況與婦女的胎產有直接聯繫，因此問婚姻情況，對婦女尤為必要。

4. 民族、職業、籍貫、工作、住址

可以瞭解病人的生活習慣和工作環境，有助於診斷一些與地區、民族、工作有關的地方病、傳染病和職業病。

準確記錄以上內容，不僅便於醫生與病人的聯繫和隨訪，而且可以獲得與

疾病有關的資料。

二、問主訴

主訴即主證，是病人最感痛苦的症狀或前來就診的原因。瞭解主證可以抓住疾病的主要矛盾和判斷病位的所在。如病人主要症狀是咳喘胸痛，可考慮病變主要在肺，如主要症狀是脘痛納少，則病變可能主要在胃。然後再圍繞主證詢問有關兼證，進行病情分析。

三、問現病史

現病史是問診中的主要部分，是辨證治療的主要依據，故應詳盡的詢問且正確地記錄。問現病史應從以下幾點詢問：

㈠問主症的特徵

每個疾病都有其特定的主要症狀，因此詳細詢問主症的特徵，對於辨病與辨證均有重要意義。問特徵一般圍繞主症的部位、性質、程度、發生的時間、有無明顯誘因、症狀加重或減輕的條件等進行詢問。例如，患者的主症為腹痛，應詢問是全腹痛，還是在胃脘部、大腹部、小腹部，是脹痛還是刺痛，是劇痛還是隱痛，什麼時間開始疼痛，疼痛是持續性還是陣發性，間歇時間的長短；患者認為腹痛有無明顯的誘因，減輕的條件是喜按還是拒按，喜溫還是喜冷，飯後還是空腹等。

㈡問主症的伴隨症狀

由於不同的疾病發生於不同的部位，影響不同的臟腑的生理功能，其臨床表現也就不盡相同。病人除主要症狀外，常常還伴有其他症狀。詢問各種伴隨症狀出現的時間、特點及其演變過程，並瞭解主症與伴隨症之間的相互關係，則是辨病與辨證的重要參考資料，特別是對於不同疾病而出現相同或類似的主症時，尤為重要。如主症同為咳嗽，而伴隨痰中帶血、骨蒸潮熱、盜汗等症者，常屬肺陰不足的肺癆病；若伴隨發熱、胸痛、咯膿血痰、氣味腥臭，常為痰熱壅肺的肺癰病。

㈢問全身其他情況

人是一個有機整體，疾病的病理反映也往往不是孤立的，具有整體的聯繫。一個臟腑的病變，常常影響到其他臟腑，及其所聯繫的體、華、竅。故臨床診斷，應當綜合全身的情況，特別是對於一些病人並未作為病痛的全身情況，如飲食、睡眠、出汗、體力、二便等均應詢問和記錄，以便更準確地判斷疾病，辨別病證。

四、問既往史

既往史是病人過去的健康狀況和曾患過的主要疾病，往往與現病有關，可作為診斷現病的參考。如素體肝陽上亢者易患中風病，曾患痰喘病者，每因復感寒邪而發作；既往有水腫病史而現又復發者，多屬陰水，既往無水腫病史而此次新病水腫者，常為陽水等。

五、問個人生活史

個人生活史包括病人的生活經歷、生活習慣和飲食嗜慾等，也與疾病有關。如病人平素喜熱惡涼者，是陰氣偏盛，易患中寒；喜涼惡熱者，是陽氣偏盛，易致內熱；暴飲暴食者，胃腸病多；心情苦悶者，易氣滯等。對女性患者，還要根據年齡及婚否詢問經帶胎產等方面的情況，如月經的週期，月經和帶下的量、色、質變化，妊娠次數，產次和生產情況等。

六、問家族史

家族史包括病人的父母、兄弟、姊妹及子女的健康狀況和曾患過何種疾病。問家族史可幫助診斷某些傳染病和遺傳性疾病，如肺癆、癲狂病等。

七、問現在症狀

現在症狀是疾病的外在反映，是問診的重點內容，是辨證的主要依據，故臨證應當詳問。

㈠問寒熱

寒熱，即惡寒發熱，是疾病中較為常見的症狀。

⑴惡寒：是病人主觀感覺。凡病人感覺怕冷，甚則加衣被、近火取暖，仍覺寒冷的。

⑵畏寒：若雖怕冷，但加衣被或近火取暖而有所緩解者。

⑶邪氣致病的時候，寒邪多致惡寒，熱邪多致惡熱。

⑷在機體陰陽失調時，陽盛則發熱，陰虛陽盛也發熱。陰盛則惡寒，陽衰陰盛也惡寒。

總之，寒為陰象，熱為陽徵。通過詢問病人惡寒發熱的狀況，就可以辨別病變的性質和陰陽的盛衰。現將寒熱證敘述如下：

1. 惡寒發熱

疾病初起即有惡寒發熱，是指惡寒和發熱同時出現，多見於外感表證，是外邪客於肌表，衛陽與邪氣相爭的反映。由於外邪有風寒、風熱的不同，故又有惡寒重發熱輕、惡寒輕發熱重的不同。

⑴惡寒重，發熱輕

是外感風寒的特徵，因寒邪束表傷陽，所以表現為寒性反應為主的惡寒重。寒性收引凝滯，使衛陽鬱閉不宣，所以發熱，兼見伴有頭身痛、無汗、脈浮緊等症狀。

⑵惡寒輕，發熱重

是外感風熱的特徵，因風熱為陽邪，陽邪致病則陽盛，故發熱重。風熱襲表，衛外不固，腠理開泄，所以微惡風寒，兼見口渴、汗出、脈浮數等症。

⑶發熱輕，惡風自汗

為外感風邪所致的太陽中風證。因風性開泄，腠理疏鬆，故自汗惡風。

總之，表證寒熱的輕重，和病邪性質以及正氣盛衰有密切關係。如邪輕正衰，惡寒發熱較輕；邪正俱盛，惡寒發熱較重；邪盛正衰，惡寒重而發熱輕。

2. 但寒不熱

是指病人惡寒而無發熱，多見於虛寒證，其原因是素體陽虛不能溫煦肌表；或寒邪直中，損傷陽氣。

⑴虛寒證

久病體弱無力、舌質淡胖苔薄白、脈沉遲無力，因久病陽氣虛衰，不能溫煦肌表。

⑵實寒證

機體局部冷痛、舌質淡、苔薄白、脈沉遲有力，因寒邪直中臟腑，以致陽氣不宣。

3. 但熱不寒

發熱不惡寒而惡熱，常見於裏熱證。常見有以下幾種：

⑴壯熱

病人高熱不退、不惡寒反惡熱、口渴喜冷飲、大汗出、舌紅苔黃、脈洪大。多見於風寒入裏化熱，或風熱內傳的裏實熱證。正盛邪實，裏熱熾盛外達於外。

⑵潮熱

病人發熱有一定規律，如潮汐一般，定時而發（一般多在下午），即為潮熱。臨床常見有三種：

①陰虛潮熱：每當午後或入夜即發熱，屬於陰虛生內熱，且以五心煩熱為特徵，甚至有熱自深層向外透的感覺，又稱骨蒸潮熱。常兼見盜汗、顴赤、口咽乾燥、舌紅少苔、脈數等症，因陰液不足，陰不制陽，陽熱亢盛，虛熱內生。

②濕溫潮熱：午後熱甚，身熱不揚，多伴有胸悶嘔噁、頭身困重、大便溏、舌紅苔黃膩等症為特徵。其病多在脾胃，因濕熱內伏，熱難透達。所謂身熱不揚，即初捫之不覺很熱，捫之稍久則覺灼手。

③陽明潮熱：日晡（下午 3～5 點）陽明經氣旺，正邪相爭而致熱甚，常兼見腹滿痛拒按、大便燥結、手足汗出、舌紅苔黃燥，甚則生芒刺等症。由於胃腸燥熱內結所致。

④長期低熱：發熱期較長，而熱度僅較正常體溫稍高（一般不超過 38°C），或僅病人自覺發熱而體溫並不高者，包括氣虛發熱、夏季熱、陰虛發熱。

・氣虛發熱

氣虛發熱是指發熱日久不止和熱度不高，兼見面色蒼白、納呆、神疲乏力、短氣懶言、勞倦則甚、舌淡、脈弱。多因脾氣虛弱，中氣下陷，清陽不升，鬱而發熱。

・夏季熱

夏季熱是指小兒在夏天長期發熱，兼見煩躁口渴、汗少尿多等症，至秋天不治而癒。其原因是小兒氣陰不足，不能適應炎熱氣候所致。

・陰虛發熱

陰虛發熱即上述的陰虛潮熱。

表 4–1　但熱不寒之證型、特徵、病因及症狀

證　型	特　徵	病　因	症　狀
壯　熱	熱勢重，持續不退	裏實熱證	大渴飲冷、大汗出、脈洪大
潮　熱	定時而發 或定時熱甚	陽明潮熱	日晡熱甚、腹脹便秘
		濕溫潮熱	身熱不揚、午後熱甚、頭身困重
		陰虛潮熱 （陰虛發熱）	午後或入夜低熱、顴紅盜汗
低　熱	熱勢輕微 長期不退	氣虛發熱	低熱不退、勞累加重、倦怠乏力、少氣自汗
		夏季熱	夏季發作、秋涼自癒、口渴煩躁、汗少尿多

證　型	病　因	主　症	兼　症
陽明潮熱	外邪化熱入裏，燥熱內結於腸胃	高熱，日晡熱甚	腹脹、腹痛、拒按、便秘、舌紅苔黃燥
濕溫潮熱	濕熱內結於脾胃，濕遏熱伏，熱難透達	午後熱甚，身熱不揚	頭身困重、胸悶嘔噁、舌紅苔黃膩
陰虛潮熱 （陰虛發熱）	陰液不足，陰不制陽，陽熱亢盛，虛熱內生	午後或入夜即發，五心煩熱，或骨蒸潮熱	顴紅、咽乾、盜汗、舌紅少苔

4.寒熱往來

寒熱往來，就是惡寒與發熱交替發作，是半表半裏證的典型表現。可見於少陽病和瘧疾。

⑴寒熱往來無定時

惡寒與發熱交替發作，發無定時，兼口苦、咽乾、目眩、胸脅苦滿、不欲飲食、脈弦，為少陽病。由於外感病邪由表入裏而尚未達裏，邪正交爭於半表半裏之間，邪盛則惡寒，正盛則發熱，故惡寒與發熱交替發作。

⑵寒熱往來有定時

惡寒與發熱交替發作，且發有定時，或每日發作一次，或二、三日發作一次，兼見頭痛劇烈、口渴、多汗等症，則屬瘧疾。因瘧邪侵入機體，潛伏於半表半裏。瘧邪入與陰爭則寒，出與陽爭則熱，故寒熱往來休止有時。

㈡問　汗

汗為心之液，是陽氣蒸化津液，從汗孔排出而成。無論外感或內傷，只要出現人體陰陽盛衰或衛氣開合失常，均可引起汗出異常，問診時，著重瞭解病人有汗無汗、出汗的時間、多少、部位、以及主要的兼症。常見汗症敘述如下：

1.表證辨汗

⑴表證無汗

兼見惡寒重、發熱輕、頭項強痛、脈浮緊，是外感寒邪表實證。因寒為陰邪，其性收引，使腠理緻密，營衛失調，汗孔閉塞所致，故無汗。

⑵表證有汗

①表虛證：表證有汗兼見發熱惡風，脈浮緩，則是外感風邪所致的太陽中風表虛證。風為陽邪，其性開泄，風邪襲表，則使腠理疏泄，玄府開張，津液外泄，故有汗。

②表熱證：表證有汗兼見發熱重、惡寒輕、頭咽痛、脈浮數者，則是外感熱邪表熱證。熱為陽邪，其性升散，熱邪襲表，則可使腠理開張津液外泄而有汗。

2.裏證辨汗

對於裏證，詢問其汗出情況，有助於辨別病性的寒熱和機體陰陽的盛衰。

常見裏證的汗出情況，主要有以下四種：

⑴自汗

病人日間經常汗出不止，遇有活動則更甚，謂之自汗。多屬陽虛，衛表不固所致，故常伴有神疲、乏力、氣短、畏寒等陽氣虛損症狀。陽虛則衛陽不足，不能固密肌表，玄府開合失司，多開而少合，津液外泄，故自汗出。機體活動時陽氣敷張，津隨陽而外泄，使自汗出更為明顯。

⑵盜汗

入睡則汗出，清醒以後則汗止，謂之盜汗。兼見五心煩熱、失眠、顴紅、咽乾燥等症。多由陰虛而生內熱，入睡之時衛陽入裏，不能固密肌表，虛熱蒸津外泄，故睡眠時汗出較多；清醒後則衛陽復出於表，肌表固密，故醒則汗止。

⑶大汗

汗出量多、津液大泄，有寒熱虛實之不同。

①裏實熱證：汗大出、身大熱、口大渴、脈洪大，是陽熱內盛迫汗外泄。

②亡陽證：大汗淋漓、呼吸急促、神疲氣弱、四肢厥冷、脈微欲絕等症，則為陽氣將絕、元氣欲脫、津隨氣泄的危候，故稱為絕汗，又稱脫汗。

③亡陰證：熱汗淋漓如油、熱而粘手，四肢溫，脈細數無力，是因高熱大汗、大量出血等原因造成陰液大量流失，陰不內守而汗出。

⑷戰汗

病人先發寒戰，而後汗出者，稱為戰汗。多見於邪正相爭劇烈之時，是疾病發展的轉折點。

①汗出後熱退、脈靜、身涼，是邪去正安疾病好轉的表現。

②汗出後仍身發高熱、脈數、煩躁不安，是邪盛正衰疾病惡化的表現。

3. 局部辨汗

有些病人汗出異常，常表現於身體的某些局部。詢問其局部的汗出異常情況，有助於對疾病的診斷。局部異常汗出主要有以下幾種：

⑴頭汗

病人僅頭部或額部汗出較多，謂之頭汗，又稱為但頭汗出，多由上焦邪熱或中焦濕熱鬱蒸及虛陽上越所致。

①若頭面多汗，兼見面色赤、心煩、口渴、舌尖紅赤、苔薄黃、脈數，是上焦邪熱循陽經而熏蒸頭面所致。

②若頭面多汗，兼見頭身困重、身熱不揚、脘悶、舌紅、苔黃膩者，是中焦濕熱循陽經而上蒸頭面所致。

③若見於大病後，或年老體衰氣喘的頭額汗出，多屬虛證。

④若重病末期，突然額汗大出如油、四肢厥冷、氣喘脈微者，因久病精氣衰竭，陰陽離絕，虛陽上越，陰虛不能斂陽，津隨陽泄之危證。

⑵半身汗

半側身體出汗，見於左側或右側、上半身或下半身，為風痰或風濕之邪阻滯經脈，或營衛失調，或氣血不和所致。常見於中風、痿證、截癱病人。

⑶手足心汗

手足心汗出量不太多者為生理現象。

①若汗出過多，又兼見口乾咽燥、便秘尿黃、脈細數，為陰經鬱熱熏蒸所致，因手足心為手厥陰、足少陰經脈所過之處。

②汗出過多獨見於心胸部，多因思慮過度、勞傷心脾所致。

另外，臨床還應注意辨別冷汗與熱汗。冷汗多因陽虛，衛氣不足、肌表不固所致；熱汗多由風熱或內熱蒸迫津液所引起。

㈢問頭身

問頭身包括問頭、周身、腰、四肢的情況。

1. 問　頭

⑴頭痛

頭為諸陽之會、精明之府，腦為髓海。手足三陽經皆上行頭面，足厥陰肝經上行巔頂，其他陰經及奇經八脈直接或間接與頭部有聯繫。無論外感內傷，皆可引起頭痛。外感多由邪犯腦府，經絡阻滯不暢所致；內傷多由臟腑虛弱、清陽不升、腦府失養所致。因此，問頭的情況，可辨外感內傷及臟腑經絡虛實。

頭痛的部位，根據頭痛的部位，可辨別病在哪一經。

①後頭痛：足太陽膀胱經從巔入絡腦，還出別下項，行於後頭及項部，所以後頭痛為後頭痛連項背，又稱為太陽經頭痛。

②前額頭痛：足陽明胃經循髮際至額前，行於面部及額部，所以前額頭痛為前額部連及眉棱骨痛，又稱為陽明經頭痛。

③側頭痛：足少陽膽經起於目外眥，上抵頭角；行於側頭部，所以側頭痛為兩側太陽穴附近痛甚，又稱為少陽經頭痛。

④巔頂痛：足厥陰肝經繫目系，與督脈絡於巔，行於巔頂部，所以巔頂痛又稱為厥陰經頭痛。

⑤少陰經頭痛：足少陰腎藏精生髓主骨，齒為骨之餘，所以少陰經頭痛為頭痛連齒。

⑥太陰經頭痛：足太陰脾主升清，脾虛則清陽不升，所以太陰經頭痛為頭痛而暈沉。

頭痛的性質：一般來說，外感頭痛，起病較急，常伴有外邪束表或犯肺的症狀，應區分風寒、風熱、風濕之不同。內傷頭痛，其痛反覆發作，時輕時重，應分辨氣虛、血虛、腎虛、肝陽、痰濁、瘀血。

①風寒頭痛：頭痛連項、惡寒重發熱輕、骨節疼痛、鼻塞流清涕、舌苔薄白、脈浮緊。

②風熱頭痛：頭痛而脹、甚則如裂，發熱惡風，面紅目赤，口渴喜飲，舌邊尖紅，脈浮數。

③風濕頭痛：頭痛如裹、肢體困重、胸悶納呆，小便不利、大便溏，苔白膩，

脈濡。

④氣虛頭痛：痛勢綿綿、遇勞則劇，神疲乏力、脈弱無力。

⑤血虛頭痛：頭痛而暈、面色蒼白、心悸失眠、舌質淡，脈細弱。

⑥腎虛頭痛：頭痛且空、眩暈耳鳴、腰膝酸軟、脈沉細無力。

⑦肝陽頭痛：頭痛眩暈、兩側痛重，心煩易怒，兩脅脹痛，舌紅苔薄黃，脈弦數。

⑧痰濁頭痛：頭痛昏蒙、胸脘痞悶、舌苔白膩、脈滑。

⑨瘀血頭痛：痛如針刺、固定不移、經久不癒，舌有瘀斑，脈澀。

⑵頭暈

頭暈也稱為眩暈，眩為眼花，暈為頭旋，輕者閉目自止，重者如坐舟車，旋轉不定，不能站立，常伴有噁心、嘔吐，甚則暈倒。眩暈以內傷虛證較為多見。

眩暈臨床分為肝陽上亢、氣血虧虛、腎精不足、痰濁中阻四種證型。

①肝陽上亢

眩暈耳鳴、頭痛且脹、急躁易怒、舌紅苔黃、脈弦。

②氣血虧虛

眩暈動則加劇、勞累即發，神疲乏力，心悸失眠，面白無華，舌淡，脈細弱。

③腎精不足

眩暈耳鳴、腰膝酸軟、多夢健忘。偏陰虛者兼見潮熱盜汗、五心煩熱、舌紅、脈細數；偏陽虛者兼見形寒肢冷、舌質淡、脈沉遲無力。

④痰濁中阻

眩暈頭重、胸脘滿悶、噁心納呆、苔白膩、脈滑。

2.問周身

問周身包括身痛、身重、四肢痛、腰痛。

周身、四肢為十二經脈循行之處、臟腑氣血所榮，脾主肌肉四肢，腰為腎之府。無論外感內傷均導致經絡氣血阻滯，脾腎虧虛，致四肢、肌肉、腰府失養而發生病變。

⑴身痛

新病身痛多為外感實證，久病身痛多為內傷虛證。

①風寒身痛：惡寒發熱、頭身疼痛、無汗、脈浮緊。

②風濕身痛：頭身痛重、胸脘滿悶、舌苔膩、脈濡。

③暑濕疫毒身痛：面赤發斑、身痛如被杖打、心煩、脈數。

④內傷虛證：見於久病臥床不起者，多由營血不足、氣血不和所致。

⑵身重

身重當辨虛實，實證是由濕邪阻滯，經氣不暢所致；虛證是由脾失健運，肌肉四肢失養所致。

①濕阻經絡：頭身困重、脘悶納呆、舌苔白膩、脈濡。

②脾氣虛虧：身重嗜臥、神疲乏力、少氣懶言、納呆便溏、舌淡脈弱。

⑶四肢痛

四肢關節疼痛，多見於痹證，每因天氣變化而發，多因風、寒、濕、熱之邪為病。

①行痹：疼痛游走不定、骨節疼痛，以感受風邪為主。

②痛痹：疼痛劇烈、得溫稍減，以感受寒邪為主。

③著痹：痛處固定、肢體沉重，以感受濕邪為主。

④熱痹：紅腫疼痛、得冷稍減，以感受熱邪為主，或風寒濕邪鬱久化熱所致。

⑷腰痛

腰為腎之府。外邪、外傷所致腰痛，多為實證；病程較久，反覆發作的腰痛，多屬腎虛。腰痛應區分寒濕、濕熱、腎虛、瘀血。

①寒濕腰痛：冷重疼痛、陰雨加重、得熱痛減、脈沉緊，是由寒濕阻絡，氣血運行不暢所致。

②濕熱腰痛：腰髖弛痛、痛處伴熱感、舌苔黃膩、脈濡數，是由濕熱阻絡，經氣不暢所致。

③腎虛腰痛：腰膝痠痛、頭暈耳鳴、勞累加重。腎陽虛者，兼畏寒肢冷、脈沉遲；腎陰虛者，兼潮熱盜汗、五心煩熱、脈細數。腎虛腰痛是因腎精虧損，腎陽不足，腰失溫煦濡養所致。

④瘀血腰痛：痛如針刺、固定不夠、日輕夜甚，舌暗紫有瘀斑，脈沉澀，是由瘀血阻滯，經絡不通所致。

㈣問胸脅脘腹

1. 問胸部

胸主上焦，為心肺所居，心包、膻中所在。胸部疾病，多與心肺二臟失調有關。

胸痛：胸痛應掌握實熱、痰濁、氣滯、血瘀、陰虛五證及胸痹、肺癰二病。

⑴肺實熱證

胸痛壯熱、喘促鼻煽，是因風熱犯肺，或熱邪壅肺、肺失宣肅所致。

⑵痰濁阻肺

胸痞滿、咳喘痰多，肺失宣降所致。

⑶氣滯

胸部脹痛走竄、太息善怒，為情志鬱結，氣機不暢，胸中氣滯所致。

⑷血瘀

胸部刺痛、固定不移、晝輕夜甚，為瘀血阻絡所致。

⑸肺陰虛證

胸痛綿綿、咳痰帶血、潮熱盜汗，為肺陰不足，陰虛內熱，虛火灼傷肺絡所致。

⑹胸痹

胸痛憋悶、痛引肩臂，為胸陽不振，痰濁內阻或氣虛血瘀而導致心脈氣血運行不暢所致。

(7)肺癰

胸痛身熱，咳吐膿血痰、味腥臭，為邪熱壅肺，肺絡損傷，血敗肉腐成膿所致。

2. 問脅部

胸廓側緣從腋下至肋骨盡處，謂之脅肋。骨盡處，謂之季脅。脅為肝膽所居，又是肝膽兩經循行分佈之處，故脅部疾患多屬肝膽及其經脈的病變。

(1)脅痛

脅痛有肝氣鬱結、肝膽火盛、肝膽濕熱、瘀血阻滯及懸飲。

①肝氣鬱結：脅肋脹痛、太息易怒、脈弦，多為情志不暢，肝氣鬱結所致。

②肝膽火盛：脅肋灼痛、面紅目赤、急躁易怒、脈弦數，多因肝膽火熱，灼傷脈絡所致。

③肝膽濕熱：脅肋脹痛、目黃、身黃、尿黃、舌苔黃膩、脈弦滑數，多因濕熱蘊結肝膽，肝膽失其疏泄所致。

④瘀血阻滯：脅肋刺痛、固定不移、入夜痛甚，舌質暗紫，脈澀，因氣滯血停或跌仆閃挫，瘀血阻絡經氣不暢所致。

⑤懸飲：胸脅咳唾引痛、肋間脹滿、咳逆喘促、舌苔白膩、脈弦滑，此因飲停胸脅，氣滯不暢所致。

(2)脅脹

胸脅脹滿在外感病為少陽證，在內傷為肝氣鬱結。

①少陽證：胸脅脹滿、寒熱往來、食慾不振、心煩喜嘔、口苦、咽乾、目眩、脈弦，為外邪內傳，尚未入裏，邪居少陽所致。

②肝氣鬱結：胸脅脹滿或脹痛，心情抑鬱、急躁易怒，脈弦，為情志不舒，肝氣鬱結，肝失疏泄所致。

3. 問胃脘

胃脘是胃所在部位，陽明所主，胃主受納腐熟水穀，以和降為順。凡寒、熱、虛、實均可引起胃脘疼痛。

⑴寒邪客胃

胃痛暴作、惡寒喜暖、舌苔薄白、脈弦緊，因寒邪阻滯，氣機不暢所致。

⑵胃火亢盛

胃脘灼痛、消穀善饑、口臭便乾、舌紅苔黃、脈數，因熱傷胃絡。

⑶脾胃虛寒

胃脘隱痛、喜溫喜按、舌淡苔白、脈弱，因陽虛生寒，中陽不振所致。

⑷胃陰不足

胃脘灼痛隱隱、饑而不欲食、舌紅少苔、脈細數，因胃陰不足，胃絡失養所致。

⑸肝氣犯胃

胃脘脹痛連脅、急躁易怒、遇怒加重、脈弦，因肝氣鬱結，橫逆犯胃所致。

⑹食滯胃脘

脘腹脹痛、噁心厭食、噯腐吞酸、舌苔厚膩、脈滑、飲食停滯，胃中氣機不暢所致。

⑺血瘀胃脘

胃脘刺痛、固定不移，舌質暗紫，脈澀，因氣滯日久，導致瘀血內停，脈絡不通所致。

4. 問腹部

臍以上為大腹，總屬脾胃；臍以下為小腹，包括大小腸、膀胱、胞宮；小腹兩側為少腹，是肝經所過之處。所以，腹痛首當辨別虛實寒熱，根據疼痛部位辨別所在臟腑經絡。

⑴實證：腹痛拒按，得食痛增。

⑵虛證：腹痛喜按，得食痛減。

⑶寒證：腹痛喜暖畏冷，得熱痛減。

⑷熱證：腹痛喜冷畏熱，得冷痛減。

⑸血瘀：腹部脹痛、痛無定處者，為氣滯；腹部刺痛、固定不移為瘀血。

⑹脾胃虛寒：大腹隱痛、喜暖喜按、納呆便溏。

⑺寒凝肝脈：少腹冷痛，牽引陰部。

㈤問耳目

問耳目是瞭解耳目的自覺症狀。腎開竅於耳，手足少陽經分佈於耳，耳為宗脈之所聚，目為肝之竅，五臟六腑之精氣皆上注於目。詢問耳目的情況，可瞭解肝、膽、腎、三焦及有關臟腑的病變。

1.問 耳

問耳主要瞭解耳鳴、耳聾、重聽的情況。

⑴耳鳴

病人自覺耳內鳴響，如聞蟬鳴或潮水聲，時發時止，或持續不斷，妨礙聽覺時，稱為耳鳴。耳鳴有虛實之分。

①實證：暴鳴聲大，以手按耳鳴聲更甚者，多因肝膽火盛，上擾清竅，或痰火鬱結，壅阻清竅所致。

②虛證：漸鳴聲小，以手按之可減輕者，多為腎精不足，虛火上擾，或脾氣虛弱，清陽不升，不能上奉清竅所致。

⑵耳聾、重聽

病人聽力減退，甚至聽力喪失，稱為耳聾，症狀較輕者，稱為重聽。耳聾與重聽只是程度的差別，發病機理是一致的。新聾多實，舊聾多虛。

①實證：肝膽火盛，上壅於耳，或外邪侵襲，蒙蔽清竅所致。

②虛證：腎精虧損，或脾失升清，而致清竅失養所致。

2.問 目

問目主要瞭解目痛、目昏和雀目的情況。

⑴目痛

①肝火上炎：目痛而赤，伴有頭脹痛眩暈、煩躁易怒。

②肝經風熱：目赤腫痛，羞明多眵。

③肝腎陰虛：兩目隱痛，時作時止。

⑵目昏

兩目昏花，視物不清者，稱為目昏。目昏多為虛證，可見久虛證及老年人，因氣血不足，肝腎虧損，目失所養而致。

⑶雀目

雀目，又稱夜盲，即一到黃昏夜晚則視物不清，而白天視力較好，多因肝血不足，腎精虧損，目無所養而致。

㈥問飲食與口味

問飲食口味，可瞭解脾胃強弱與津液盛衰。

1. 問口渴與飲水

問口渴與飲水，可瞭解人體津液盈虧和輸佈情況。口不渴為津液未傷，口渴則表示津液已傷或水濕內停。

⑴口渴喜冷飲，甚或飲水多渴仍不解，皆為熱盛傷津。

⑵口渴喜熱飲，為寒濕內停，氣化受阻。

⑶口渴不多飲，或水入即吐者，可見於痰飲水濕內停，或濕熱內困，水津不能上承，或熱入營血，熱邪蒸騰津液。

⑷口乾但欲漱水不欲咽，為瘀血內停。

⑸多飲多尿消瘦，為消渴。

2. 問食慾和食量

脾胃為後天之本，氣血生化之源。五臟六腑、四肢百骸皆賴脾胃化生的水穀精微以營養。所以，瞭解病人的食慾和食量，對於判斷脾胃功能的強弱以及病情的輕重和預後有重要意義。問食慾與食量應注意食慾不振、厭食、消穀善饑、饑不欲食、嗜食異物、病中食慾的增減及嘈雜等情況。

⑴納呆

納少或食慾不振稱為納呆，主要是因為脾胃功能失常所致，有虛實之分，虛證為脾胃氣虛，實證為濕困脾土。

①脾胃氣虛：食慾不振、或食後脘腹脹滿、大便溏，皆因脾胃虛弱，運化失職所致。

②濕困脾土：食慾不振、胸脘滿悶、頭身困重、舌苔厚膩，因濕邪困脾，脾失運化所致。

⑵厭食

厭食又稱惡食，是厭惡飲食，或惡聞食味的症狀。厭食有飲食積滯、肝膽濕熱和妊娠惡阻之分。

①飲食積滯：脘腹脹滿、噯腐吞酸、舌苔厚膩，因食滯胃脘，胃失和降所致。

②肝膽濕熱：脅肋脹痛、噁心嘔吐、舌苔黃厚膩，因肝膽濕熱，橫逆犯胃所致。

③妊娠惡阻：妊娠後出現厭食頭暈、噁心嘔吐，因衝脈之氣上逆，胃失和降所致。

⑶多食易饑

食慾旺盛，食後不久即餓，又稱消穀善饑。

①胃火亢盛：多食易饑、口渴心煩、口臭便秘、舌紅苔黃，因胃火亢盛，腐熟太過，代謝亢進所致。

②脾虛胃熱：消穀善饑，而大便溏爛，為胃強脾弱，胃火亢盛則消饑，脾虛失運則便溏。

⑷饑不欲食

雖有饑餓感，但不想進食或進食不多，稱為饑不欲食。

饑不欲食，伴有胃脘隱痛、舌紅少苔、脈細數，為胃陰不足、虛火內擾。

⑸嗜食異物

①喜吃泥土、紙張等異物，多為蟲積，兼見消瘦、腹脹腹痛。

②婦女妊娠期間，偏食酸味屬於生理現象。

⑹病中食慾增減

①食慾轉佳、食量增加，為胃氣漸復，病情減輕。

②食慾不振、食量減少，為胃氣漸衰，病情加重。

③若久病重病之人，突然能食或暴食，為脾胃之氣將絕，稱為除中，是假神的表現之一，預後不佳。

⑺嘈雜

自覺胃中空虛、似饑非饑，欲食而不能多食，似痛非痛，熱辣不寧，稱為嘈雜，多因肝胃不和所致。

3. 問口味

口味是指病人口中的異常味覺，脾開竅於口，其他臟腑之氣也可循經脈上至口，所以，口中味覺異常可反映脾胃功能或其他臟腑功能失常。根據五行、五臟、五味的關係，肝病嗜酸，心病嗜苦，脾病嗜甘，肺病嗜辛，腎病嗜鹹，可供臨床參考。

⑴口淡乏味

是脾胃氣虛、食慾減退的表現，因脾胃運化腐熟功能失職所致。

⑵口甜或粘膩

多為脾胃濕熱，因甘味入脾，濕熱蘊結脾胃，濁氣上犯於口所致。

⑶口中泛酸

屬於肝胃蘊熱。酸味入肝，肝熱之氣上蒸於口所致。

⑷口苦

屬熱證，可見火邪為病和膽熱之證。苦味入心，心屬火，又膽液味苦，故火邪炎上，或膽氣上泛，皆可使口中味苦。

⑸口鹹

多屬腎病及寒證。因鹹味入腎，腎主水，腎病及寒水上泛，均可見口鹹。

㈦睡 眠

睡眠與人體衛氣運行和陰陽盛衰有關。正常情況，衛氣晝行於陽，陽氣盛則醒；夜行於陰，陰氣盛則入睡。如果陰陽失調，陽不入陰則失眠，陽不出陰則嗜睡。

1.失眠（不寐）

病人不易入睡、似睡非睡，或睡而易醒、醒後不能再睡，入睡時間太少，甚至徹夜不眠，稱為失眠。臨床常見如下幾個證型：

⑴肝火上炎

不寐、急躁易怒、頭痛目赤、舌紅苔黃、脈弦數，因肝火內擾，神魂不安所致。

⑵痰熱內擾

不寐、胸悶痰多、頭重眩暈、舌苔黃膩、脈滑數，因積痰生熱，痰熱上擾所致。

⑶心腎不交

不易入睡、心煩不寐、心悸不寧、頭暈目眩、腰膝痠軟、口乾咽燥、舌紅少苔、脈細數，因腎陰不足，心火亢盛，虛熱上擾神明所致。

⑷心脾兩虛

睡後易醒、心悸健忘、神疲乏力、食慾不振、舌淡、脈細弱，因心脾兩虛，氣血不足，血不養心，神不守舍。

⑸心膽氣虛

睡易驚醒、不寐多夢、心悸氣短、脈弦細，因心膽氣虛，心神不安所致。

⑹食滯胃脘

夜臥不安、脘腹脹滿、噯腐吞酸、舌苔厚腐脈滑，因飲食阻滯，胃失和降，濁氣上泛，擾動心神所致。

2.嗜睡（多寐）

無論晝夜、時時欲睡、喚之能醒、醒後又睡。嗜睡多因陰盛陽虛所致，臨床上常見以下幾個證型：

⑴痰濕困脾

困倦嗜睡、頭身困重、脘悶納呆、舌苔厚膩、脈濡。因痰濕困脾，清陽不升而致。

⑵脾胃氣虛

飯後困倦欲睡、脘腹脹滿、便溏、舌淡苔薄白、脈細弱，因脾胃氣虛，運化無權，清陽不升所致。

⑶心腎陽虛

老人或病後，神疲乏力、畏寒肢冷、脈沉遲，因心腎陽虛，陰寒內盛所致。臨床常見此證型。

㈧問二便

1.小　便

水液需經脾之運化、肺之宣降、腎和膀胱的氣化，才能化為尿液排出體外。故小便是否通暢，和肺、脾、腎、膀胱等臟腑關係密切。

⑴尿量過多

①虛寒證：小便清長、畏寒肢冷，寒則汗液不泄，水濕下流於膀胱，而尿清長。

②消渴病（下消）：多飲、多尿、消瘦，因腎陰虧虛，開合失司所致。

⑵尿量減少

①實熱證：小便短赤、發熱面紅，為熱盛傷津所致。

②傷津證：小便短少、口燥咽乾、皮膚乾燥，此為汗吐下傷津所致。

③水腫病：尿少水腫，多與肺失宣通，脾失運化，腎失氣化有關。

⑶小便頻數

①下焦濕熱：小便頻數、短赤而急迫，因膀胱濕熱，氣化不利所致。

②下焦虛寒：小便頻數、色清或夜尿頻數，多因腎氣不固，膀胱失約所致。

⑷癃閉

小便不暢、點滴而出為癃，小便不通、點滴不通為閉。

①熱結膀胱：小便短赤、尿頻、尿急、尿痛、舌紅苔黃、脈數，因熱結膀胱，氣化不通所致。

②腎陽不足：小便色清、排尿不暢、腰膝痠軟、形寒肢冷、脈沉細，此為命門火衰，不能溫煦膀胱所致。

③熱邪壅肺：咽乾煩渴、呼吸短促、苔黃脈數，因邪熱壅肺，肺失宣降，水道不通所致。

④瘀血阻滯：小腹脹滿疼痛，舌質暗紫或有瘀斑，脈澀，此為瘀血阻滯，氣滯不通所致。

⑸遺尿

睡眠中不自知排尿，稱為遺尿。小兒遺尿多因腎氣未充，不能制約膀胱，一般不屬病態。成人遺尿多為腎氣不固，膀胱失約所致。昏迷病人若見遺尿，為元氣外脫，病情危重的表現。

⑹小便失禁

清醒時，不由自主地排尿，稱為小便失禁，又稱小便不禁。若排尿後不由自主地點滴不禁，稱為餘瀝不盡。二者，均為腎氣不固，膀胱失約所致。

⑺小便澀痛

小便頻數澀痛，伴有排尿疼痛急迫灼熱感，稱為淋證。

①石淋：小便排出砂石。

②膏淋：小便渾濁如米泔水或滑膩如膏。

③血淋：尿血而痛。

④氣淋：小腹脹滿較重、小便艱澀疼痛、尿有餘瀝。

⑤熱淋：小便灼熱刺痛。

⑥勞淋：小便淋漓不已，勞累加重。

2.大　便

水穀經胃之腐熟，脾之運化，升清降濁，濁者經大腸傳化而成糞便排出，故問大便可瞭解脾、胃、大腸的病變。另外，大便的排泄還需腎陽的溫煦，所以從大便的情況，能瞭解腎臟的盛衰。

⑴便秘

大便燥結，或大便成形、排出困難、便次減少，甚者數日不便，稱為便秘。

①氣虛便秘：雖有便意，臨廁努掙乏力、難於排出，掙則汗出短氣、便後乏力，舌淡嫩，脈虛。因脾肺氣虛，大腸傳送無力所致。

②血虛便秘：大便秘結、面白無華、頭暈目眩、心悸失眠、舌質淡嫩、脈細。因血虛津少，不能下潤大腸所致。

③氣滯便秘：大便秘結、胸腹脹滿、噯氣頻作、舌苔薄、脈弦。因氣機鬱滯，傳導失職所致。

④寒結便秘：大便艱澀、排出困難，腹中冷痛、四肢不溫，舌淡苔白，脈沉遲，因寒邪內結，大腸傳導失職所致。

⑤熱結便秘：大便乾結、小便短赤，舌紅苔黃，脈數，因胃腸積熱，耗傷津液所致。

⑵泄瀉

大便次數增多、糞便稀薄，甚至瀉出如水，稱泄瀉。

①脾胃虛弱：大便時溏時瀉、食後脘腹脹滿、舌淡、苔白、脈細弱，因脾胃氣虛，運化無權，清濁不分所致。

②肝氣犯脾：腹痛腸鳴、瀉後痛減，胸脅脹悶，每因生氣緊張而泄瀉，脈弦。因肝失疏泄，橫逆犯脾，脾失升清所致。

③濕盛傷脾：水瀉腸鳴、便次頻多，脘腹痞悶、肢體困重，舌淡脈濡，因濕困脾土，運化無權，清濁不分，水液下注所致。

④腎陽虛衰：黎明之前，腹部作痛、腸鳴即瀉，腰膝痠軟，形寒肢冷，脈沉遲，因腎陽虛弱，不能溫養脾胃，運化失司所致。

⑤食滯腸胃：瀉下稀便，夾有不消化食物，脘腹脹滿，噯腐吞酸，苔厚脈滑，因宿食停滯，胃腸受阻，傳化失常所致。

⑶便質異常

①肝鬱乘脾：時乾時稀。

②脾胃氣虛：先乾後溏。

③脾不統血：便黑如油、先便後血為遠血。

④腸道濕熱：便血鮮紅、先血後便為近血。

⑷排便感覺異常

①肛門灼熱：排便時肛門有灼熱感，因大腸濕熱所致。

②排便不爽：排便不暢、瀉下不爽，因肝鬱乘脾或大腸濕熱所致。

③裏急後重：腹痛窘迫、時時欲瀉味臭、肛門重墜、便出不爽，因濕熱氣滯所致，見於腸道感染。

④滑瀉失禁：大便不能控制、不由自主的滑出，因脾腎陽虛，肛門失約所致。

⑤肛門重墜：肛門有下墜感，重者脫肛，因中氣下陷所致。

㈨問婦女

婦女有月經、帶下、妊娠等生理病理特點。月經、帶下的異常，不僅是婦科常見病，也是全身病理變化的反映。因此，一般疾病也應詢問月經和帶下的情況，以便瞭解臟腑氣血之盛衰及病變的性質。

1. 問月經

應注意詢問月經的週期、行經天數、經量及其兼症。

正常月經初潮為14歲左右，週期約28天，行經3～5天，色淡紅無血塊，在妊娠及哺乳期月經不來潮，絕經期約在49歲左右。

⑴經期異常

月經不能按時來潮稱為經期異常。

①月經先期：月經週期經常提前8、9天以上，稱月經先期。如月經偶然提前1次，而無其他症狀，則不屬月經先期範疇。

・邪熱迫血妄行

月經先期，色深紅、質稠濃、量多，屬血熱。

・脾不攝血

月經先期，色淡紅、質稀薄、量多，屬氣虛。

②月經後期：月經週期經常錯後8、9天以上，稱月經後期。如月經偶然錯後1次，而無其他症狀，則不屬月經後期範疇。

・寒凝血滯

月經後期，量少色暗、有血塊，小腹冷痛，多屬於寒滯，月經不能按時而下。

・血少

月經後期，量少色淡、質稀者，多屬血虛，月經不能按時滿溢所致。

③經期錯亂：月經先後無定期，稱經期錯亂。

・肝失疏泄，血海蓄溢失常

經期錯亂、色紫紅而量少，乳房、小腹脹痛，脈弦者，多屬氣滯。

・腎氣不足，衝任失調

經期錯亂、色淡紅質稀量少，腰膝痠軟，頭暈耳鳴，多屬腎虛所致。

⑵經量異常

正常月經每次行經約50～100毫升，若經血量過多或過少，稱為經量異常。

①經量過多：月經量多或因經期延長，經量因而增多者，均為經量過多。

・熱鬱衝任，迫血妄行

經量過多、色深紅或紫、質稠濃有血塊者，多屬血熱所致。

・氣不攝血，衝任不固

經量過多、色淡紅質稀薄者，多屬氣虛所致。

②經量過少：月經量少，甚至點滴即淨者，稱為經量過少。

・肝血不足，血海空虛

經量過少、顏色淡紅，頭暈目眩、面白無華，脈細者，多屬血虛所致。

・瘀血內停，血行不暢

經量過少、色紫有塊，小腹脹痛拒按，多屬血瘀所致。

③崩漏：指在行經期間，忽然陰道大量出血或持續出血、淋漓不斷者；一般以來勢急，出血量多的稱崩，來勢緩、出血量少、淋漓不斷的稱漏。崩漏的發病機理主要是衝任損傷，不能制約經血，故經血從胞宮非時而下。常見病因有血熱妄行、脾虛失攝、腎失封藏、瘀阻衝任等。

・血熱妄行

崩漏下血、色紅質稠，煩躁口乾，脈數。

・脾虛氣陷，統攝失權

崩漏下血、色淡質薄，神疲乏力，脈弱。

・腎失封藏，衝任不固

崩漏下血，頭暈耳鳴，腰膝痠軟，脈沉細。

・瘀阻衝任，血不歸經

崩漏下血、色紫黑有塊，小腹脹痛，舌質暗紫有瘀斑，脈澀。

④閉經：女子年逾 18，月經尚未初潮或已行經而又中斷 3 個月以上者，稱為閉經。閉經有虛實兩端，虛證有肝腎不足，氣血虛弱，陰虛血燥；實證有痰濕阻滯，氣滯血瘀。

・肝腎不足，血海空虛

閉經而兼腰膝痠軟、頭暈耳鳴、脈細弱。

・氣血虛弱，血海空虛

閉經而兼頭暈目眩、心悸失眠、神疲乏力、脈弱。

・陰虛血燥，血海枯竭

閉經兼見潮熱盜汗、五心煩熱、舌紅脈細。

・氣滯血瘀，胞脈壅阻

閉經兼煩躁易怒、胸脅脹滿、小腹脹痛、舌暗紫有瘀斑、脈弦澀。

・痰濕阻滯，胞脈閉塞

閉經兼形體肥胖、頭身困重、胸脘滿悶、帶下量多、苔膩脈滑。

⑶經色質異常

正常月經為淡紅色、不稀不稠、無塊、無特殊氣味。

①氣血不足：經色淡紅、質稀薄。

②血分有熱：經色深紅、質稠粘。

③寒凝胞宮，內有瘀血：經色紫暗有血塊者。

⑷痛經

凡在行經期間或行經前後發生下腹疼痛並隨月經週期性發作，稱為痛經，又稱行經腹痛。

①寒凝胞中，血滯不行：小腹冷痛、遇暖痛緩，苔白，脈沉者。

②氣血虛弱或肝腎不足：經後小腹隱痛伴腰痠痛者、苔薄白、脈細弱。

2.問帶下

正常情況，陰道內有少量乳白色無臭的分泌物，稱為白帶。若白帶分泌過多、淋漓不斷或有色質的改變、有臭味，則稱帶下病。帶下病有青帶、赤帶、黃帶、白帶、黑帶、赤白帶等，臨床以白帶、黃帶、赤白帶較為常見。

⑴寒濕下注、脾氣虛或腎陽不足

白帶量多色白、質量清稀。

⑵濕熱下注

黃帶色黃、粘稠臭穢。

⑶肝經鬱熱，帶脈受損

赤白帶赤白相兼，白帶中混有血液。

3. 問妊娠

已婚育齡婦女，平時月經正常，突然停經，而無病理表現，脈象滑數，應考慮是否妊娠。

⑴妊娠惡阻

妊娠二三月，出現厭食、噁心嘔吐、入食即吐，稱為妊娠惡阻。常見有脾胃虛弱和肝胃不和兩種證型。

①脾胃氣虛，衝氣上逆犯胃：嘔吐清涎、神疲嗜睡、舌淡、脈緩無力。

②肝旺犯胃，胃失和降：嘔吐酸苦水、胸滿脅痛、脈弦。

⑵胎動不安

妊娠期間，陰道少量出血、小腹墜脹、腰酸腹痛，稱為胎動不安。

①腎虛衝任不固：頭暈耳鳴、小便頻數、脈沉遲。

②氣血虛弱，胎氣不固：神疲乏力、心悸氣短、脈細弱。

③熱伏衝任，血熱妄行：心煩口渴、小便短赤、大便燥結、脈數。

④跌打損傷，勞力過度，均損傷衝任，氣血瘀滯，氣血失和，致胎動不安。

4. 問產後

⑴惡露不絕

產後陰道出血淋漓不斷，持續 20 天以上者，稱為產後惡露不絕，因氣虛、陰虛內熱、血瘀所引起。

①氣虛失攝：惡露量多色淡、神疲乏力、脈弱。

②陰虛內熱，熱擾衝任：惡露量多色深紅、質粘稠，面紅口渴，舌紅，脈細數。

③瘀血阻滯，血不歸經：惡露淋漓不盡、量少色紫暗有塊，小腹疼痛，舌暗紫有瘀斑，脈澀。

⑵產後發熱

產後持續發熱，或突然高熱寒戰，稱為產後發熱。

①感染邪毒：發熱惡寒、小腹疼痛拒按、惡露有臭味。

②血瘀發熱：寒熱時作、惡露量少、小腹拒按。

③外感風熱：惡寒輕發熱重、咳嗽流黃涕。

④中暑發熱：炎熱季節，身熱多汗、口渴心煩、體倦少氣。

⑤血虛發熱：產後失血過多、微熱自汗。

㈩問小兒

患兒不能清楚準確地自述病情，古代兒科又稱啞科。臨床上醫需要靠父母的敘述來診斷疾病。小兒為稚陰稚陽之體，臟腑嬌嫩，易受外邪侵犯，疾病變化迅速，故問診時，要結合小兒的這些生理病理特點進行詢問：

1. 問出生前後情況

可瞭解小兒的先天情況及小兒後天營養是否充足和發育是否正常。

2. 問預防接種、傳染病接觸史

小兒 6 個月至 5 歲之間，先天免疫力已消失，而後天免疫力尚未形成，且接觸感染機會較多，易患傳染病。小兒已作過某種預防接種或已患過具有長期免疫力的某種傳染病，則雖症狀相似而不易患該種傳染病，如對某種傳染病無免疫力而最近又與該病患兒接觸，則易患該種傳染病。

3. 問致病因素

嬰幼兒神志發育不完全，易受驚嚇，易致高熱驚風， 脾胃虛弱、消化力差，易於傷食，對外界環境適應力差，易患外感病。

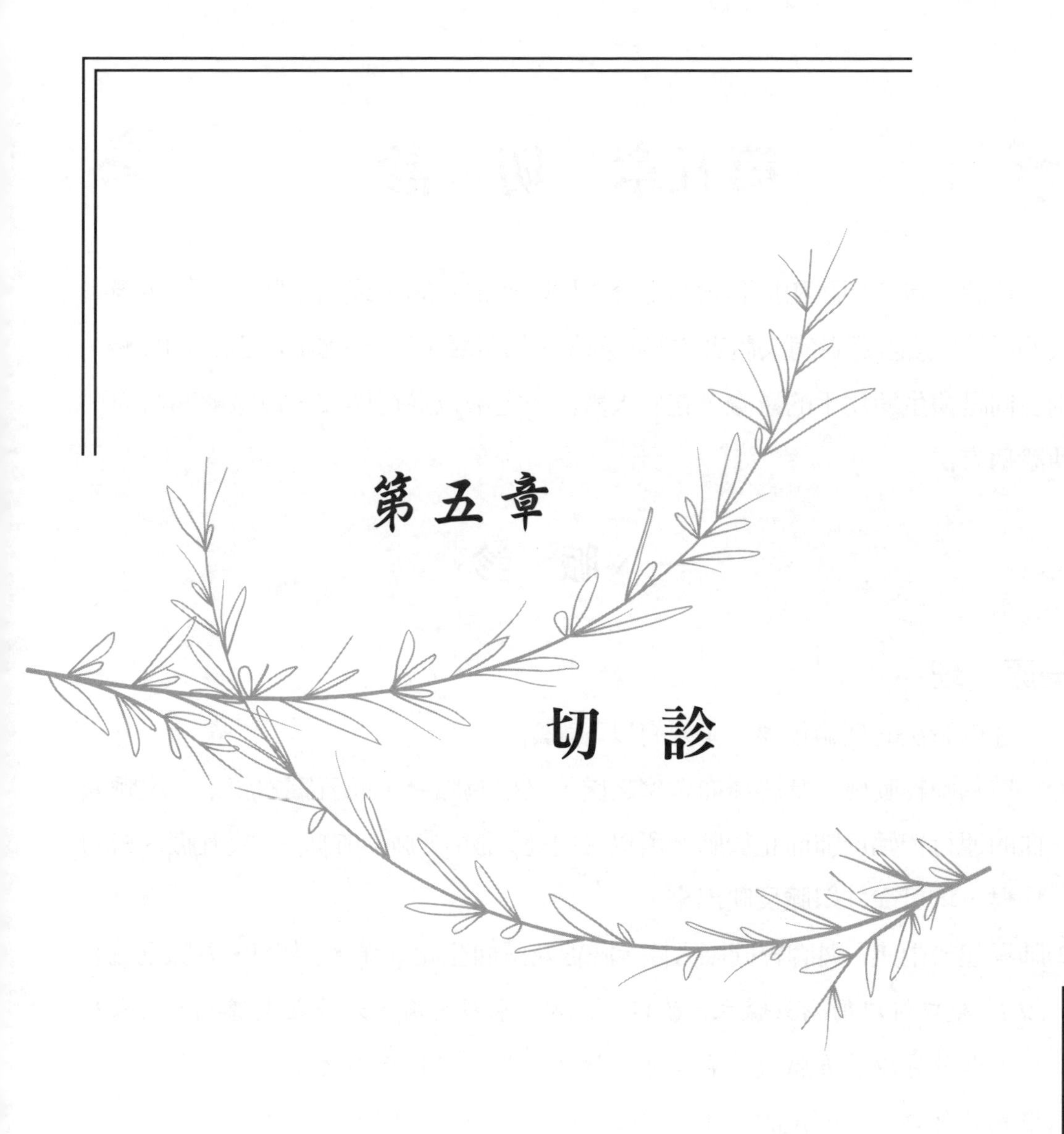

第五章

切　診

第五章　切　診

切診，包括切脈和按診兩個部分。切脈亦稱脈診，或叫候脈，主要切觸病人的脈搏；按診是對病人體表的某些部位，如肌膚、手足、胸腹、腧穴的按觸。兩者同是醫生運用手的感覺，在病人體表一定部位進行切按，以瞭解病情的一種診病方法。

一、脈　診

㈠原　理

寸口診法的理論根據，主要有以下兩點：

⑴寸口為肺經動脈，肺經氣血會聚之處，又稱為脈會，而五臟六腑十二經脈氣血的運行皆始於肺而止於肺，所以《內經》說：「肺朝百脈」，故五臟六腑的病變，均可從寸口脈反映出來。

⑵肺經起於中焦，與脾經同屬太陰，脾胃為氣血生化之源。《素問・五臟別論》說：「氣口何以獨為五臟主，故曰：胃者，水穀之海，六腑之大源也，五味入口，藏於胃以養五臟氣，氣口亦太陰也，是以五臟六腑之氣味，皆出於胃，變見於氣口。」即是說，手太陰肺經起於中焦，又與脾經同屬太陰，與脾胃之氣相通，而脾胃為後天之本，是臟腑經絡氣血之源，故五臟六腑氣血的盛衰都可反映於寸口，診寸口可以診察臟腑氣血盛衰和全身的病變。

㈡部　位

寸口脈分寸、關、尺三部；掌後高骨（橈骨莖突）旁為關部，關前一指為寸部，關後一指為尺部，每手三部，兩手共為六部。六部脈分屬一定的臟腑，故可以診察相應臟腑的病變。六脈與臟腑的配屬，左寸主心、小腸，左關主肝、膽，左尺主腎、膀胱。右寸主肺、大腸，右關主脾、胃，右尺主腎、命門。六脈的分候臟腑在臨床上可能有一定的參考意義（圖 5–1）。

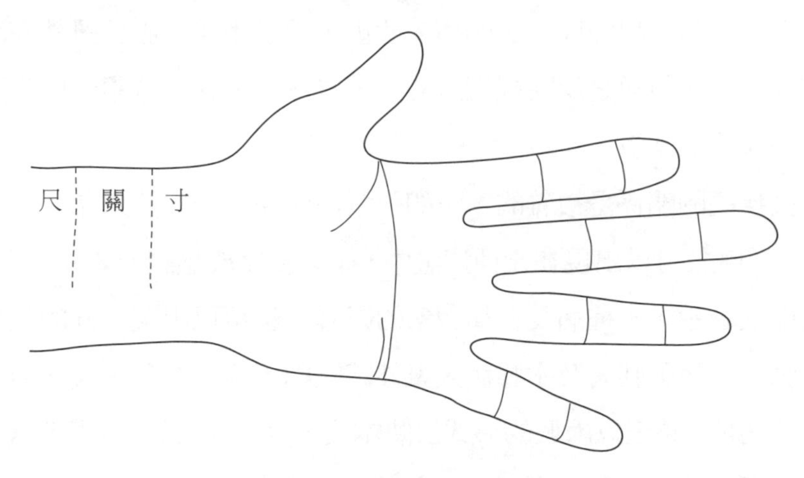

圖 5–1　脈診部位圖示

㈢臨床意義

脈象的形成與臟腑氣血有密切關係。因此，臟腑氣血發生病變，血脈的運行受到影響，脈象就會發生相應變化。所以，根據脈象的變化，可以瞭解疾病的病因、病位、病性、邪正盛衰、病情輕重及其預後吉凶。

1. 測病因病位

脈象之浮沉，可辨別病位淺深。浮脈主表，沉脈主裏。脈象還能辨別病因，如浮緊為傷寒、浮緩為傷風、浮數為風熱、浮滑為風痰。

2. 辨病性寒熱

脈象的遲數，可反映陰陽盛衰。脈遲主寒證，脈數主熱證。

3. 審病機虛實

脈象力量之強弱，可審邪正盛衰。邪氣盛者脈實有力，正氣虛者脈虛無力。

關脈左弦右弱，常見於脾虛肝旺之證。

4.預後順逆

脈象的變化，能測知正邪的勝負。在患病過程中，緩脈發展為微脈，說明正氣損傷，緩脈發展為弦脈，說明邪氣增長。若微脈、弦脈等病脈發展為緩脈，說明胃氣漸復，若出現怪脈，說明病情危重，預後不佳。脈象雖然在診斷上具有上述重要意義，但只是反映機體狀態的某些信息，在某些證候中尚不能全面系統地反映疾病的本質。

脈象與疾病的關係是複雜的，正如張景岳所說：一脈能兼諸病，一病亦能兼諸脈。一種脈象可以出現在幾種病證中，如數脈見於熱證，又可見於氣虛證，而且是越虛則越數。一種病受多種因素的影響，也可以出現不同的脈象，如外感病一般脈浮，而肥胖者及水腫病人患外感脈則不浮。在某些疾病中，脈象不僅不能反映病情，甚至以虛假的形式反映本質，給人以假象，而將真象隱蔽著。如果不切實際地誇大脈診的作用，就會得出錯誤的診斷。因此，必須把切脈和其他診法結合起來，四診合參，才能得出全面正確的診斷。

㈣方　法

診脈應在病人安靜時進行，其方法如下：

1.平臂佈指

病人坐位或仰臥位，前臂放平，掌心向上，腕部最好用脈枕墊起，其位置與心臟同高，醫生以左手診右脈，以右手診左脈，依次進行。先將中指按在掌後高骨（橈骨莖突）旁的橈動脈處定關位，再以食指按在關前一指處定寸位，以無名指按在關後一指處定尺位，三指呈弓形，指端平齊，以指腹按脈。在診脈時，佈指疏密也要與病人的身長相適應，身高者三指距離可稍疏些，身矮者三指距離可稍密些。

2. 調息定至

佈指後，醫生調整呼吸，使之均勻平靜，把注意力集中到指下，用一呼一吸（一息）的時間默數病人脈搏的次數，一息四至為正常，三至為遲，六至為數。

3. 測浮中沉

三指輕按在皮膚上診脈，謂之舉法，以候浮脈；中等用力按至肌肉間診脈，謂之尋法，以候中部各脈；重用力按至筋骨間診脈，謂之按法，以候沉脈。以上三指同時診脈稱為「總按法」，還可單用一指診查寸、關、尺各部的脈象，稱為單按法。

診脈時除認真辨別脈位的浮沉，至數的遲數和節律是否整齊外，還要細心體會脈搏的形態和力量，以辨別各類脈象。

4. 候五十動

每次診脈的時間，不應少於脈跳五十次，或不少於一分鐘，必要時診脈時間還可長些。時間過短則不易精確地體察脈象，同時也容易漏診促、結、代等脈。

㈤正常脈

1. 形態

正常人的脈象叫平脈。三部有脈，一息四至（72～80 次／分），不浮不沉，不大不小，從容和緩，柔和有力，節律一致，尺脈沉取有力，並隨生理活動和氣候環境不同而有相應的正常變化。

2. 正常脈特點：胃、神、根

⑴胃：不浮不沉，不快不慢，從容和緩，節律一致。病脈但有徐和之象，便是有胃氣。

⑵神：柔和有力。微弱之中不至無力，弦實之中仍有柔和之象。

⑶根：尺部脈沉取有力。

3. 生理性差異

⑴四季氣候

由於受四時氣候的影響，平脈有春弦、夏洪、秋浮、冬沉的變化。這是因為，春季雖然陽氣已升，但寒未盡除，氣機仍有約束之象，故春脈稍弦；夏天陽氣隆盛，脈氣來勢盛而去勢衰，故夏脈稍洪；秋天陽氣欲斂，脈象來勢洪盛已減，輕而如毛，故秋脈稍浮；冬天陽氣潛藏，脈氣來勢沉而搏指，故冬脈稍沉。

⑵地理環境

地理環境也能影響脈象。南方地處低下，氣候偏濕，空氣濕潤，人體肌腠疏緩，故脈多細軟或略數；北方地勢高，空氣乾燥，氣候偏寒，人體肌腠緊縮，故脈多沉實。

⑶性別

婦女脈象較男子濡弱，婦女妊娠，脈象常見滑數而衝和。

⑷體格

身軀高大的人，脈位較長；身軀矮小的人，脈位相對較短。瘦人脈較浮，胖人脈較沉。凡常見六脈沉細而無病象的叫六陰脈，常見六脈洪大而無病象的叫六陽脈。

⑸情志

脈象受情志的影響也發生某些相應變化，如喜則傷心而脈緩、怒則傷肝而脈急、驚則氣亂而脈動等，這些變化在情志恢復常態後，脈象也恢復正常。

⑹勞逸

劇烈運動和運行之後，脈多急疾；入睡後，脈多遲緩。腦力勞動之人，脈多弱於體力勞動者。

⑺飲食

飯後、酒後脈多數而有力，饑餓時脈象多稍緩而無力。

⑻生理特異的脈位

臨床常見的有反關脈、斜飛脈。反關脈就是脈出現在寸口脈的背側，而斜飛脈就是脈不見寸口，而從尺部斜向手背。

㈥病　脈

疾病反映於脈象的變化，就叫病脈。除了正常生理變化範圍以及個體生理特異之外的脈象均屬病脈。

脈象重點是通過位、數、形、勢等四個方面來體察。位指脈位，如浮沉脈；數是脈的至數，如遲數脈；形指脈形，如大小脈；勢是脈的氣勢（力量的強弱），如虛實脈。有些脈象又是從幾個方面相結合的，如洪、細脈則是形態和氣勢的不同。

1. 各種病脈的形態及主病

⑴浮脈

脈象：輕取即得，重按稍減而不空。

主病：表證。

說明：浮脈主表，反映病邪在經絡肌表。邪襲肌表，衛陽抵抗外邪，脈氣鼓動於外，脈應指而浮。久病體虛脈浮大無力者不作外感論治。

⑵沉脈

脈象：重按始得，輕取不應。

主病：裏證。

說明：邪鬱於裏，氣血內困，則脈沉有力。正虛體弱，脈氣無力，則脈沉無力。所以，脈沉有力主裏實，脈沉無力主裏虛。

⑶遲脈

脈象：一息不足四至。

主病：寒證。

說明：寒凝氣滯，陽失健運，故脈遲。遲而有力為冷積實證，遲而無力多為虛寒。邪熱結聚，阻滯血脈運行，也見遲脈，遲而有力按之必實，又不可做寒證解。運動員和體力勞動者，也可脈遲而有力，但不可誤作病脈。

⑷數脈

脈象：一息脈來五至以上。

主病：熱證。

說明：邪熱亢盛，氣血運行加速，脈數而有力。陽虛內熱，脈數而無力。陽虛外浮，脈數大無力按之空。

⑸洪脈（附大脈）

脈象：洪脈極大，來盛去衰，狀若波濤洶湧。

主病：氣分熱盛。

說明：內熱充斥，氣盛血湧，脈見洪象。久病氣虛、虛勞、失血、久泄等見洪脈者，多屬邪盛正衰之危候。

・大脈，脈體闊大，但無洶湧之勢。主邪盛病進，又主虛。脈大有力為邪盛，脈大無力為正虛。

⑹微脈

脈象：極細極軟，若有若無，按之欲絕。

主病：陽衰少氣，諸虛。

說明：陽衰少氣，無力鼓動故脈微。輕取之似無是陽氣衰，久病脈微是正氣將絕，新病脈微是陽氣暴脫。

⑺細脈（小脈）

脈象：脈細如線，應指明顯。

主病：諸勞虛損，或見濕病。

說明：氣不足則無力鼓動血之運行，營血虛則不能充盈脈道，所以氣血兩虛、諸虛勞損均可見細小而軟弱無力之脈。濕邪阻滯，也見細脈。而濕熱病中見細數脈，多為熱邪深入營血或邪陷心包。

⑻散脈

脈象：至數不齊，散而無根。

主病：元氣離散。

說明：正氣耗散，臟腑之氣將絕，舉之浮散而不聚，稍用力則無，漫無根蒂，故有散似楊花無定蹤之說。

⑼虛脈

脈象：三部舉之無力，按之空虛。

主病：虛證。

說明：氣不足以運其血，故脈來無力。血不足以充其脈，則按之空虛。

⑽實脈

脈象：三部舉按均有力。

主病：實證。

說明：邪氣亢盛，正氣不虛，邪正相搏，脈道堅滿，故應指有力。

⑾滑脈

脈象：往來流利，應指圓滑。

主病：痰飲，食滯，實熱。

說明：有形實邪，壅盛於內，氣實血湧，故脈來滑象，如盤走珠。平人脈滑而衝和，是營衛充實之象，為平脈。又婦人妊娠脈滑數是氣血充盛而調和的表現。

⑿澀脈

脈象：往來艱澀，如輕刀刮竹。

主病：傷精，血少，氣滯血瘀，夾痰，夾食。

說明：精虧血少，經脈失常，血行不暢。故脈氣往來艱澀不暢，脈澀而無力。氣滯血瘀或夾痰、夾食，氣機不暢，血行受阻，脈澀而有力。

⒀長脈

脈象：首尾端長，超過本位。

主病：肝陽有餘，陽盛內熱等有餘之證。

說明：肝陽有餘，陽盛內熱，脈象長而弦硬，長而有兼脈，多是病脈。脈雖長，但不失和緩，是中氣充足、健康人的平脈。

⒁短脈

脈象：首尾俱短，不能滿部。

主病：有力為氣鬱，無力為氣損。

說明：氣鬱血瘀或痰濁食積，阻礙脈道，脈氣不伸則短而有力，氣損不足無力運血，故脈短而無力。

⒂弦脈

脈象：端直而長，如按琴弦。

主病：諸痛，肝膽病，痰飲，瘧疾等。

說明：邪氣滯肝，疏泄失常，氣機不利，諸痛，氣機亦不暢，脈氣緊張而現弦脈。

⒃芤脈

脈象：浮大中空，如按蔥管。

主病：失血，傷陰，痰飲。

說明：失血傷陰，營血不足，陽無所附，散於外而見散脈，脈浮大無力，按之中空，即上下兩旁皆見脈形，而中間獨空。

⒄緊脈

脈象：脈來繃急，狀如牽繩轉索。

主病：寒，痛，宿食。

說明：邪氣（寒、宿食等）與正氣相搏，脈道緊張而拘急，故見緊脈。寒邪在表，脈浮緊；寒邪在裏，脈沉緊。

⒅緩脈

脈象：一息四至，來去怠緩。

主病：濕病，脾胃虛弱。

說明：氣機為濕所困，或脾胃虛弱，氣血不足以充盈鼓動，故脈見怠慢。病中脈轉和緩是正氣恢復之徵，若脈來從容不迫，均勻和緩又屬平脈。

⒆革脈

脈象：浮而搏指，中空外堅，如按鼓皮。

主病：亡血，失精，半產，漏下。

說明：革脈的外強中空，如繃急之鼓皮。正氣不固，精血不藏，氣無所戀，浮越於外，故失精亡血多見革脈。

⒇牢脈

脈象：沉取實大弦長。

主病：陽寒內盛。

說明：病氣牢固，證屬陰寒內積，陽氣沉潛。脈唯沉取始得，實大弦長，堅牢。牢脈見於失血，陰虛等證，便屬危重徵象。

(21)弱脈

脈象：極軟而沉細。

主病：氣血不足。

說明：氣血不足，氣虛則脈無力，血虛則脈不充，故脈沉取形細而無力。久病正虛脈弱為順，新病邪實，反見弱脈為逆。

(22)濡脈

脈象：浮而細軟。

主病：諸虛，又主濕。

說明：精血虛而不榮於脈，濕氣阻壓脈道所以脈位淺表，形細軟而無力，輕取可觸知，重取反不明顯。

(23)伏脈

脈象：重取推筋著骨始得，甚則伏而不見。

主病：邪閉，厥證，痛極。

說明：邪氣內伏，脈氣不得宣通，故脈位比沉脈更深，著於筋骨始得。

⑵4動脈

脈象：脈形如豆，厥厥動搖，滑數有力。

主病：痛，驚。

說明：痛則陰陽不和，氣為血阻，驚則氣亂，脈行不安。陰陽相搏，升降失和，氣血衝動，脈形隨氣血衝動如豆，滑數有力出現動脈。

⑵5促脈

脈象：脈來數而一止，止無定數。

主病：陽盛實熱，氣血痰飲宿食停滯，亦主腫痛。

說明：陽盛實熱，陰不和陽，故脈促。凡氣血、痰食、腫痛等實熱證，脈促而有力。若虛脫見促脈則促而細小無力。

⑵6結脈

脈象：脈來緩而時一止，止無定數。

主病：陰盛氣結，寒痰血瘀，癥瘕積聚。

說明：陰盛而陽不和，故脈來緩慢而時有一止，寒痰瘀血，氣鬱不舒，脈氣阻滯，均可見結脈。

⑵7代脈

脈象：脈來一止，止有定數，良久方來。

主病：臟氣衰微，風證，痛證，七情驚恐，跌打損傷。

說明：臟氣衰微，氣血虧損，元氣不足，脈氣不能銜接而止有定數。其他因病而致脈氣不能銜接亦可見歇止。體質異常，如婦女妊娠也可見到代脈，不可概作病脈。

⑵8疾脈

脈象：脈來急疾，一息七八至。

主病：陽極陰竭，元氣將脫。

說明：真陰竭於下，孤陽亢於上，氣短已極之虛象。傷寒、濕病在熱極時往往出現疾脈。疾而按之益堅是陽亢無制，真陰重危之候；若疾而虛弱無力是元氣將脫之徵。

2. 相似脈的鑒別

二十八種病脈中，有些相似之處，容易混淆，必須加以鑒別。鑒別的方法有比類法，就是近似脈相比較。還有對舉法，就是相反脈象對比的方法。

⑴比類法

①浮脈與革、芤、散脈，四脈俱浮。鑒別：

・浮脈：舉之有餘，按之不足。

・芤脈：浮大中空，如按蔥管。

・革脈：浮弦中空，如按鼓皮。

・散脈：浮散無根，至數不齊。

②沉脈與伏、牢脈，三脈俱沉。鑒別：

・沉脈：輕取不應，重按始得。

・伏脈：重按不顯，推筋乃見。

・牢脈：沉大而弦，堅牢有力。

③遲脈與緩、結、代脈，四脈俱慢。鑒別：

・遲脈：一息三至，來去遲慢。

・緩脈：一息四至，往來緩和。

・結脈：遲而時止，止無定數。

・代脈：遲而時止，止有定數。

④數脈與疾、動、促脈，四脈俱快。鑒別：

・數脈：一息五至以上。

・疾脈：一息七八至。

・動脈：滑數如豆，僅顯關部。

・促脈：數而時止，止無定數。

⑤虛脈與細、濡、弱、微、澀、短脈，七脈俱無力。鑒別：

・虛脈：浮大遲軟，舉按無力。

・細脈：脈細如線，應指清晰。

・濡脈：細軟而浮，按之空虛。

・弱脈：細軟而沉，重按欲無。

・微脈：極細極軟，若有若無。

・澀脈：細遲短澀，往來艱難。

・短脈：首尾具短，不能滿部。

⑥實脈與長、洪、滑、弦、緊脈，六脈俱有力。鑒別：

・實脈：長大而弦，舉按有力。

・長脈：首尾端直，超過本位。

・洪脈：脈來洪大，來盛去衰。

・滑脈：往來流利，應指圓滑。

・弦脈：端直而長，如按琴弦。

・緊脈：脈來繃急，左右彈指。

以浮、沉、遲、數、虛、實六脈作為辨證的綱領，以統各脈，是一種初學脈診入門的方法，必須掌握。

⑵對舉法

就是把浮與沉脈、遲與數脈、虛與實脈、滑與澀脈、洪與細脈、長與短脈、緊與緩脈等區分相反脈象的方法。現將對舉脈鑒別如下：

①浮脈與沉脈：浮脈與沉脈是脈位淺深相反的兩種現象。

・浮脈：脈位表淺，輕取即得，主表屬陽。

・沉脈：脈位深在，輕取不應，重按始得，主裏屬陰。

②遲脈與數脈：遲脈與數脈是脈搏慢快相反的二種現象。

・遲脈：搏動比正常脈慢，即一息不足四至，主寒證。

・數脈：搏動則比正常脈快，即一息五至以上，主熱證。

③虛脈與實脈：虛脈與實脈是脈的搏動力量強弱（氣勢）相反的二種脈象。

・虛脈：三部舉按均無力，主虛證。

・實脈：舉按均有力，主實證。

④滑脈與澀脈：滑脈與澀脈是脈的通暢度相反的兩種脈象。

・滑脈：往來流利通暢，指下圓滑。

・澀脈：往來艱難滯澀，極不流利，前人形容澀脈，如輕刀刮竹。所謂輕刀刮竹即脈過指下不平滑之意。

⑤洪脈與細脈：洪脈與細脈是脈體大小和氣勢均相反的二種脈象。

・洪脈：脈體闊大，充實有力，來勢盛而去勢衰。

・細脈：脈體細小呈線狀，多軟弱無力，但應指明顯。

⑥長脈與短脈：長脈與短脈是脈氣長短相反之二種脈象。

・長脈：超過本部，即指脈氣搏動範圍超過本部的狀態，前人比喻如循長竿。

・短脈：則形狀短縮，不及本部，即指脈氣搏動範圍短小，不及本部的狀態。

⑦緊脈與緩脈：緊脈與緩脈是脈的緊張度相反的兩種脈象。

・緊脈：緊張有力，如按轉繩。

・緩脈：勢緩，一息四至。

3. 真臟脈

凡無胃、神、根的脈，稱為真臟脈，又稱怪脈、敗脈、死脈、絕脈。真臟脈見於疾病的後期，臟腑之氣衰竭、胃氣敗絕的危症。

(1)十怪脈

十怪脈就是釜沸脈、魚翔脈、蝦游脈、屋漏脈、雀啄脈、解索脈、彈石脈、偃刀脈、轉豆脈、麻促脈。

⑵七絕脈

七絕脈就是十怪脈除去後三脈。應當說明真臟脈的出現，預示疾病已發展到嚴重階段，尚需盡最大努力進行醫治。 現將七絕脈的形態及臨床意義敘述如下：

①釜沸脈：釜中沸水，浮數無根。就是脈在皮膚，浮數之極，至數不清。此為三陽熱極，陰液枯竭之候，主脈絕，多是臨死前的脈象。

②魚翔脈：脈在皮膚，頭定而尾搖，似有似無，如魚在水中游動。此為三陰寒極，陽亡於外之候。

③蝦游脈：脈在皮膚，如蝦游水，時而躍然而去，須臾又來，其急促躁動之象仍如前。此為孤陽無依，躁動不安之候，主大腸氣絕。

④屋漏脈：脈在筋肉之間，如屋漏殘滴，良久一滴，即脈搏極遲慢，濺起無力。此為胃氣營衛將絕之候。

⑤雀啄脈：脈在筋肉間，連連數急，三五不調，止而復作，如雀啄食之狀。此為肝氣將絕。

⑥解索脈：脈在筋肉之間，乍疏乍密，如解亂繩狀。這是一種時快時慢，散亂無序的脈象。此為腎與命門之氣皆亡。

⑦彈石脈：脈在筋骨之下，如指彈石，辟辟湊指，毫無柔和軟緩之象。此為腎氣竭絕之象特徵，而其中又多為心臟器質性病變造成。

除少數是功能性障礙引起者外，十怪脈的出現，預示著疾病已發展到相當嚴重的階段，必須全力搶救。

4. 相兼脈

在疾病過程中，由於機體有正氣盛衰的不同，致病因素可以是多種邪氣相互夾雜傷人，病變性質和部位也是不斷變化，所以在一個病人身上反映出來的脈象也往往不是一脈獨見。而是兩種或更多的脈象同時出現，這種由兩種或兩種以上的單一脈同時出現的脈象，就稱相兼脈，又稱複合脈。

相兼脈的主病，一般地說是組成該相兼脈的各單一脈主病的組合。如浮緊脈，浮脈主表證，緊脈主寒證，浮緊脈即表寒證。又沉細數脈，沉脈主裏證，細脈主虛證，數脈主熱證，沉細數脈即主裏虛熱證。

茲將臨床常見的相兼脈及主病舉例如下：

⑴浮緊脈：主表寒證或風寒痹疼痛。

⑵浮緩脈：主風邪傷衛，營衛不和，太陽中風的表虛證。

⑶浮數脈：主風熱襲之表熱證。

⑷浮滑脈：主風痰或表證挾痰。常見於素體痰盛而又感受外邪者。

⑸沉弦脈：主肝鬱氣滯，或水飲內結。

⑹弦緊脈：主寒痛。常見於寒滯肝脈，或肝鬱氣滯。

⑺弦數脈：主肝鬱化火，或肝膽濕熱等病證。

⑻滑數脈：主痰熱、痰火，或食積內熱。

⑼沉澀脈：主血瘀。尤常見於陽虛寒凝血瘀者。

⑽弦細脈：主肝腎陰虛，或血虛肝鬱，或肝鬱脾虛等證。

⑾沉緩脈：主脾腎虛，水濕停留諸證。

⑿沉細數脈：主陰虛內熱或血虛有熱。

㈦診婦人脈

婦人有經、帶，胎、產等生理特點和相關疾病，所以，也就會出現有關這方面的生理病理的特有脈象。

1.診月經脈

⑴婦人左關、尺部，忽洪大於右手，口不苦、身不熱、腹不脹，是月經將至。

⑵寸關脈調和，而尺脈絕不至者，經多不利。

⑶閉經之脈，因虛實而異，尺脈微澀，是經血虛少的虛閉證。尺脈滑，是痰濕

阻胞等的實閉證。

2.診妊娠脈

婦人婚後，月經平時正常而忽然停經，脈來滑數衝和，兼見飲食異於往常、嗜酸等，或晨間嘔噁，或惡聞油膩等表現，可為妊娠徵象。

3.診死胎活胎脈

妊娠必有陽氣動於丹田，脈見沉洪，才能溫養胎形。如果澀脈見於沉候，是精血不足，胎受其影響。所以，沉按脈象仍是洪強者，才是有陽氣的活胎，如果沉候脈來澀滯，是丹田陽氣衰竭，胎元失溫，胎形必死。

㈧診小兒脈

小兒寸口脈位短小，切脈常以一指定三關的方法，醫者用左手握患兒之手，對 3 歲以下的小兒，用右手大拇指按在關脈上，同時切寸、關、尺三部脈。對 4～6 歲小兒，定關之後，以一指向兩側滾轉尋三部，7、8 歲可挪動拇指診三部，9 歲以上可依次下指診寸、關、尺三部脈，15 歲以上可按成人脈法佈指。對 3 歲以下小兒更應重視食指絡脈診法的價值。

小兒脈象較成人簡單，正常小兒的脈象平和，較成人軟而稍數，年齡越小，脈搏越快。因此不同年齡的正常小兒，其脈搏快慢不同，新生兒一息七八至（約 120～140 次／分），1 歲為六七至（約 110～120 次／分），4 歲為六至（約 110 次／分），8 歲為五至（約 90 次／分），14 歲以上與成人相同。

小兒脈法，主要有浮、沉、遲、數、有力、無力等六種基本脈象，以辨別疾病的表裏、寒熱、虛實。

⑴輕按即能觸及為浮脈。

浮脈多見於表證，浮而有力為表實，浮而無力為表虛。

⑵重按才能觸及為沉脈。

沉脈多見於裏證，沉而有力為裏實，沉而無力為裏虛。

⑶脈搏遲緩，來去極慢，稱為遲脈。

遲脈多見於寒證，遲而有力為寒實證，遲而無力為虛寒證。

⑷脈搏頻數，來去急促，稱為數脈。

數脈多見於熱證，數而有力為實熱證，數而無力為虛熱證。

㈨脈證順逆與從捨

凡實證而見實脈，虛證而見虛脈，稱為脈證相應，屬順證，疾病預後多良好。如新病外感發熱脈見浮數有力，實證高熱腹滿便秘脈見洪實，說明邪氣雖盛而正氣未衰，足以抗邪，故預後較好；久病、虛證脈見沉細虛弱，說明正氣雖虛而邪氣亦衰，正氣有恢復之機，故疾病預後亦較好。

凡實證而見虛脈，虛證而見實脈，稱為脈證相反，屬逆證，疾病預後較差。如新病、實證而脈見沉細弱虛，說明邪盛正衰，無力抗邪，故預後較差；久病、虛證而脈見浮洪數實，說明正氣已衰而邪氣亢盛，故病多兇險。

在臨床上遇到脈證相反時，還必須辨明疾病的寒熱虛實真假，抓住本質而捨棄假象，或捨證從脈，或捨脈從證，才能給予恰當的治療。如病人外雖煩熱而脈見微弱，說明是虛火內擾；腹雖脹滿而脈見微弱，說明是脾虛作脹，虛火虛脹不可用攻法，故當從脈之真虛，捨證之假實。又如傷寒證，出現四肢厥逆、惡寒戰慄，但脈見沉數者，說明是內熱極盛格陰於外，並非虛寒，故亦當從脈之真實，捨證之假虛。以上為捨證從脈。

若病人外無發熱煩躁而脈見洪數，知非火邪引起；內無脹滿食滯而脈見弦滑，知非裏實引起，無熱無脹不可用瀉法治療，故當從證之真虛而捨脈之假實。又如病人因寒邪內傷，食滯內停，心腹急痛，而脈反見沉伏，這是因實邪鬱閉陽氣不得外達所致，並非真虛，故當從證之真實，捨脈之假虛。以上為捨脈從證。

二、按　診

按診是醫生運用手指的觸覺對病人體表的一定部位進行觸摸按壓來診察疾病的方法，主要內容有按肌表、按手足、按胸腹等。

㈠按肌表

按肌表主要是診察肌表的寒熱、潤燥、腫脹以及肌表的瘡瘍等。

1.寒　熱

以手摸病人尺膚(即由腕至肘部的皮膚)的冷暖可以察知疾病的寒熱性質。

⑴凡熱證則尺膚熱，寒證則尺膚寒。

⑵初按熱重久按熱輕者是表熱，初按熱輕久按熱甚者是裏熱。

2.潤　燥

捫肌膚潤燥可以察知有汗無汗和津液的盈虧。

⑴凡肌表潤澤為有汗或津液未傷，皮膚乾燥為無汗或津液已傷。

⑵若病人皮膚枯燥、肌膚甲錯，為內有瘀血之徵，可見於乾血癆的病人。

3.腫　脹

以手按壓病人肌膚腫脹處，可以判斷是水腫還是氣腫。

⑴凡重手按之陷而不起，皮薄色光澤為水腫。

⑵按之凹陷，手舉即起皮厚色蒼白為氣腫。

4.瘡　瘍

⑴凡瘡瘍按之腫硬不熱，平塌漫腫者屬陰證。

⑵按之紅腫熱痛，根盤緊束者屬陽證。

⑶按之硬而熱輕或按之僅覺腫而不痛者，是未成膿；按之邊硬頂軟熱甚者，是已化膿；輕按即痛者，是膿在淺表；重按方痛者，是膿在深部。

㈡按手足

撫按病人手足的冷暖情況亦可察知疾病的寒熱性質。

⑴凡病人手足俱熱者，多屬陽盛熱熾。

⑵手足俱涼者，多屬陽虛陰盛。

⑶如病人身涼手足寒，是寒厥證，為陽氣將亡，病多危重；如病人身熱手足寒，是熱厥證，為邪熱鬱閉，陽極似陰。

⑷若病人手背熱甚，多為外感發熱；手心熱甚，多為內傷發熱，屬虛熱纏綿不癒。

㈢按胃脘

胃脘是指劍突下的部位，即上腹中部，為胃所在之處。

⑴若按之硬滿疼痛者，名結胸證，屬實證，多因水氣結聚胃脘所致。

⑵若病人但覺滿悶，按之濡軟而不痛者，名胸痞滿證，屬虛證，多因胃腑虛弱，或有邪熱阻滯胃脘而致胃氣虛損所致。

㈣按腹部

⑴凡腹痛喜按者多屬虛證；拒按者多屬實證。

⑵腹脹叩之如鼓，小便自利者屬氣脹；按之如囊裹水有波動感，小便不利者屬水臌。

⑶腹內積塊，按之堅硬，推之不移，病有定處者為癥為積，多屬血瘀；按之柔軟無形，時聚時散，痛無定處者，為瘕為聚，多屬氣滯。

⑷右下腹痛拒按，抬手痛甚者為腸癰。繞臍而痛，痛起包塊，時聚時散，按之可移動者，為蟲積。

㈤按腧穴

腧穴分佈在脊柱兩側旁開 1 寸 5 分的足太陽膀胱經線上，是經絡氣血在體表通過的重點部位，是五臟六腑之氣轉輸的地方。

凡某一臟腑有病可以通過經絡的聯繫而在其相應的腧穴出現一定的反應，如有壓痛點，或壓之有快感，或有結節、條索狀物等。因此，按腧穴可以作為診察臟腑疾病的參考。

如肺病可在肺俞穴處摸到結節（或在中府穴處亦有壓痛），肝病可在肝俞穴處有壓痛（或期門穴處亦有壓痛），胃病可在胃俞穴處有壓痛（或在足三里穴處亦有壓痛）等等，均可作為對內臟疾病的輔助診斷。

此外，臟腑有病，也可在該臟腑所屬經絡的某一穴位有壓痛，尤其是各經的原穴處有壓痛，如腸癰可在大腸經下合足陽明經的上巨虛穴處有壓痛；肝病可在肝經的原穴太衝處有壓痛等，也可作為診斷本臟腑疾病的參考。

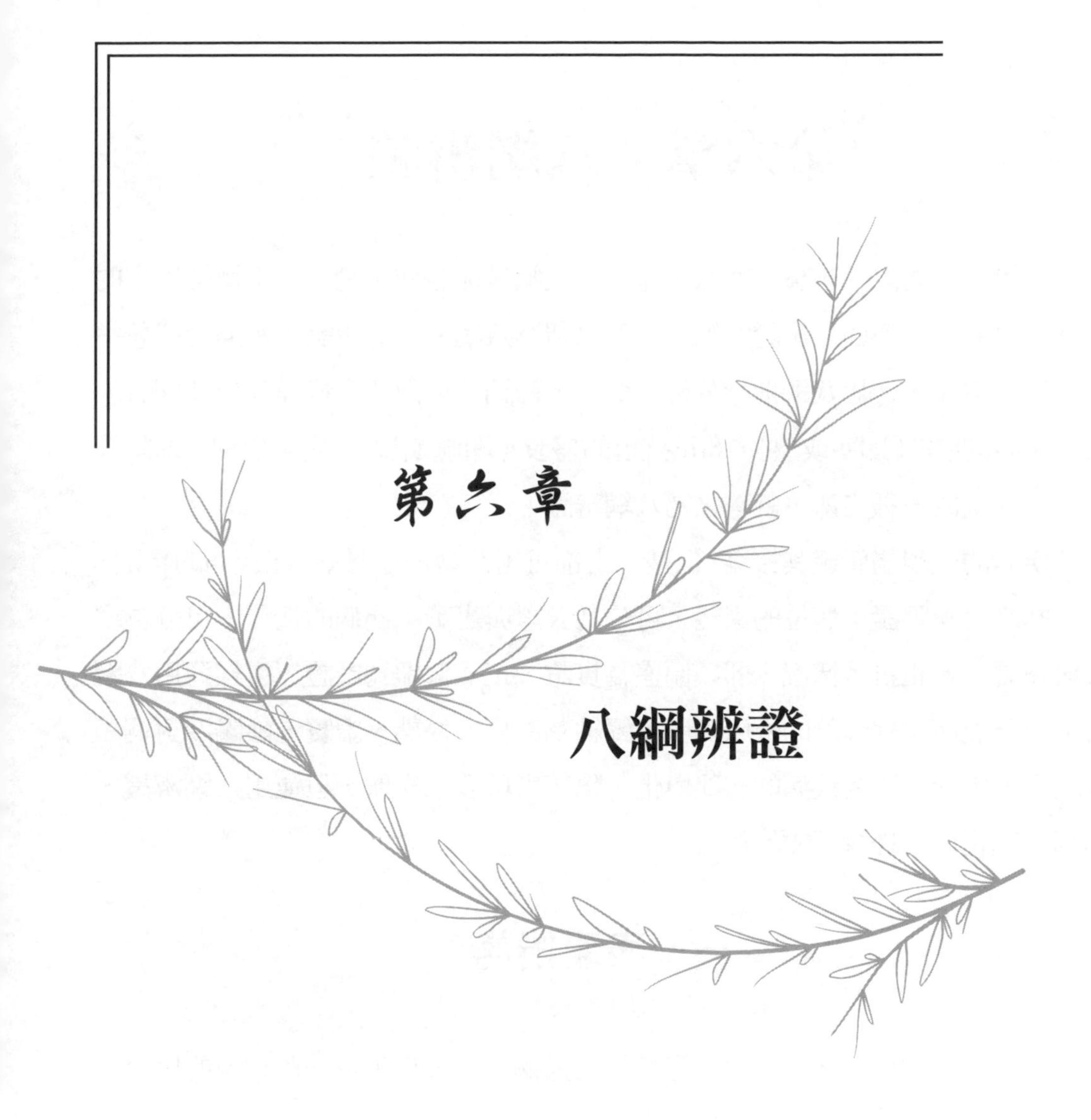

第六章

八綱辨證

第六章　八綱辨證

八綱，即陰陽、表裏、寒熱、虛實。八綱是從各種辨證方法中概括出來的共性，是具有指導臨床辨證的綱領，所以稱為八綱。八綱辨證，是通過四診掌握病情資料後，運用八綱進行分析、綜合、歸納，從而確定病變部位（即表或裏），病邪性質（即寒或熱），邪正抗爭的盛衰（即虛或實），疾病類別（即陰或陽）等情況的一種方法，就稱之為八綱辨證。

疾病的表現儘管極其複雜，但基本上都可用八綱加以歸納。如疾病的類別，可分為陰證與陽證；病位的深淺，可分為表證與裏證；疾病的性質，可分為寒證與熱證；邪正抗爭情況，邪氣偏盛為實證，正氣偏虛為虛證。這樣運用八綱辨證，就能將錯綜複雜的臨床表現，歸納為表裏、寒熱、虛實、陰陽四對綱領性證候，因此，不論疾病的病理變化，臨床表現多為複雜，但運用八綱辨證，起到從繁化簡，提綱挈領的作用。

一、表裏辨證

表裏是辨別病位淺深和病變趨勢的一對綱領：表和裏是一個相對的概念，如臟與腑相對而言，腑屬表，臟屬裏；經絡與臟腑相對而言，經絡屬表，臟腑屬裏。表裏辨證，就是運用了表與裏相對的概念來辨別病位的內外深淺，病情輕重，進而把握病變趨勢的一對綱領。一般而言，病發於外者，多屬表，病傷於內者，多屬裏。表證病多輕淺，裏證病多深重，病變由表入裏一層：病深一層，表示病情加重；裏邪出表，則病情減輕，病勢變緩。這種表裏相對，由淺入深的辨別方法，主要適應於感受外邪的外感病證，有利於分辨病邪在表還是在裏，病情由輕漸重，還是由重漸輕。辨明表裏，就能為確定解表或清裏的治則提供依據。並及時把握疾病發展趨勢，採取有效的預防措施。

㈠表　證

定　　義 表，指人體的肌表、皮毛、肌腠。表證是病邪侵入肌表，以發熱惡寒、舌苔薄白、脈浮為臨床特徵的一類證候。其特點是起病急、病位淺、病勢輕、病程短。多見於外感疾病的初期。

臨床表現 惡寒發熱（或）惡風、頭身痛、舌苔薄白、脈浮。兼見鼻塞流涕、咽喉癢痛、咳嗽等症。

證候分析 外邪襲表，阻遏衛氣，肌表失溫，故惡寒；衛氣被鬱，故發熱；肺失宣降，肺氣上逆肺竅，故咳嗽、鼻塞、流涕、咽喉癢痛；經脈瘀阻，氣血不暢，故頭身疼痛，病在肌表，未入裏，故舌質淡紅苔薄白。

1. 表寒證

定　　義 表寒證屬表證的一種類型，多由風寒邪氣侵襲肌表，而致衛氣功能失常出現的證候。

辨證要點 以惡寒重發熱輕、無汗、舌苔薄白而潤、脈浮緊為主。

臨床表現 惡寒重發熱輕、頭身疼痛、無汗、項強、舌苔薄白而潤、脈浮緊等。

證候分析 寒邪襲表，衛陽被鬱，故發熱；衛陽被鬱，不能佈達肌表，肌表失於溫煦，故惡寒，寒為陰邪，故本證見惡寒重發熱輕。寒邪凝滯經脈，經氣不利，故頭身疼痛項強，寒邪收斂，腠理毛竅閉塞，汗液不能排出，故無汗；寒邪外束，脈道約束，故脈浮緊；舌苔薄白而潤，為表寒之舌象。

2. 表熱證

定　　義 表熱證屬表證的一種證候類型，多因感受風熱邪氣，而致衛氣功能失調出現的證候。

辨證要點 以惡寒輕發熱重、汗出、舌邊尖紅、脈浮數為主。

臨床表現 發熱重惡寒輕、汗出、頭痛、口乾微渴，多舌邊尖紅、苔薄黃、脈浮數等。

證候分析 風熱邪氣犯表，衛氣被鬱，故發熱；衛陽被鬱，不能達於肌表，故肌表失溫而惡寒，因熱為陽邪，故發熱重而惡寒輕；熱邪在表，傷津較輕，故口微渴；熱性升散，腠理疏鬆，熱邪蒸津外泄，故汗出，熱邪上擾，故見頭痛；舌邊尖紅、苔薄黃、脈浮數，為風熱在表之徵。

3. 表虛證

定　　義 表虛證，又稱太陽表虛證。是指風邪侵襲太陽經脈，以致太陽經功能失常、經氣不舒所表現的證候。本證是與感受寒邪之表實證相對而言，也是表證的一種類型。

辨證要點 以發熱惡風、汗出、脈浮緩為主。

臨床表現 發熱惡風、頭項強痛、汗出、脈浮緩。

證候分析 風邪外襲，太陽經氣不利故頭痛項強，邪犯太陽，衛陽被鬱，不得宣泄，故發熱惡風；衛陽被鬱，衛氣功能失常，衛外失司，營陰不能內守，故汗出；邪在太陽之表，故脈浮緩。

㈡裏　證

定　　義 裏證是指病位深、在於內（臟腑、氣血、骨髓等）的一類證候。它是與表證相對而言，凡非表證的證候均為裏證。裏證有病位較深，起病較緩，病程較長，病勢較重的特點。多見於外感病的中、後期或內傷病。

成　　因 裏證的成因大致有三種情況：一是由於外邪不解，內傳入裏，侵犯臟腑所致；二是外邪直接侵犯臟腑而成；三是情志內傷、飲食勞倦等因素，直接損傷臟腑，使臟腑功能失調，氣血逆亂而出現的種種病證。

臨床表現 裏證的病因複雜，病位廣泛，症狀繁多，現僅舉例如下：壯熱、煩躁神昏、口渴、腹痛、腹瀉、嘔吐、小便短赤、舌苔黃或白、脈沉等。

證候分析 表熱不解，內傳入裏，耗傷津液，裏熱亢盛，擾亂心神，故口渴、小便短赤、煩躁神昏、舌苔黃；寒邪直中，胃失和降，故腹痛、腹瀉、嘔吐、舌苔白、脈沉。

1. 裏寒證

定　　義 裏寒證，是指陽氣虛弱或陰寒過盛，阻遏陽氣，而致機體失溫表現的證候。

辨證要點 以但寒不熱為主。

臨床表現 畏寒肢冷、面色淡白、腹部冷痛拒按、腸鳴腹瀉，或痰鳴喘嗽、口淡多涎、小便清長、舌苔白潤，脈沉遲無力或沉遲有力或沉緊。

證候分析 陽氣虛弱或陰寒偏盛，阻遏陽氣，機體失溫，故見畏寒喜暖；四肢不溫，陰寒凝滯，經脈不通，故見腹痛拒按；陽氣被遏，不能鼓動氣血上榮於面，故見面色蒼白；寒邪困擾中陽，脾失健運，故腸鳴腹瀉；若寒邪在肺，則肺失宣降，故見痰鳴喘嗽；陰寒內盛，津不化氣，故見口淡多涎、小便清長、舌苔白潤。脈沉遲無力，為陽虛鼓動無力之象，可見於虛寒證。脈沉遲有力或緊，均為寒邪偏盛，凝滯經脈，氣血運行緩慢所致。

2. 裏熱證

定　　義 裏熱證是指體內陽熱熾盛或津液不足，陰不制陽所表現的證候。

辨證要點 以但熱不寒為主。

臨床表現 壯熱喜冷、汗出口渴、欲飲冷水、面紅目赤、煩躁不安甚則神昏譫語。或見骨蒸潮熱、五心煩熱、兩顴潮紅、大便秘結、小便短赤、舌紅苔黃而乾，脈滑數或洪數或細數無力。

證候分析 表熱不解，內傳入裏多，或表寒不解，入裏化熱，或熱邪直接侵犯臟腑，而致機體陽熱亢盛，溫煦增強，故見壯熱喜冷；火熱之性炎上，故見面紅目赤，熱擾心神，輕則煩躁，重則神昏譫語，熱傷津液，陰液虧虛，陰不制陽，虛熱內生，故見骨蒸潮熱、五心煩熱、兩顴潮紅；陰虛腸道失潤，故見大便秘結；陰虛尿液化源不足，故見小便短赤或色黃。舌紅苔黃而乾為裏熱熾盛，陰液傷的表現。陰虛則脈道失充，故見脈細數無力。脈滑數或洪數，均為裏熱內熾，氣血壅盛，運行加速而成。

㈢表證和裏證的鑒別

一般來說，新病病程短，多屬表證，久病病程長者，多屬裏證。病發熱惡寒為表證；發熱不惡寒，或但寒不熱，均屬裏證。表證舌苔常無變化，或僅見舌邊尖紅赤，若舌苔見其他異常表現，應考慮有裏證存在。脈浮者，病在表，脈沉者，病在裏。所以，臨床可從以下幾個方面辨識表裏：

⑴從病程看，新病、病程短，病多在表；久病、病程長，病多在裏。

⑵從症狀看，發熱惡寒同時並見，病在表；但發熱不惡寒或但畏寒者均屬裏證。

⑶從體徵看，表證者舌苔常無變化，或僅舌邊尖紅、脈見浮象；而裏證者常見舌質舌苔的變化，如舌質變紅、舌苔變黃變厚，而脈象不浮或沉。

表 6–1　表證與裏證之鑒別

症狀 / 類型	病　程	寒　熱	舌　苔	脈
表	新、短	發熱惡寒並見	少變化	浮
裏	久、長	但熱不寒或但寒不熱	多變化	沉

㈣表證和裏證的關係

1. 表裏同病

表裏同病是指表證和裏證在同一時期出現。這種情況的出現，除初病即見表證又見裏證外，多因表證未去，又內傳於裏；或本病未癒，又兼標病，如本有內傷，又加外感，或先有外感，又傷飲食之類。例如外有表寒證，惡寒無汗、鼻流清涕、頭痛身痛，內有裏寒證，便溏下痢。或外有表熱證，咽喉腫痛、發熱重、惡寒輕，內有裏虛證，心悸氣短、納呆便溏都是表裏同病。

2.表裏出入

疾病發展過程中，在一定條件下，表證不解，內傳入裏，出現裏證，即為由表入裏；某些裏證，病邪從裏透達於肌表，則為由裏出表。這種轉變的發生，主要取決於邪正雙方鬥爭的情況。表證入裏，多因機體抗邪能力降低，或邪氣過盛，或護理不當，或誤治、失治等因素所致。裏證出表，多為治療、護理得當，機體抗邪能力增強而成。一般地說，表證入裏表示病勢加重，裏證出表反映邪有去路，病勢減輕。因此，掌握證候表裏出入的變化，對於預測疾病的發展轉歸，有著重要意義。現舉例說明如下：

⑴表證入裏

凡病表證，本有發熱惡寒，若惡寒解，不惡寒而反惡熱，並見煩渴多飲、舌紅苔黃、尿赤等症，即表示病向裏發展，由表入裏轉為裏熱證。

⑵裏證出表

如裏證內熱煩躁、咳逆胸悶，繼而發熱汗出、煩躁減輕，則是病邪由裏達表的證候。

3.半表半裏證

半表半裏證是指既非表證，又非裏證而介於表裏之間的病證。指《傷寒論》中的少陽證，由於邪離太陽之表，未入陽明之裏，表現為寒熱往來、胸脅苦滿、不欲飲食、心煩喜嘔、口苦咽乾、目眩、脈弦等。

二、寒熱辨證

寒熱，是辨別疾病性質的兩個綱領。由於寒熱是陰陽偏盛偏衰的具體表現。一般地說，寒證是機體陽氣不足或感受寒邪所表現的證候，熱證是機體陽氣偏盛或感受熱邪所表現的證候。病有屬於單純之寒證或熱證者，有寒熱錯雜出現者，有原為熱證而轉為寒者，或原為寒證而化為熱者，或本病真寒而現假熱，或本病真熱而現假寒者。

㈠寒　證

定　　義 寒證是指感受寒邪或陽虛陰盛導致機體功能活動衰退所表現的症狀。

辨證要點 以冷、寒為主。

臨床表現 面色蒼白、怕冷惡寒喜暖、肢冷蜷臥、口淡不渴或渴喜熱飲、小便清長、大便溏薄、舌淡苔白而潤、脈遲弱無力或緊。

證候分析 寒邪侵襲，陰盛則寒，或人體陽氣不足，陽虛則寒，兩者均為發生寒證的基本原因。寒傷陽氣，失於溫煦，則惡寒肢冷，喜暖蜷臥。陰寒內盛津液不傷，故口淡不渴，陽虛寒盛，不能化氣生津，故口渴喜熱飲。寒盛陽衰，不能溫化水液，以致尿等排泄物皆澄澈清冷。若寒傷脾陽，或脾陽久虛，則健運失常，故大便溏；陽虛不化，寒濕內生，則舌淡苔白。陽氣虛弱，運血無力，故脈遲弱無力，若寒邪阻遏陽氣，故脈緊。

㈡熱　證

定　　義 熱證是指感受熱邪或陰虛內熱導致機體功能亢進所表現的證候。

辨證要點 以熱、燥為主。

臨床表現 惡熱喜冷、口渴喜冷飲、面紅耳赤、煩躁不寧、痰涕黃稠、吐血衄血、小便短赤、大便乾結、舌紅苔黃而乾燥、脈數等。

證候分析 陽熱偏盛，則惡熱喜冷。火熱傷陰，津液被耗，故小便短赤；津傷則引水自救，所以口渴喜冷飲。火性上炎，則見面紅耳赤。熱擾心神，則煩躁不寧。津液被陽熱煎熬，則痰涕等分泌物黃稠。火熱之邪灼傷血絡，迫血妄行，則吐血出血。腸熱津虧傳導失司，勢必大便秘結。舌紅苔黃為熱證，舌紅少津為傷陰。陽熱亢盛，血行加速，故脈數。

㈢寒證和熱證的鑒別

辨別寒證和熱證，不能孤立地根據某一症狀作判斷，應對疾病的全部表現綜合觀察才能得出正確的結論。尤其是渴飲、面色、四肢、二便、精神狀態和舌苔、脈象等。

表 6–2　寒證與熱證之鑒別

類型	寒熱	面色	口渴	四肢	二便	舌	苔	脈象
寒證	惡寒喜熱	白	不渴喜熱飲	冷	大便稀溏 小便清長	淡	白	遲或緊
熱證	惡熱喜冷	紅	渴喜冷飲	熱	大便乾結 小便短赤	紅	黃	數

㈣寒證與熱證的關係

寒證與熱證雖有陰陽盛衰的本質區別，但又是互相聯繫的，它們既可以在一個病人身上同時出現，表現為寒熱錯雜的證候，又可以在一定條件下互相轉化，出現寒證化熱，熱證轉寒。在疾病發展過程中，特別是危重階段，還會出現寒熱假象。

1.寒熱錯雜

寒熱錯雜是指寒證與熱證的症狀，同一時間並見的證候，常見類型如下：

⑴上熱下寒

患者在同一時間內，上部表現為熱，下部表現為寒的證候。如見胸中煩熱、嘔吐的上熱證，又見腹痛喜暖、大便稀溏的下寒證。

⑵上寒下熱

患者在同一時間，上部表現為寒，下部表現為熱的證候。例如胃脘冷痛、嘔吐清涎，同時又見尿頻、尿痛、小便短赤。

⑶表寒裏熱

寒在表，熱在裏，是表裏寒熱錯雜的一種表現。見於有內熱或外感風寒或表寒傳裏化熱，如表寒證見惡寒、無汗、頭痛身痛、脈浮緊，又見氣喘、煩躁、口渴、痰黃稠。

⑷表熱裏寒

表熱裏寒也是表裏寒熱錯雜的一種表現。多見於素有裏寒而又感風熱；或表熱證未解，誤下以致脾胃陽氣損傷的證候。如平素脾胃虛寒，又感風熱，臨床上既能見到發熱、頭痛、咳嗽、咽喉腫痛的表熱證，又可見到大便溏、小便清白、四肢不溫的裏寒證。

表 6-3　寒熱錯雜之類型及症狀

類　型	症　狀	
上熱下寒	上熱：胸中煩熱	下寒：腹痛喜暖、大便稀溏
上寒下熱	上寒：胃脘冷痛、嘔吐清涎	下熱：尿頻、尿痛、小便短赤
表寒裏熱	表寒：惡寒發熱、無汗、頭痛身痛、脈浮緊	裏熱：煩躁、口渴
表熱裏寒	表熱：發熱、頭痛、咳嗽、咽喉腫痛	裏寒：大便溏、小便清白、四肢不溫

2. 寒熱轉化

寒熱轉化與寒熱錯雜不同，寒熱錯雜是寒熱同時並見，而寒熱轉化是疾病性質的轉化，在疾病發展到一定的階段，寒證可以轉化為熱證，熱證可以轉化為寒證，實質上這是陰陽轉化在病理方面的具體體現。

⑴寒證轉為熱證

先有寒證，後出現熱證。熱證出現之後，寒證便逐漸消失，就是寒轉化為熱。如外感風寒，開始可見身熱惡寒、身痛、無汗、苔白、脈浮緊等，屬於表寒證。由於病變進一步發展，寒邪鬱而化熱，惡寒症狀消退，而發熱不退，且心煩口渴，苔黃脈數等熱證相繼出現，這就表示其證候由表寒而轉化為裏熱，寒證轉化為熱證。

⑵熱證轉為寒證

先有熱證，後見寒證。寒證出現之後，熱證便逐漸消失，即為熱轉化為寒。如高熱、大汗、大渴、脈洪大之熱證，由於大汗不止，陽從汗泄或邪毒太盛，或吐瀉過度，陽隨津液脫，可突然出現四肢厥冷、面色蒼白、冷汗不止、精神萎靡、脈微欲絕的寒證，這就是由熱證轉化為寒證的表現。

寒證與熱證的相互轉化是有條件的，關鍵要看邪正雙方的力量對比。一般由寒化熱，是人體正氣充實，陽氣旺盛，則邪氣才能從陽化熱。若雖為熱證，但陽虛體衰，正氣不足，正不勝邪，陽氣耗傷，則熱證也要轉化為寒證。

表 6–4　寒熱轉化之類型及症狀

類　型	症　狀	
寒證轉化熱證	惡寒發熱、身痛無汗、苔白、脈浮（表寒證）	惡寒消失、壯熱、心煩口渴、苔黃、脈數（裏熱證）
熱證轉化寒證	高熱、大汗不止（裏熱證）	體溫驟降、四肢厥冷、面色蒼白、脈微欲絕（裏寒證，亡陽）

3. 寒熱真假

急性熱病中，有些症狀表現與疾病的本質不一致。病因是熱，而表現於外的是寒象；病因是寒，而表現於外的是熱象。在臨床應詳加細辨，避免誤診。

⑴真寒假熱證

本證內有真寒，外有假熱的證候。是由於陰寒內盛，格陽於外，陰陽寒熱格拒而成。其臨床表現：身熱、面紅、口渴、脈大、似屬熱證，但身熱反欲蓋被加衣、近火取暖，不同於真熱之發熱惡熱喜涼；口渴，但喜熱飲，不同於真熱之口渴喜冷飲、飲水多；脈大，但按之無力，並且還可見到四肢厥冷、下痢清穀、小便清長、舌淡苔白等一派寒象。

⑵真熱假寒證

本證是內有真熱，而外見假寒的證候。是由於陽熱內盛，格陰於外，內熱愈盛則外寒愈重。其臨床表現是：手足厥冷、脈沉，似屬寒證，但肢冷而身熱惡熱，不同於真寒證之肢冷身涼，喜近火取暖、增被加衣；脈沉，但數而有力，不同於真寒證之脈沉無力。同時還可見到煩渴喜冷飲、咽乾、口臭、譫語、小便短赤、大便燥結或熱痢下重、舌質紅、苔黃而乾等症。這種手足厥冷、脈沉就是假寒的現象，而內熱才是疾病真正的本質。

⑶寒熱真假的鑒別

表 6–5　寒熱真假的鑒別

		真寒假熱證		真熱假寒證	
		真　寒	假　熱	真　熱	假　寒
望診	面部	唇色淡白	兩顴嫩紅	目光有神、唇紅焦燥	面色晦滯
望診	神志	神疲乏力，講話無力	煩躁不安	煩躁不安，講話宏亮	神志昏沉
望診	舌象	舌暗淡，苔灰黑而滑		舌紅絳，苔焦黃或黑，乾燥起刺	
聞　診		排泄物無臭穢		排泄物臭穢、口臭	

問 診	口渴不欲飲、喜熱飲，小便清長、大便溏稀	身熱喜蓋衣被，咽喉疼痛，但不紅腫	口渴欲飲，喜冷飲，小便短赤，大便秘結	身寒不喜衣被
切 診	胸腹按之不灼手	脈象疾數、按之無力	胸腹按之灼手，脈象滑數、按之有力	四肢冰冷
病 因	陰盛於內，格陽於外		陽熱內盛，格陰於外	

三、虛實辨證

虛實，是分析辨別邪正盛衰的兩個綱領。虛指正氣不足，臟腑功能衰退。由於人體正氣不足，臟腑機能減退所表現出的證候，謂之虛證。實指邪氣過盛，臟腑機能活動亢盛，由於邪氣過盛所表現的證候。

病證既有虛實之分，而虛實又是與表裏寒熱相聯繫的，故其證候的出現亦較複雜。有原為實而後轉為虛證的，有原為虛而後轉為實證的，有本為實證而反見虛象的，有本為虛證而反見實象的，更有同一病人在同一時期出現虛實錯雜的證候。

㈠虛　證

定　義 虛證是指人體正氣虛衰，以不足、鬆弛、無力衰退現象為特點的一類證候。多見於慢性疾病或各種疾病的後期，病程較長。

臨床表現 虛證由於病機不同，病位各異，其病變多種多樣。茲以陽氣虛與陰血虧為例做一歸納，常見者有面白無華、神疲乏力、氣短懶言、口淡不渴、形寒肢冷、隱痛喜溫喜按、自汗、大便滑泄、小便失禁、舌淡胖嫩、脈沉遲無力；

或面色萎黃、唇甲色淡、形體消瘦、顴紅潮熱、五心煩熱、口燥咽乾、盜汗、舌嫩紅少苔甚則無苔、脈細數無力。

證候分析 虛證的成因主要究之於先天不足與後天失養兩個方面，重在後天失養。常見者如飲食不節，後天之本不固；情志不暢，勞倦過度，內傷臟腑氣血，房事過度，產育過多，耗傷腎臟元真之氣；久病不癒，失治誤治，損傷正氣，均可導致人體正氣虛損。陽氣虛衰，體失溫煦，運化無力，常現虛寒，則見神疲乏力、口淡不渴、形寒肢冷、隱痛喜溫喜按、大便滑泄、小便失禁、舌淡胖嫩、脈沉遲無力等症。陰血虧損，體失濡養，陽熱偏亢，常兼虛熱，出現形體消瘦、口燥咽乾、顴紅潮熱、五心煩熱、舌紅少苔甚則無苔、脈細數無力等症。

㈡實　證

定　　義 實證是指感受外邪，或體內病理產物堆積，邪氣內留發病，邪氣亢盛，以有餘、結實、強盛、亢進現象為特點的一類證候。多發生於疾病的初、中期，病程較短，疾病後期出現實證，多為邪留發病，本虛標實，病程較長。

臨床表現 實證由於感邪性質的不同，邪留發病的差異，發病部位的區別，其臨床表現極為複雜。常見之典型症狀有壯熱面赤、煩躁難靜，甚者神昏譫語、聲高氣粗、痰涎壅盛；脹悶不適，甚或腫脹，腫塊或堅硬或柔韌或移或不移，疼痛拒按；大便秘結、小便不利、舌質堅斂蒼老、舌苔厚膩、穢濁、脈實有力；以及痰凝、飲停、水泛、瘀血、食積、蟲積等表現。

證候分析 實證的形成一是外邪侵入人體，鬱閉經絡或內結臟腑；二是因病致使內臟功能失調，代謝障礙，以致痰飲、水濕、瘀血、食積、蟲積等病理產物停留體內，滯於臟腑，阻礙氣機。不論何因，總是邪氣壅盛而正氣尚未虛衰方現實證，故有煩躁、聲高、氣粗、脹悶不適、疼痛拒按、小便不利、舌質堅斂蒼老、脈實有力等表現。

㈢虛證與實證的鑒別

辨別虛證與實證的不同，應當注意虛證與實證各自的特點、病程、精神、動態、氣息、疼痛、舌象及脈象等方面的不同。

表 6–6　虛證與實證之鑒別

類型	發熱	惡寒	病程	體質	疼痛	胸腹	舌	苔	脈
虛證	五心煩熱	加被減	長	虛弱	喜按	按不痛，脹滿時減	嫩	薄白	無力
實證	壯熱	加被不減	短	強壯	拒按	按痛，脹滿不減	老	厚	有力

㈣虛證與實證的關係

1. 虛實錯雜

凡虛、實證同時存在，即虛證中夾有實證，或實證中夾有虛證，或虛、實兩證並重，均屬虛實錯雜證。其中包括表裏、上下與體內各部的虛實錯雜等；臨證時應詳加辨識。其辨證的關鍵在於虛實的多少，邪正的緩急，以作為治療時主次側重的依據。

2. 虛實轉化

⑴由虛轉實

虛證病人的正氣不足，不能運化進食的水穀或不能祛除外邪，致使氣機不暢而氣滯，血流緩慢成瘀積，津液不化成痰飲，飲食不消成食積以及二便不通、蟲積等。此因虛致實，但虛證依舊存在，故非單一的實證，而為虛實夾雜之證。

⑵由實轉虛

實證病人，如病程較長，經治療後，邪去而正已傷。此時，陽氣、陰血均有耗損，證由邪實轉為正虛，症見氣短、納少、無力、消瘦、苔少、脈弱等。

3.虛實真假

當久病遷延，正衰至極或邪結太深，出現正衰至極而兼邪實、邪結太深而現虛羸之象，即所謂至虛有盛候、大實有羸狀，皆屬虛實真假。至虛有盛候者，為真虛假實；大實有羸狀者，為真實假虛。辨明虛實真假，乃可避免虛虛實實之弊。

⑴真虛假實

本屬虛證，正衰至極，反見盛實之狀，稱為真虛假實。該證的主要機理是臟腑衰敗，正虛至極，氣血不運。其主要特點是病久虛弱至極，雖見一些實象，卻以不足、無力、虛衰、低下的徵象為主。如久病虛損，虛證仍存，出現腹滿、腹脹、腹痛、脈弦或脈洪大等類似實證的現象。經對比分析，雖有腹滿，但時有減輕，不似實證之常滿不減；雖有腹脹，但時有緩和，不似實證之常急不緩；雖有腹痛，但不拒按，甚或喜溫喜按；雖有脈弦，但常與沉遲脈並見，而且按之無力；雖有脈洪大，但按之如蔥管。

⑵真實假虛

本屬實證，邪結實盛，反見虛羸之象，則稱真實假虛。該證的主要機理是實邪內結，閉阻經絡，氣血不通。其主要特點是久患實邪內結，雖見一些虛羸的虛象，卻以有餘、有力、盛實、亢奮的徵象為主。如熱結腸胃、痰食壅滯、濕熱內結等證，因大積大聚，經絡阻滯，氣血不能暢達，出現默默不語、泄瀉、倦怠、脈沉細等類似虛證的現象。詳加辨識，雖默默不語，但語時多聲高氣粗；雖有泄瀉，但得泄反快；雖有倦怠，但稍動則覺舒適；脈雖沉細，但沉取有力。

表 6-7　虛實真假之鑒別

類型＼症狀	真　象	假　象
真實假虛證	語聲高亢、氣粗、脈沉遲有力	精神默默、身寒肢冷
真虛假實證	腹痛、按痛減、脈弦重按無力	腹脹、腹痛

四、陰陽辨證

陰陽，是辨別疾病性質的總綱。用以統括其餘的六個方面，即表、熱、實證屬陽證，裏、寒、虛證屬陰證。但是，在臨床實踐中，由於表裏寒熱虛實之間是相互聯繫的，交織在一起，故不能截然分清。因此，陰證和陽證之間也不是絕對分開的，往往出現陰中有陽，陽中有陰的複雜證候。如表寒證，表屬陽，寒屬陰，所以情況比較複雜。臨床習慣上所說的陰證則指虛寒證，而陽證則指實熱證。陰陽是八綱的總綱，也可以廣泛地概括證、脈、表、裏、上、下、寒、熱、虛、實、氣、血、動、靜等，以區分一般的陰證和陽證。

㈠陰　證

定　義 陰證是指凡表現具有陰的一般屬性，如深裏、抑制、沉靜、衰退、晦暗者都為陰證。八綱之中，裏、寒、虛證皆屬於陰證。

辨證要點 面白肢冷、神疲乏力、語聲低微、尿清便溏、口不渴、舌淡苔白、脈沉遲為主。

臨床表現 面色蒼白或晦暗、蜷臥畏寒、肢涼、精神疲憊，或萎靡不振、目不欲睜、靜而少言、語聲低微、呼吸氣短、全身乏力、口不渴、喜熱飲、大便溏薄、小便清長、舌淡胖嫩、苔白滑潤、脈象沉遲無力，或瘡瘍塌陷，皮色黯淡不紅不腫，或破潰後，久不收口，分泌物清稀無味等。

證候分析 陰證，是由於正氣虛或陰寒內盛所引起。陰盛則內寒，陽虛則外寒，或外感陰寒邪氣，或虛寒內生，陽虛不能溫煦機體，而致臟腑機能衰退，故有面白、神疲、畏寒肢冷、氣短、便溏、舌淡、脈弱等證候表現。

㈡陽　證

定　　義 陽證是指凡表現具有陽的一般屬性，如淺表，興奮，躁動，亢進，明亮者都屬於陽證。八綱之中，表、熱、實證皆屬於陽證。

辨證要點 精神亢奮、語言粗壯、面目紅赤、尿黃便秘、狂躁譫語、舌紅苔黃、脈洪為主。

臨床表現 精神旺盛、語言粗壯有力、呼吸促迫、面紅目赤、身發高熱、色如塗朱，煩渴引飲尿黃赤、便乾結、譫言妄語、煩躁不安，甚則發狂、登高而歌、棄衣而走。舌紅絳苔黃乾、脈洪數有力。

證候分析 陽證是人體機能亢進的病理變化，陽主動、主熱，熱則擾亂神志不安，故譫言妄語、煩躁不寧；熱則血液循環加快，脈絡充血，故面紅目赤、舌紅絳、身紅如塗朱、脈洪數有力；熱盛傷津耗液，故小便黃赤而少、大便秘結乾燥難下。

㈢陰虛證

定　　義 陰虛證是指陰津虧虛，導致陰不制陽，而形成的一類證候。

辨證要點 以濡養不足及虛熱內盛為主。症見兩顴發紅、潮熱盜汗、舌紅少苔、脈細數。

臨床表現 形體消瘦、口唇色赤、兩顴發紅、潮熱骨蒸，或眩暈耳鳴、盜汗、少寐多夢、遺精、手足心熱、煩躁不安，舌瘦小、舌尖紅，少苔，或無苔，脈細數。

證候分析 陰虛不能制陽，則虛陽偏盛而化熱，熱則脈絡充血，故口唇色赤、兩顴發紅、舌尖色紅；陰虛生內熱，故潮熱骨蒸，熱則迫津外泄而盜汗；熱則擾亂神志不安，故少寐多夢、心胸煩躁不寧；熱擾精室則遺精早泄；熱傷手足三陰脈絡，故手足心熱；陰虛血少，不能充於脈，則脈細；陰虛陽盛血行加快則脈數。

㈣陽虛證

定　　義 陽虛證是指陽氣虧損，導致陽不制陰所出現的一類證候。

辨證要點 以溫煦不足，虛寒內盛為主。見面色蒼白、四肢畏寒、小便清長、苔薄白、脈沉遲。

臨床表現 面色蒼白、口唇淡、自汗多、欲寐、身倦乏力、尿色清白頻數、大便溏、畏寒肢冷，少氣喘促，活動尤甚，或陽痿早泄，婦女帶下清稀。

證候分析 陽氣虛少，則不能與陰精保持相對的平衡，故出現陽虛陰盛的病理變化。陰盛生外寒，因寒凝血脈，運行遲緩，不能上榮於唇面、舌質等處，故面色蒼白、唇舌色淡。陽虛不能固表，故自汗出。陽虛則機能衰退，故欲寐肢倦乏力。陽虛寒盛而不傷津，故舌色淡潤、尿色清白。陽虛生外寒，故畏寒肢冷。陽虛則氣少，故氣短喘促。活動則耗氣，故活動則氣短尤甚。氣少則無力鼓動於脈，故脈虛弱無力。

㈤亡陰證

定　　義 亡陰證是指體內津液大量耗損，陰液嚴重虧損，陰氣欲竭出現的證候。

辨證要點 以陰液嚴重虧損及虛熱並見為主。

臨床表現 口舌乾燥、喜飲冷水，汗多或汗出不止、汗味鹹而黏，舌質紅乾而燥，脈虛大無力而數，面色潮紅、畏熱、煩躁不安。

證候分析 如大失血或嘔吐、腹瀉所造成的脫水，即陰液極度枯竭，陰不制陽，所表現出口舌極度乾燥等症。

㈥亡陽證

定　　義 亡陽證是指機體陽氣衰竭，終致暴脫之證候。為疾病危重之階段。

辨證要點 以機體功能活動嚴重衰竭和虛寒並見為主。

臨床表現 手足厥冷、冷汗淋漓、氣息微弱、渴喜熱飲，或惡寒、舌淡潤、脈微欲絕。

證候分析 亡陽證是陽氣虛脫的病理變化，大汗則亡陽，汗液大出，陽氣耗散消亡，其溫煦、固攝、推動等功能喪失，故見手足厥冷、冷汗淋漓、氣息微弱、渴喜冷飲，或惡寒、舌淡潤、脈微欲絕等症狀。

㈦亡陰證和亡陽證的鑒別

臨床多以病人有無寒或熱的表現、四肢的溫涼、舌脈的表現等作為主要的鑒別點。

表 6–8　亡陰證與亡陽證之鑒別

症狀／類型	汗	寒　熱	渴　飲	呼　吸	神　情	舌	脈
亡　陰	汗熱粘膩	身熱肢溫	渴喜冷飲	氣粗	煩躁不安	紅乾	細數無力
亡　陽	汗冷如珠	畏寒肢冷	口不渴喜熱飲	氣微	淡漠	淡滑	脈微欲絕

第七章

病因辨證

第七章　病因辨證

病因辨證是通過對疾病的症狀、體徵及起因等資料的綜合分析，從而求得對疾病現階段病因病理認識的一種辨證方法。病因辨證的內容，主要包括六淫、疫癘、七情、飲食勞逸等。

由於疾病的病理性質，一般是由邪正鬥爭所形成的全身性病理反應所決定的。因此，要準確地辨別疾病的病因，除了要熟悉病因學基礎理論外，必須對病情進行全面瞭解，綜合分析，才能把握疾病的本質。

一、六淫、疫癘證候

六淫之邪侵襲人體，機體必然發生一定的病理變化，並通過不同的症狀和體徵反映出來。六淫辨證，就是將四診所獲得的臨床資料，根據六淫各自的特性和致病特點，探求疾病屬何種病邪所致，即「審證求因」。然後針對不同的病因進行治療，則為「審因論治」。

風、寒、暑、濕、燥、火，是外感病的致病因素，其證候一般具有以發熱為主症的外感病特徵。其致病與季節、時令、氣候有關，六淫可以單獨致病，也可以夾雜致病，但只要掌握了諸種外邪致病的各自證候特點，是不難分辨認識的。

㈠風淫證候

風性輕揚開泄，容易侵犯機體的高位和體表，善行數變，具有發病急、消退快、游走不定的特點，風為百病之長，常與某些病邪合併侵犯人體而致病。

臨床表現 風邪犯表，則發熱、惡風、汗出、鼻塞、頭痛、身痛、咳嗽、咽喉疼痛等；風搏肌膚，則皮膚搔癢、出現風疹等，風邪襲絡，則顏面麻木不仁、口眼歪斜，或頸項強直、口噤不開、四肢抽搐等；風竄關節，則肢體關節疼痛、游走不定等。

證候分析 風邪襲表，常因氣候寒暖失常，機體抗病能力下降，風邪乘虛侵入。風性開泄，使人腠理開合失常，故見發熱、惡風、汗出等衛表不固的症狀。所以《素問・風論》說：「風氣藏於皮膚之間，腠理開則灑然寒，閉則熱而悶。」風邪犯肺，而喉嚨、氣管、鼻竅都屬於「肺系」，故見咳嗽、咽喉疼痛、鼻塞等肺氣不利的症狀。風邪侵襲機體，常先傷害頭面與體表，故見頭痛、身痛等經氣不利的症狀。

風邪搏於肌膚，風性善行而數變，故見皮膚搔癢、風疹、發無定處、此起彼伏等症。

風邪侵襲經絡，經氣阻滯不通，輕則引起局部筋脈拘急、麻痹，如風痰壅滯手太陽小腸經和足陽明胃經，可出現面部麻木不仁、口眼歪斜等「面癱」疾患。重則引起全身筋脈拘急、抽搐，如風邪從創口侵入的破傷風疾患，可見頸項強直、口噤不開、四肢抽搐等全身筋脈拘急、抽搐的典型表現。

風邪與寒濕合而為病，流竄關節，使經絡閉阻，氣血不通，不通則痛，故見肢體關節疼痛，風邪偏重，善動不居，故疼痛部位游走不定，四肢關節疼痛交替出現。

㈡寒淫證候

寒性清冷、凝滯、收引，故為陰邪，容易損傷人體陽氣，使氣機收斂閉塞，阻礙氣血運行，引起各種疾病。

臨床表現 寒邪犯表，則惡寒、發熱，無汗，頭項強痛，腰脊、骨節疼痛，鼻塞、咳嗽、氣喘等；寒襲經絡，則手足拘急、關節劇痛、得熱則舒、遇冷加重等；寒中於裏，則見脘腹冷痛、嘔吐清水、腸鳴、腹瀉；寒毒所中，則身體強直、口噤不語、四肢顫抖、卒然眩暈而身無汗等。

證候分析 寒邪犯表，是因人體抵抗力減弱，感受外界寒邪。寒性清冷收引，腠理閉塞，衛陽之氣被遏而不得宣發，故見惡寒、發熱、無汗等表氣閉塞的症狀。寒性凝滯，筋脈收引拘急，氣血阻滯不通，不通則痛，故見頭項強痛，腰脊、骨節疼痛等經氣不利的症狀。肺合皮毛，皮毛受邪，內傳於肺，導致肺氣宣降失常，故見鼻塞、咳嗽、喘息等肺氣不宣的症狀。 寒襲經絡，導致經脈收縮，氣血不得暢通，不通則痛，故見手足拘急，關節疼痛等症。遇寒冷則氣血更加凝滯不通，故痛增劇，得溫熱則氣血可以暢通，故痛緩解。

寒中於裏，是指過食生冷，或脘腹受涼，寒邪直中臟腑，引起內臟氣機紊亂的病證。若寒邪直中胃腸，故見嘔吐腹瀉，腹痛腸鳴等脾胃氣機紊亂的症狀。

素體陽虛，寒毒暴中臟腑，引起氣機鬱閉，故見身體強直，口噤不語，四肢顫抖，卒然暈眩倒地而身無汗等危重現象，此屬中寒重證。

㈢暑淫證候

暑性炎熱升散，容易耗氣傷津，為病必見熱象。暑多挾濕，暑病常是熱象與濕象並見。暑邪為病有很強的季節性，主要發生在夏至以後，立秋以前。所以《素問・熱論》說：「後夏至日為病暑。」

臨床表現 傷暑有二，若頭痛惡寒、身形拘急、肢體疼痛而心煩、肌膚大熱而無汗、脈浮緊或浮弦有力者，為陰暑；若壯熱心煩、面垢喘咳、口渴欲飲、蒸蒸自汗、脈洪數或浮洪有力者，為陽暑；僅見頭暈、寒熱、汗出、咳嗽等症，較之傷暑為輕者，稱冒暑。暑熱炎蒸，忽然悶倒、昏不知人、牙關緊閉、狀若中風者，為中暑；卒然昏倒、四肢抽搐、神識不清者，為暑風；盛夏之月，驟然吐血、衄血、頭目不清、煩熱口渴、咳嗽氣喘者，為暑瘵。

證候分析 傷暑有陰暑、陽暑之分。暑月炎熱，過食生冷，或貪涼露宿，因而受寒，靜而得病，故名陰暑。寒束肌表，衛陽被遏，故見頭痛惡寒，身形拘急，肢體疼痛而無汗等表氣閉塞的症狀；暑熱鬱蒸，故見心煩、肌膚大熱等熱象。脈浮緊或浮弦有力，均為病在肌表之徵。夏季氣溫過高，或烈日下勞動過久，或工作場所悶熱，因而受熱，動而得病，故名陽暑。暑熱內擾，胃濁鬱蒸，故既見壯熱不退、心胸煩悶，又見面部污穢、如蒙塵垢等暑熱濕濁交蒸的症狀；暑熱壅肺，肅降失司，故見咳嗽、喘息等肺氣上逆的症狀；暑熱逼津外泄，故見蒸蒸自汗；暑熱灼傷津液，汗出過多亦能傷津，故見口渴欲飲。脈洪數或浮洪有力，均為暑熱內擾之象。

冒暑，是夏月感受暑熱濕邪，邪犯肺衛的病證。其病較傷暑為輕，僅見頭暈、寒熱、汗出等暑邪在表的症狀，至於咳嗽，則是暑邪襲肺，氣鬱不宣的表現。

中暑，是夏季卒中暑熱，內閉心包的病證。表現為忽然悶倒、神志昏迷、不知人事、牙關緊閉、狀若中風。但中風多有口眼歪斜，而本病則無此症狀，且發病多在炎夏酷暑季節，並有身熱肢厥、氣粗如喘等陽鬱不達、暑熱內迫之症狀，兩者不難鑒別。

暑風，是暑熱熾盛，內陷厥陰，引動肝風的病證。表現為卒然暈倒、四肢抽搐等閉竅動風的症狀，若風火相煽，內擾心神，還可見到心煩悶亂不寧，甚至神志昏迷等症狀。

暑瘵，是指暑熱犯肺，陽絡受傷，血從上溢的病證。表現為盛夏之月，驟然吐血、衄血。同時，由於暑熱蒸迫，邪擾清竅，而見頭目不清；暑熱灼傷津液，而見煩熱口渴；暑熱壅肺，肅降失權，而見咳嗽、氣喘。

㈣濕淫證候

濕性重著，粘滯，容易阻遏氣機，損傷陽氣，為病常見氣機阻滯，脾陽不振，水濕停聚，纏綿難癒。濕邪穢濁不潔，又有趨下之性，為病則分泌物和排泄物穢濁不清，多見下部的病證。所以《素問・太陰陽明論》說，「傷於濕者，下先受之。」

臨床表現 傷濕，則頭脹而痛、胸前作悶、舌苔白滑、口不渴、身重而痛、發熱體倦、小便清長、脈濡或緩。冒濕，則首重如裹、遍體不舒、四肢懈怠、脈來濡弱。濕傷關節，則一身盡痛，風濕相搏，則關節不利而骨節煩疼。濕漬肌膚，則生瘍，破流黃水滋粘、浸淫蔓延、足趾奇癢、皮破流水。濕毒下注，兩足跗腫、下肢潰瘍，或婦女黃白帶下等。濕傷於裏，則胸悶食減、脘腹脹滿，或尿變渾濁及大便溏等。

證候分析 傷濕，是濕邪犯表，發於多雨季節外感病初期，亦稱表濕證。濕性重著，粘滯，阻遏氣機，清陽失宣，故見頭脹而痛、胸前作悶、體倦、身重而痛等症狀。濕邪與衛氣相爭，故發熱、汗出而熱不退，濕為陰邪，不傷津液，故口不渴、小便清長。舌苔白滑、脈濡或緩，是濕邪為患之徵。

冒濕，是冒犯霧露，感受濕邪，陽氣被遏所致。濕在頭部，清陽被困，則頭重如裹，濕邪彌漫全身，陽氣不得敷佈，則遍體不舒，四肢懈怠。脈來濡弱，亦為濕邪困遏之徵。

濕邪留滯，氣血阻滯不通，不通則痛，故見一身盡痛。所以《金匱要略》說：「濕家之為病，一身盡疼。」風為陽邪，濕為陰邪，風濕相搏，故見關節不利、骨節煩疼等濕傷關節的症狀。

濕毒浸漬肌膚，則可發生瘡瘍，浸淫蔓延，潰破流出黃水滋粘，如濕疹、濕毒瘡、浸淫瘡之類。此外，有些患者足趾間奇癢，皮破流水，亦為濕毒浸漬肌膚而成。

濕毒下注，主要指濕毒流注小腿肌膚，出現兩足跗腫，下肢潰瘍，以及婦女經期、產後，胞脈空虛，濕毒穢濁之邪乘虛侵襲，出現黃白帶下病。

濕傷於裏，則可出現一系列臟腑氣機困阻的病證。

濕蒙上焦，則胸悶食減，濕阻中焦，脾陽失運，則脘腹脹滿，大便溏泄；濕注下焦，膀胱氣化失司而小便渾濁。

㈤燥淫證候

燥邪從口鼻而入，最易傷肺，是其特點。燥性乾澀，容易傷津傷陰，發病即見燥象。燥邪致病有溫燥、涼燥之分，這與秋季氣候有偏熱偏寒的不同變化相關。燥而偏熱為溫燥，燥而偏寒為涼燥。

臨床表現 溫燥，則發熱、微惡風寒、頭痛、少汗、乾咳痰少、皮膚及鼻咽乾燥、口渴、心煩、尿黃短、苔薄黃或薄白而乾、脈象浮數。涼燥、則惡寒重、發熱輕、頭痛、無汗、口乾、鼻咽乾燥、咳嗽痰稀、口不甚渴、舌苔薄白而乾、脈弦澀。

證候分析 溫燥多因初秋久旱無雨，氣候乾燥，燥與熱邪合而致病，亦見於素體陰虛津虧，又感燥邪的患者。燥熱犯肺，邪在淺表，故見發熱、微惡風寒、頭痛、少汗等類似風熱表證的現象。又見乾咳、痰粘量少、皮膚及鼻咽乾燥、口渴、心煩、尿黃短等燥熱傷津的症狀。舌苔薄黃或薄白而乾、脈浮而數，均為燥熱之徵。

涼燥多因深秋氣候轉涼，燥邪與寒邪合而致病。燥寒襲肺，邪尚在表，故見惡寒重、發熱輕、頭痛、無汗等類似外感風寒表證的現象。又見口鼻乾燥、咳痰稀白、口不甚渴等燥而兼寒的症狀。舌苔薄白而乾、脈象弦澀，均為涼燥之徵。

㈥火淫證候

火與熱同類，都是陽熱之象，故火熱常常混稱。但火與熱仍有所區別，熱較輕而火較重，熱較靜而火易動。溫邪與火熱同性，火是熱之極，溫是熱之漸。由於溫邪也是外感熱病的一類致病因素，更近於熱，所以，溫熱也就常常並稱。

火熱、溫熱之邪，其性燔灼急迫，為病常見全身或局部有顯著熱象，容易耗傷陰津，使筋脈失於滋潤而動風，亦可迫血妄行，導致絡脈損傷而出血。火淫證候，主要有火熱與火毒兩種。

臨床表現 火熱證：發熱、惡熱、面紅目赤、心煩、汗出、口渴喜冷飲、小便短赤、舌紅苔黃、脈洪數。或身熱夜甚、渴不多飲、心煩不眠，甚至神昏、譫語、舌絳、脈細數。或吐血、衄血、發斑疹等。火毒證：壯熱、口燥咽乾、煩躁不眠、神昏譫語，甚至躁擾發狂。或生瘡瘍疔毒，而見局部紅腫熱痛，或膿血雜見，舌赤苔黃、脈數有力。

證候分析 火熱證，是感受火、熱、溫邪，或他邪鬱積化火所致的實熱病證。火、熱、溫邪侵入氣分，則見發熱惡熱、面紅目赤、心煩汗出、口渴喜冷飲、小便短赤、舌紅苔黃、脈來洪數等大熱症狀。若邪在氣分不解，進入營分，則見身熱夜甚、渴不多飲、心煩不眠、舌質紅絳、脈細數等熱灼營陰的症狀。甚至進入血分，血熱擾閉心神而神昏、譫言亂語，迫血妄行，而吐血、衄血，發斑、發疹等。

火毒證，是火熱壅盛，鬱結成毒的證候。火毒充斥三焦，故見壯熱、口燥咽乾、煩躁不眠、神昏譫語，甚則躁擾發狂等症狀。《素問・至真要大論》說：「諸躁狂越，皆屬於火。」若火毒壅於血肉之間，積聚不散，則生瘡瘍疔毒而見局部紅腫熱痛，甚則肉腐血敗而膿血雜見。

㈦疫癘證候

疫癘，是一類具有強烈傳染性的致病邪氣，素有「瘟疫」、「癘氣」、「毒氣」之稱，明末吳又可則稱之為「異氣」。疫癘致病的一個特點是有一定的傳染源和傳染途徑。其傳染源有二：一是自然環境，即通過空氣傳染。二是人與人互相傳染，即通過接觸傳染。其傳染途徑是通過呼吸道與消化道。疫癘致病的另一特點是傳染性強，死亡率高。由疫癘所致的病很多，臨床常見的有瘟疫、疫疹、瘟黃等。

1. 瘟疫證候

瘟疫，是感受疫癘之氣而發生的流行性急性傳染病。臨床所見的瘟疫病有多種類型，所以，瘟疫是多種流行性急性傳染病的總稱。

臨床表現 初起憎寒而後發熱、寒熱如瘧、頭痛身疼、胸痞嘔噁，以後但熱不憎寒、晝夜發熱、日晡益甚、舌質紅絳、苔白如積粉、脈數。或症見壯熱煩躁、頭痛如劈、腹痛泄瀉、並可見衄血、發斑、神志昏迷、舌絳苔焦、脈數實。更有始起憎寒發熱、頭面浮腫，繼而惡寒漸罷而熱勢益增，口渴引飲、煩躁不安、頭面焮腫、咽喉疼痛加劇、舌苔焦黃、脈象數實等。

證候分析 常見的瘟疫病有三種不同的類型：

⑴癘氣疫毒，伏於膜原。邪伏膜原，邪正相爭於半表半裏，故初起憎寒而後發熱、寒熱如瘧、頭痛身疼等。瘟疫每挾濕濁痰滯，蘊阻於內，邪濁交阻，表氣不通，裏氣不達，故見胸痞嘔噁、苔白如積粉等症狀。疫邪久鬱，化熱入裏，故見以後但熱不寒、晝夜發熱、日晡益甚、舌質紅絳、脈數等症狀。

⑵暑熱疫毒，伏邪於胃。暑熱疫邪充斥表裏三焦，故初起即壯熱煩躁，頭痛如劈；暑熱疫邪充斥於裏，故見腹痛泄瀉，熱毒侵入血分，迫血上溢，則見衄血，外溢肌膚，則見發斑，熱毒內擾心神，則見神志昏迷等症狀。舌絳苔焦、脈象數實，皆為熱毒壅盛之象。

⑶溫熱毒邪，攻竄頭面。溫毒犯表，衛氣失和，故始見惡寒發熱等表症，頭為諸陽之會，繼而熱毒攻竄於上，則見頭面紅腫或咽喉疼痛。隨著溫毒化火，邪熱逐漸侵入肺胃，由衛表傳入氣分，故不惡寒而但發熱。氣分熱熾，津液受傷，則口渴煩躁。熱毒充斥於上，則頭面、咽喉腫痛急劇加重。舌赤苔黃、脈象數實，均為裏熱熾盛之徵。

2. 疫疹證候

疫疹，是瘟疫病過程中熱毒侵入血分，熱迫血溢，斑疹外發於肌膚的病證。其傳染性較強，並可造成大流行。

臨床表現 初起發熱、遍體炎炎、頭痛如劈、斑疹透露。如斑疹浮於表面，或紅赤，或紫黑，為毒之外現。如斑疹從皮裏鑽出，緊束有根，其色青紫，宛如浮萍之背，多見於胸背，此胃氣將絕之候。脈數或浮大而數，或沉細而數，或不浮不沉而數。如初起六脈細數沉伏，面色青、昏迷、四肢逆冷、頭汗如雨、頭痛如劈、腹中絞痛、欲吐不吐、欲泄不泄、搖頭鼓頷，則為悶疫。

證候分析 疫症外發斑疹，是外感疫癘之邪而火毒內盛，侵入血分，外發於肌膚所致。疫毒火邪充斥表裏，故初起即見壯熱、遍體炎炎、頭痛如劈。疫毒火邪侵入血分，迫血外溢於肌膚，故見斑疹透露於皮膚。斑疹鬆浮，散於表面，不論色紅，或色紫，或色黑，都是邪毒外泄之象，一般預後良好。若斑疹從皮裏鑽出，緊束有根，此乃邪氣閉伏於裏而一時不得外出之徵，病多比較危重。若其色青紫，如紫背浮萍，且多見於胸背，則不僅疫毒深重，亦因氣血不暢所致。

疫疹之脈多數，這是由於暑熱之瘴，火熱亢盛使然。如邪不太甚，正能勝邪，驅邪外出，則其脈多浮大而數。如邪氣甚，正氣不能勝邪，邪熱閉伏於裏，則脈見沉細而數，甚則若隱若現。邪毒鬱伏愈深，則脈愈沉伏，所以暑熱疫疹而見此等脈象，預後多屬不良。

悶疫，是熱毒深伏於裏，不能透達於外的疫疹重證。疫毒閉伏而不外達，故見初起六脈細數沉伏。面色青、熱盛神昏，故見昏迷。熱深厥亦深，故見四肢逆冷。火熱上攻，故見頭汗如雨。頭痛如劈，疫毒閉伏於內，而不能暢達於外，故見腹中絞痛、欲吐不吐、欲泄不泄，甚則搖頭鼓頷等症，皆可出現。

3. 瘟黃證候

瘟黃，是指伴有黃疸的傳染性很強的急性傳染病。本病多因感受「天行疫癘」之氣，濕熱時毒，燔灼鬱蒸而成。

臨床表現 初起可見發熱惡寒，隨即卒然發黃，全身、齒垢、白睛黃色深。重者變證蜂起，或四肢逆冷，或神昏譫語，或鬱冒直視，或遺尿，甚至舌捲囊縮、循衣摸床、撮空理線。

證候分析 瘟黃，是時邪外襲，鬱而不達，內阻中焦，脾胃運化失常，濕熱蘊蒸於肝膽，逼迫膽汁外溢，浸漬肌膚而成。發病迅速，初起可見發熱惡寒等表證的現象，隨即出現卒然發黃，全身、齒垢、白睛俱黃，且黃色較深等熱毒熾盛的症狀。

危重證候迅速出現且變化較多，如疫毒閉伏於內，熱深厥亦深，故見四肢逆冷。熱毒內陷心包，心神被擾，故見神志昏迷、譫言妄語。疫邪上擾清空，故見鬱冒直視。熱盛神昏，而致膀胱不約，故見遺尿。熱毒流竄肝經，筋脈受其煎熬，故舌捲囊縮，甚至熱盛動風，而見循衣摸床、撮空理線等症狀。

二、七情病證

七情，即喜、怒、憂、思、悲、恐、驚。七情證候均見於內傷雜病。其發病多由於外界的刺激，使精神發生變化，造成情志的過度興奮或抑制，從而損傷內臟，而成為各種疾患。七情致病，主要表現在陰陽氣血的變化，如暴喜傷陽，暴怒傷陰，氣鬱化火，氣逆血亂，並能直接傷及五臟，表現出五臟的證候。

㈠喜傷證

喜傷心神，喜能耗氣，易致心膽氣虛。由喜太過，內傷臟腑，使心膽功能失調，氣機紊亂而發生的病證，稱為喜傷證。

臨床表現 心悸或怔忡、失眠、多夢、遇事易驚。自汗、乏力、口乾、或見頭暈脘悶、舌質淡、苔膩、脈弦細。

證候分析 喜傷心膽，心傷則心神失常，可表現為心悸或怔忡、失眠、夢多；心陰受損，故自汗、乏力、口乾；膽虛則失於決斷，故遇事易驚；膽虛挾痰上擾，故頭暈、脘悶、苔膩；舌質淡、脈弦細為心膽氣虛所致。

㈡怒傷證

怒傷肝，肝氣橫逆，或挾痰，或化火擾心，或橫逆犯脾胃。由怒太過，內傷臟腑，使肝的氣機失常而發生的病證，稱為怒傷證。可表現肝火挾痰上逆、肝火擾心、肝火犯胃三種證候。

臨床表現 肝火挾痰上逆，有咽喉梗塞感，咳不出、咽不下，胸脅悶痛、苔黃膩、脈弦滑；肝火擾心，則表現為心煩易怒、心悸、失眠、脅痛咽乾、頭痛、目赤、舌紅、苔黃、脈弦數；肝火犯胃，則表現為易怒、頭痛、脅痛、口苦、咽乾、便秘、脈弦數。

證候分析 怒傷肝，肝氣上逆挾痰，故咽喉梗塞感，咳不出、咽不下；氣逆滯於脅胸，故胸脅悶痛；苔膩脈滑為痰，脈弦主肝病。怒傷肝鬱，化火擾心，故可表現為心煩易怒、心悸、失眠、脅痛咽乾、頭痛目赤、舌紅、苔黃、脈弦數等症。肝火犯胃，胃失和降，胃絡受傷，故表現頭痛、易怒、脅痛、口苦、咽乾、便秘等症。

㈢思傷證

思易氣結，思慮勞神過度，易損心脾。由思慮太多，內傷臟腑，使心脾受損而發生的病證，稱為思傷證。

臨床表現 面白無華，唇、指甲色淡，心悸、失眠、少氣、自汗、乏力、納呆、腹脹、舌質淡白、脈細弱。

證候分析 思慮太多，易傷脾氣，脾氣虛弱，故表現少氣、自汗、乏力；脾氣受損，健運失常，故表現納呆、腹脹。脾氣損傷日久，不能運化水穀精微，氣血化源不足，不能榮於頭面。故表現面白無華，唇、甲、舌質淡白。心血不足，心神失養，故心悸、失眠、脈細弱。

㈣憂傷證

悲憂易傷肺耗氣。悲憂太過，心肺受損而發生的病證，稱為憂傷證。

臨床表現 易悲傷、多夢、心悸、面色淡白、少氣懶言、常自汗出、倦怠乏力、舌質淡、脈細弱。

證候分析 悲憂傷肺，久則肺氣耗損，故面色淡白、少氣懶言、倦怠乏力；肺主皮毛，肺氣虛則皮毛不固，故常自汗出；心肺同處上焦，肺損及心，易心氣虛，心神失藏，故心悸、多夢、脈細弱。

㈤恐傷證

恐則氣下，驚則氣亂，驚恐易傷腎。驚恐太過，使心腎失調而發生的病證，稱為恐傷證。

臨床表現 腰痠膝軟、頭暈耳鳴、夢遺、五心煩熱、盜汗、心悸、失眠、心煩、口渴、舌爛灼痛、舌質紅少苔、脈細數。

證候分析 驚恐傷腎，日久耗損腎陰。腰為腎之府，腎主骨生髓。腎陰不足，故腰膝痠軟、頭暈耳鳴；腎陰不足，虛熱內生，故見五心煩熱、盜汗、舌質紅少苔、脈細數。腎陰不足，腎水不能上濟心陰，陰不制陽，則心火亢盛，故口渴、舌爛灼痛。心火亢盛，心神失藏，故表現心悸、失眠、心煩。病起於驚恐傷腎，日久腎水不足，心火不降，心腎不交。

三、飲食勞逸病證

飲食、勞動和休息，是人類賴以生存和保持健康的必要條件。但飲食要有節制，勞逸要合理安排，否則也會降低機體的抵抗力，或影響臟腑的生理功能而產生疾病。

飲食過量，超過機體的消化能力，就會停滯起來，導致腸胃損傷。《素問・痹論》說：「飲食自倍，腸胃乃傷。」勞則氣耗，逸則氣惰，過勞過逸，使氣血、筋骨、肌肉失其生理常態，脾氣受累，正氣不足而成虛損。此外，房勞過度，耗精過多，足以傷腎，形成腎虛證候。

㈠飲食所傷

飲食所傷，是飲食不節，或脾虛不運，以致飲食停滯不化，胃腸受傷的病證。

臨床表現 飲食傷在胃，則胃痛、惡聞食臭、食納不佳、胸膈痞滿、吞酸噯腐、舌苔厚膩、脈滑有力。飲食傷在腸，則腹痛、泄瀉、舌苔厚膩或黃，脈見滑疾或沉實。若誤食毒品，則噁心、嘔吐，或吐瀉交作、腹痛如絞，或頭痛、痙攣、昏迷等。

證候分析 飲食過量，超過了脾胃的受納、腐熟、運化功能，或脾胃功能虛損，食物不能及時消化、吸收，以致飲食停滯。若食傷胃腑，氣滯不通，則胃脘疼痛，胃失通降，濁氣不得下行，則見惡聞食臭、食納不佳、胸膈痞滿、吞酸噯腐等症狀。舌苔厚膩、脈象滑而有力，乃穢濁不化宿食留滯之徵。食傷在腸，影響小腸化物和大腸傳導的功能，氣機不利，則見腹痛、腹瀉的症狀。腸中有宿食積滯，故腹痛腹瀉的特點是腹痛脹滿而拒按，瀉後邪氣下泄則痛減，瀉出糞便臭穢如敗卵。宿食停滯日久則化熱，故舌苔黃膩。進食不慎，誤食有毒食物，則可引起食物中毒。其發病多突然而起，輕則噁心、嘔吐，重則吐瀉交作、腹痛如絞，甚至出現頭痛、痙攣、昏迷等嚴重中毒的症狀。

㈡勞逸所傷

過度勞累，容易耗傷正氣，可致積勞成疾。過度安逸，缺少運動和鍛鍊，氣血運行不暢，亦可發生疾病。

臨床表現 過勞，則倦怠無力、嗜臥、懶言、飲食減退等。過逸，則體胖行動不便、動則喘喝、心悸短氣、肢軟無力等。

證候分析 「勞則氣耗」。過度勞累，陽氣外張，肺氣不降而見呼吸喘促，衛表不固而見汗液外泄，元氣損耗而見倦怠無力，嗜臥、懶言、飲食減少等症狀。

「逸則氣墮」。過度安逸，缺少勞動和鍛鍊，消耗減少，脂肪蓄積，身體肥胖，則行動不便，使氣血流行不暢，可致各種疾病。加之肥人多痰，痰濕內阻，故動則喘喝、心悸短氣、肢軟無力。

㈢房事所傷

房事所傷，是性生活不節、早婚、產育過多等房勞太過，耗精傷腎的病證。

臨床表現 頭暈耳鳴、腰痠膝軟、五心煩熱、心悸盜汗、男子夢遺、女子夢交、經少經閉。或形寒肢冷，腰膝以下尤甚，男子陽萎不育、滑精、早泄，女子宮冷不孕、帶下、月經不調等。

證候分析 房事過度，醉後入房，早婚多育，消耗腎精過多，形成腎陰虛證。腎精不足，無以生髓，髓海空虛，元神失養，故頭暈耳鳴，或骨髓不生，骨骼失養，故腰膝痠軟。陰虛不能制陽，虛火內生，故五心煩熱，上擾心神，故心悸不寧，迫津外泄，故夜間盜汗，下擾精官，故男子夢遺、女子夢交。精虧血少，故月經量少，甚至閉經。陰損及陽，則腎陽亦虛。陽虛不能溫煦肢體，故手足清冷，腰膝以下尤甚。腎主生殖，陽虛火衰，生殖機能減退，故男子陽萎不育、滑精、早泄，女子宮冷不孕、月經不調。

第八章

氣血津液辨證

第八章　氣血津液辨證

氣血津液辨證，就是根據氣、血、津液的生理活動和病理特點，從而辨認出疾病中有無氣、血、津液方面的病變，及其病理改變的具體狀況的辨證方法。

氣血津液，是生命活動的物質基礎，宜充足協調、運行正常。如果因某些原因，導致「氣血不和，百病乃變化而生」(《素問・調經論》)，津液代謝異常，或虧虛損傷，或停聚不化，便可成為病證。

氣血津液與臟腑是不可分離的。在生理上，氣血津液是臟腑功能活動的物質基礎，而其生成與運行又有賴於臟腑機能活動的正常。在病理上，臟腑的病理變化必然會導致氣血津液的紊亂與虧虛，而氣血津液的失常時，臟腑的機能活動必然受到影響。所以，氣血津液的病變，是不能離開臟腑機能的失調而存在的。掌握了氣血津液病變的一般規律，可以為辨別臟腑病變的病理性質打下基礎。

氣血津液的病證，一般分為兩個方面，一是氣、血、津液的虧虛不足，屬八綱辨證中虛證的範疇；一是氣、血、津液的運行代謝發生障礙，而表現為氣滯、氣逆、血瘀、水液停聚等，屬八綱辨證中實證的範疇。

氣、血、津液之間有著密切的關係，因此，在疾病過程中，氣、血、津液的病變之間，可形成因果、兼併等病理關係，如氣虛而致水停，氣滯而致血瘀，痰飲阻滯氣機，氣血兩虛，血虛津虧等，從而增加了病情的複雜性。

應當指出，氣血津液辨證除了全身性氣血津液失調情況必須掌握外，還必須結合有關臟腑的特點進行分析，才較全面。

一、氣病辨證

氣的辨證可概括氣虛、氣陷、氣滯、氣逆。

(一)氣虛證

定　　義 氣虛證是指臟腑機能衰退所表現的證候。

辨證要點 少氣懶言、疲倦乏力、舌淡、脈虛無力。

臨床表現 頭暈目眩、少氣懶言、疲倦乏力、自汗、活動時諸症加劇、舌淡、脈虛無力。

證候分析 氣虛證，常由久病，或年老體弱，或飲食失調等因素所致。其病機主要由於元氣不足，臟腑機能衰退，故出現少氣懶言、疲倦乏力。氣虛不能上榮頭目，則頭暈目眩；衛氣虛弱，失其固密肌表的功能，所以自汗；動則氣耗，所以活動時諸症加劇；營氣虛不能上承於舌，故舌淡；氣鼓動血行之力不足，則脈虛無力。

一般性的氣虛，主要在於元氣虛損，臟腑機能衰退，以及抗病能力下降等。由於腎為先天元氣之本，而後天宗氣又源於脾肺，故臨床上所說的氣虛證，多指脾肺腎氣不足而言。

各個臟腑氣虛的特點與各臟腑的生理功能有關，如肺氣虛的特點是肺主氣功能衰退；心氣虛的特點是心的主血脈和藏神功能衰退；脾胃氣虛的特點是脾胃的運化功能衰退和中氣下陷，脾失統攝；腎氣虛的特點是腎的藏精、生髓和氣化功能衰退。心、肺、脾、胃、腎氣虛鑒別如下：

(1)心氣虛：除氣虛共有症狀外，兼有心悸、怔忡、心神不寧、脈結代。

(2)肺氣虛：除氣虛共有症狀外，兼有呼吸短促、動則更甚，語聲低微。

(3)脾胃氣虛：除氣虛共有症狀外，兼有脘腹脹悶、納穀不化、食慾減退、便溏，及內臟下垂（包括脫肛、子宮脫垂等）、便血、崩漏。

⑷腎氣虛：除氣虛共有症狀外，兼有頭昏、目眩、耳鳴、耳聾等症，並多伴有腰膝痠軟、小便清長、尿有餘瀝或失禁、遺尿、癃閉、性機能減退等症。

氣屬於陽，氣虛與陽虛，有很多共同之處，有時亦可統稱為陽氣不足或陽氣虛損證候。但兩者又有所區別，其主要區別是：氣虛證，虛而無寒象，多是虛弱衰退之表現；陽虛則生寒，故陽虛證，多表現為氣虛而有寒象，即在虛弱衰退見症的基礎上，又兼見肢冷、畏寒、出冷汗、脈遲等症，是陽虛。

㈡氣陷證

定　　義 氣陷證為氣虛病證的一種。是指氣虛下陷及無力升舉為其主要特徵。

辨證要點 內臟下垂為主。

臨床表現 頭目昏花、少氣倦怠、腹部有墜脹感、脫肛或子宮脫垂等。舌淡苔白、脈弱。

證候分析 氣虛機能衰減，故少氣倦怠，清陽之氣不能升舉，所以頭目眩暈，氣陷於下，以致諸臟器失其升舉之力，故見腹部墜脹、脫肛、子宮或胃等內臟下垂等症候。

㈢氣滯證

定　　義 氣滯證是指人體某一部分或某一臟腑氣機阻滯，運行不暢所表現的證候。

辨證要點 以悶脹、疼痛為主證。

臨床表現 氣滯證以悶脹、疼痛為主證，如氣滯於胸脅，則胸脅脹痛；氣滯於腸胃，則脘腹脹痛等。

證候分析 氣滯證，常由情志不舒、飲食失調、感受外邪，或閃挫等因素引起，常視其氣機鬱滯的不同部位，而引起局部悶脹、疼痛。脹痛發作時輕時重，部位常不固定，多表現為竄痛，且每在噯氣或矢氣後減輕，並常與精神因素有關。

㈣氣逆證

定　　義 氣逆證是指氣機升降失常，氣上逆而不順所表現的證候。一般多指肺胃之氣上逆，以及肝氣上逆所致的病理反映。

辨證要點 咳喘、嘔吐、頭痛、吐血為主。

臨床表現 肺氣上逆，則咳嗽喘息；胃氣上逆，則見嘔逆、噯氣、噁心、嘔吐；肝氣升發太過，導致肝氣上逆，則可產生頭痛、眩暈、昏厥，或嘔血等。

證候分析 氣順則平，氣逆則病，氣逆證的產生主要與肺、胃、肝有關，肺主宣降，其氣下行，呼吸正常，津液得以輸佈。若感受外邪，或痰濁壅肺，致使肺氣失於宣降，故其氣上逆，引起咳、喘；寒邪犯胃，或痰、食阻滯胃腑氣機，或精神刺激，胃氣失於和降而其氣上逆，則發作嘔逆、噯氣、噁心、嘔吐等症；肝氣主疏泄而升發，若鬱怒傷肝，升發太過，氣火上逆，則見頭痛、眩暈、昏厥，甚則嘔血。

二、血病辨證

血的病證概括起來主要有：血虛、血瘀、血熱和血寒等四個方面。

㈠血虛證

定　　義 血虛證是指血不足，不能濡養臟腑經脈而出現的證候。

辨證要點 面、唇、舌、爪、甲色淡無華，脈細。

臨床表現 面色蒼白或萎黃、唇色淡白、頭暈眼花、心悸失眠、手足發麻，婦女經行量少、延期或閉經，舌質淡、脈細無力。

證候分析 血虛的病變，常由失血過多，或脾胃虛弱，生化不足，以及七情過度，暗耗陰血等原因所引起。血虛不能滋養頭目並上榮於面，故頭暈眼花，面色蒼白或萎黃、唇色淡白。血不養心，則心悸、失眠；經脈失於濡養，則手足發麻。血海空虛，故經行量少，延期或閉經；血虛不榮於舌，故舌淡；不能充盈於脈，脈細無力。

血虛還需分辨是心血虛，肝血虛。

⑴心血虛：除了血虛證候外，兼有心悸、怔忡、心煩、多夢、失眠。

⑵肝血虛：除了血虛證候外，兼有頭昏眼花、肢體拘急、月經稀少或閉經。

血屬陰，血虛與陰虛有許多共同之處，故又可統稱為陰血不足。但兩者又有區別，其主要區別是：血虛，虛而無熱象，氣隨血脫時，還可表現出陽氣不足的虛寒之象。陰虛則生內熱，可見面紅潮熱，舌質偏紅，脈細數等虛熱之象。

㈡血瘀證

定　義 凡離開經脈的血液停留在體內，或血液運行受阻而滯留於經脈內及瘀積於臟腑組織器官內的，都屬於瘀血。由於瘀血引起的證候，即為血瘀證。形成瘀血的原因主要有：外傷致血脈破損，血溢脈外瘀積不散；氣滯而致血行受阻；氣虛運血遲緩；寒邪侵入血分致血液凝澀；或熱邪侵入血分致血與熱搏結等，均可產生瘀血，而形成血瘀證。

辨證要點 刺痛拒按，有腫塊，唇舌、皮膚暗紫，脈澀。

臨床表現 疼痛、有腫塊、出血、瘀斑、唇甲紫暗、舌色紫暗或有瘀點、瘀斑，脈澀等。

證候分析 瘀血阻塞，脈絡不通，氣機受阻。不通則痛，所以疼痛是血瘀的一個主要症狀。瘀血為有形之邪，瘀血不去，所以痛處固定不移，痛如錐刺；瘀血停積於局部，日久不散，就會形成腫塊，按之不散，推之不移；瘀血阻塞脈絡，阻礙血液不得循經脈運行，血溢出脈外而見出血，且常反覆發作，血色紫暗且有血塊夾雜其中；血行瘀滯不通，就可引起唇甲紫暗，皮下或舌質出現瘀點、瘀斑；血行不暢故脈澀。由於引起血瘀的原因有寒、熱、氣虛、氣滯的不同，所以血瘀證除上述共同症狀外，又有兼寒、兼熱、兼氣虛、兼氣滯等不同症狀。

㈢血熱證

定　　義 血熱證是指血分有熱，或熱邪侵犯血分而出現的證候。血熱證的產生，可由素體陽氣偏亢，或五志過極化火，致火熱內生；或過服辛辣溫燥之品，傷津耗液，化生燥熱，導致血分有熱；或外感熱邪，內傳血分。

辨證要點 出血兼有口乾舌燥等熱象。

臨床表現 心煩，甚或躁狂、昏迷，口乾而不多飲，身熱夜甚，衄血、吐血、尿血、便血、崩漏以及斑疹，舌紅絳、脈數。

證候分析 血熱熾盛，擾亂心神則心煩，嚴重者可引起躁狂和昏迷；陰血被熱邪耗傷而口渴，伴身熱夜甚；由於熱不在氣分，所以雖有口渴但不欲多飲；血熱致使血液運行加快，脈絡充盈，所以舌紅絳、脈數；血熱灼傷脈絡，迫血妄行，則見各種出血證，如衄血、吐血、尿血、便血、崩漏以及斑疹。

㈣血寒證

定　　義 血寒證又稱寒客血脈證。是指寒邪客於血脈，寒凝氣滯，血行不暢所表現的證候。

辨證要點 局部血脈瘀滯兼有四肢冰涼等寒象。

臨床表現 疼痛多見於手足或少腹，得溫痛減，可兼見形寒肢冷，或月經延期，經色紫暗，夾有血塊等症。舌淡暗、苔薄白、脈沉遲澀。

證候分析 寒為陰邪，其性凝斂，寒邪客於血脈之中，致血凝澀不行，遂為寒客血脈證；若婦女經產期間受涼，寒客血脈，以致經寒而血瘀，可見少腹冷痛、畏寒肢冷、月經延期、色紫暗有血塊。

三、氣血同病辨證

氣為陽，血為陰，氣與血有相互資生，相互依存的關係，因而在發生病變時，可相互影響，既見氣病，又見血病，即為氣血同病。常見的證候有氣滯血瘀，氣血兩虛，氣虛失血，氣隨血脫，氣虛血瘀。

㈠氣滯血瘀證

定　　義 氣滯血瘀證是指由於氣滯不行以致血運障礙，而又出現血瘀的證候。

辨證要點 氣滯和血瘀證候並見或肝經部位出現痞塊。

臨床表現 胸脅脹滿而且疼痛、性情急躁，並兼見痞塊刺痛拒按、舌紫暗或有瘀斑等。婦女還可見閉經，或痛經、經色紫暗有塊，乳房脹痛等症狀。

證候分析 多由情志不舒，或閃挫外傷等因素所引起。肝主疏泄而藏血，情志不舒，則肝氣鬱結，疏泄失職，故見心煩急躁、胸脅脹滿、脅肋疼痛；氣為血帥，氣滯則血凝。氣血凝滯而不通，故見痞塊疼痛拒按、舌紫暗或有瘀斑，以及婦女痛經、閉經，經行有塊，乳房脹痛等症。

㈡氣血兩虛證

定　　義 氣血兩虛證是指氣虛與血虛同時存在的證候。

辨證要點 氣虛和血虛證候並見。

臨床表現 少氣懶言、乏力自汗、面色蒼白或萎黃、心悸失眠、舌淡而嫩、脈細弱。

證候分析 多因久病不癒，氣血兩傷所致。或先有失血，氣隨血耗，或先因氣虛，不能生化而日見血少，以致氣血兩虛。

㈢氣虛失血證

定　　義 氣虛失血證是指由於氣虛不能統攝血液而見失血的證候。

辨證要點 氣虛和血虛證候並見。

臨床表現 出血的同時，見有氣短、倦怠乏力、面色蒼白、脈軟弱細微、舌淡等氣虛的症狀。

證候分析 氣虛則統攝無權，以致血離經隧而溢於脈外，故見出血；血隨氣行，氣虛下陷，則血亦從下部溢出。表現為下出血，以婦女崩漏為多見。

㈣氣隨血脫證

定　　義 氣隨血脫證是指大量出血引起氣隨之暴脫的證候。

辨證要點 大出血兼有面色蒼白、冷汗、脈微欲絕。

臨床表現 大量出血的同時見面色蒼白、四肢厥冷、大汗淋漓，甚至暈厥、脈微細。

證候分析 常由外傷，產後等大量出血所致。血脫則氣無以附，故氣亦隨之而脫。氣脫陽亡，不能溫煦固攝肌表，則冷汗淋漓；陽氣不達四末，所以四肢厥冷；氣血不能上榮於頭目，故見暈厥。血脈得不到氣血的鼓動與充盈，故脈微細。

㈤氣虛血瘀證

定　　義 氣虛血瘀證是指由於氣虛運血無力，以致血運障礙而出現的血瘀證候。

辨證要點 氣虛和血瘀證候並見。

臨床表現 身倦乏力、少氣自汗、疼痛拒按、舌質紫暗或有瘀斑。

證候分析 氣虛運血無力，而致血行瘀阻，所以既可見有疼痛拒按、舌質紫暗或有瘀斑的血瘀症狀，又有少氣乏力、自汗等氣虛症狀。

四、津液病辨證

津液病變包括津液不足和水液停滯。

㈠津液不足證

定　　義 津液不足證是指由於津液虧少，全身或某些臟腑組織器官失其濡潤滋養而出現乾燥的證候。

辨證要點 肌膚、口唇、鼻咽乾燥和便乾尿少。

臨床表現 口燥咽乾、唇乾舌燥、皮膚乾燥、小便短少、大便乾結、舌紅少津、脈細數。

證候分析 津液敷佈全身，滋潤皮膚、孔竅，濡養臟腑組織。津液不足，失其濡養而致燥化，故見口燥咽乾、唇舌乾燥、皮膚乾燥等症；津液虧耗，尿液化源不足，致小便短少；大腸不得津液濡潤而燥澀，傳導功能失司，致大便乾結難通；津液不足，血液化生亦減少，津液虧虛致虛熱內生，所以舌紅少津、脈細數。

㈡水液停滯

水液停滯是指全身或局部因水液內停而產生的證候。常見於水腫、鼓脹、痰飲等病證。水液停滯的原因，主要是由肺、脾、腎功能失調，氣化失司，或三焦水道不利，使津液的輸佈和排泄發生障礙，導致局部或全身有過量的水液停積，溢於肌膚則為水腫；積於腹中則為鼓脹；或化為痰飲而內停。現將水腫、痰飲辨證分述如下：

1.水　腫

見體內水液流留，泛於肌膚，引起頭面、眼瞼、四肢、腹背甚至全身浮腫者，稱為水腫。臨床上分為陽水和陰水。

⑴陽水

定　　義 水腫性質屬實者，稱為陽水。多由風邪外襲，肺氣不宣，或水濕內侵，脾失健運所致。

辨證要點 起病急，水腫先見於頭面，上半身腫甚。

臨床表現 眼瞼浮腫，繼則四肢及全身皆腫，來勢迅速，肢節酸重，小便不利，多有惡寒、發熱、苔薄白、脈浮緊；或咽喉腫痛、舌紅、脈浮數；或全身浮腫、腫勢較緩、按之沒指，肢體沉重困倦、小便短少、脘悶納呆、泛惡欲吐、舌苔白膩、脈沉緩。

證候分析 肺為水之上源，主宣發肅降，通調水道。又主一身之表，外合皮毛。風邪外襲，肺氣失宣，不能通調水道，下輸膀胱，水津失佈，泛濫肌膚，故見小便不利、全身浮腫；風為陽邪，具有開發、向上、向外的特點，風水相搏，故水腫起於面目，繼而遍及全身；風邪在表，故見惡風、惡寒、發熱、肢節痠重；苔薄白、脈浮緊是風水偏寒；咽喉腫痛、舌紅、脈浮數是風水偏熱。

水濕內侵，脾為濕困，健運失司，水泛肌膚，以致肢體浮腫，其腫勢較緩。水濕內聚，三焦決瀆失司，膀胱氣化失常，故小便短少。水濕阻滯中焦，脾陽受遏，氣機升降失常，故見脘悶納呆、噁逆欲吐；苔白膩、脈沉緩為濕盛之徵。

⑵陰水

定　　義 水腫性質屬虛者，稱為陰水。多由脾腎陽虛所致。

辨證要點 發病緩，水腫從下肢開始，腰以下腫甚。

臨床表現 水腫，腰以下為甚，按之凹下，小便不利、脘悶腹脹、納呆便溏、面色蒼白晦滯，或腰膝痠冷、四肢不溫、畏寒神倦。舌淡胖、苔白滑、脈沉遲無力。

證候分析 脾虛不能運化水濕，腎虛不能氣化水液，以致水液代謝障礙，泛濫肌膚，而為陰水。水勢下趨，故腫從下肢開始，腰以下腫為甚，按之凹陷不起；脾之陽氣虛衰，運化失常，則脘悶腹脹，納呆便溏。腎陽虛衰，不能溫煦形體，故畏寒、四肢不溫；不能溫養腰膝，則腰膝痠冷，面色蒼白晦滯，為陽虛水泛之徵。舌淡胖苔白滑、脈沉遲無力，均為陽虛水寒內盛、氣血失其溫運的表現。

2. 痰　飲

痰和飲，都是由水液代謝障礙而產生的病理產物，多由臟腑功能失調，痰飲停聚而引起。

⑴痰證

定　義 痰證是指水液停聚凝結，質地稠厚者為痰，由痰阻於局部或流泛全身所表現的證候。

辨證要點 各臟腑痰證表現痰多、苔膩、脈滑。

臨床表現 咳喘咯痰胸悶、脘痞嘔噁、納呆、頭暈目眩，或神昏，或發癲狂、喉中痰鳴，或肢體麻木、半身不遂，或為瘰癧、癭瘤、痰核、乳癖，或喉中如梗，舌苔白膩或黃膩、脈滑。

證候分析 痰阻於肺，肺氣失宣而上逆，則咳嗽、氣喘、咯痰；肺氣不利則胸悶。痰滯於胃，胃失和降，則脘痞嘔噁、納呆；痰阻中焦，清陽不升，則頭暈目眩；痰迷心竅或痰火擾心，心神被蒙則神昏，心神被擾則癲狂；痰阻氣道則痰鳴。痰游經脈，氣血運行不暢，則肢體麻木、半身不遂。痰結於局部，局部氣血不暢，凝聚成塊，則可見瘰癧、癭瘤、痰核、乳癖；痰氣互結於咽喉，則咽中如梗；苔膩、脈滑為痰濁內阻之象。

⑵飲證

定　義 飲證是指水飲質地清稀，停滯於臟腑組織之間所表現的病證。

辨證要點 咳喘引痛、腸鳴漉漉、四肢沉重浮腫、苔白滑、脈弦。

臨床表現 脘腹痞脹、胃腸水聲漉漉、嘔吐清水、頭暈目眩、心下悸，或胸脅脹滿、咳唾、呼吸轉側牽引而痛，或喘咳胸滿、倚息不能平臥，或肢體浮腫、沉重痠痛、小便不利、舌苔白滑、脈弦。

證候分析 飲停胃腸，則見脘腹痞脹、水聲漉漉、嘔吐清水、心下悸、頭暈目眩，稱為痰飲。飲停胸膈，則見咳喘胸滿、倚息不得平臥，稱為支飲。飲停胸脅，則見胸脅脹滿、咳唾、呼吸轉側牽引而痛，稱為懸飲。飲溢四肢肌膚則見肢體浮腫、沉重痠痛、小便不利，稱為溢飲。水飲不化，故苔白滑、脈弦。

第九章

臟腑辨證

第九章　臟腑辨證

臟腑辨證，是在認識臟腑的生理活動、病理特點的基礎上，將疾病所反映的臨床症狀、體徵等，進行綜合分析，從而推斷疾病所在的臟腑病位，及其具體病理性質的一種辨證方法。簡言之，即以臟腑為綱，對疾病進行辨證。

臟腑辨證，是臨床診斷疾病的基本方法，是臨床各科辨證的基礎，是整個辨證體系中的重要組成部分。臟腑辨證，是八綱辨證的深入，它能具體地分辨出病變所在的臟腑位置及其病因病性，從而使治療有較強的針對性。臟腑辨證，也是六經、衛氣營血、三焦等辨證方法的基礎，後者雖然主要是運用於外感熱病的辨證方法，但就所辨疾病的病位來說，也都與一定的臟腑有關，理解了臟腑病理，將有利於其他辨證方法的學習和掌握。

臟腑病證，是臟腑病理變化反映於外的客觀徵象。由於每一臟腑有其各自的生理活動特點，各臟器組織間的相互聯繫有一定的規律，故當某一臟腑發生病變時，所反映於臨床的症狀就會各不相同，其相互間的影響、傳變，也就有一定的規律可循。所以，藏象學說是臟腑辨證的理論依據。就是說，臟腑的生理特點，規定了臟腑病變的特殊性。因此，只有熟悉各臟腑的生理功能和聯繫規律，熟悉各臟腑的病理特點，辨證時才能較準確地區分疾病的臟腑，把握病情的全局，這是學習和掌握臟腑辨證的基本方法。如咳嗽、氣喘等症，根據肺主宣發，有主氣、司呼吸的生理功能和肺性肅降的生理特性，因而可初步判斷其病變部位在肺，其基本病理是肺失宣降。

臟腑辨證，不是以判斷出疾病的臟腑病位為滿足，而是應分辨出臟腑病位上的不同證候性質，它實際上是各種辨證內容的綜合運用。因此，明確風、火、痰、濕等不同病因，寒、熱、虛、實等不同病性的各自特點、主要表現等，對於學習和運用臟腑辨證來說，是必不可少的，因而可以說，病因辨證、氣血津液辨證等，又是臟腑辨證的具體落實。例如主症心悸，常可提示病位在心，但心的氣、血、陰、陽虛，或是火、痰、瘀、寒等邪氣阻擾於心，皆可導致心悸，但究竟屬於心的何種證候則只有根據病人的全身症狀，辨析其病因病性，才能作出確切的診斷。所以，臟腑辨證與病因辨證、氣血津液辨證之間，有著相互交織的關係，我們既可按辨臟腑病位為綱，區分其不同的病理性質，也可在辨別病因病性的基礎上，再據臟腑各自的病變特點，確定臟腑病位。

臟腑辨證，包括臟病辨證、腑病辨證以及臟腑兼病辨證。由於臨床上單純的腑病較為少見，多與一定的臟病有關，故將腑病編入相關的臟病中進行討論。臟腑病的病變複雜，證候多種多樣，因而臟腑病辨證的內容是極其豐富的，本節所介紹的內容，僅是臨床上比較常見、比較典型的證候，學習時應該注意掌握要領，知常達變，臨床時才能靈活運用。

一、心與小腸病辨證

1.心的生理功能

心居胸中，主血脈，藏神，司君火，在志為喜，其華在面，開竅於舌，其液為汗。心之經脈起自心，出腋下，循臂內，入手掌，下絡小腸。古代醫家認為心既主血脈，又主神明，既有血液循環的功能，又有腦的功能。臨床上可依據心的生理功能，瞭解其病時可出現的病理變化及症狀：

⑴心主血脈

①心氣不足：少氣、心悸。

②心血虛：面色不華、怔忡。

③心血運行受阻：胸痛、手臂痠痛。

④心病：脈細弱或結代。

⑵心司君火

①心火盛：心煩失眠、口舌糜爛腫痛或生瘡，甚則煩躁發狂。

②心火衰或受寒後心陽被鬱：出現面青、手足冷、心痛等。

⑶心藏神

①熱邪擾心，神不守舍：可見神昏譫語。

②心血虛則神不安：出現心悸、怔忡、健忘、失眠。

⑷汗為心之液

心病則汗多。

⑸經脈循行部位

可出現手熱、兩臂拘急疼痛、胸痛。

2. 心與其他組織器官的關係

⑴心之華在面

心有病則面不華。

⑵心開竅於舌

①心火：舌尖紅刺。

②心氣虛，心血虛：舌淡。

③風痰阻絡：舌強語謇。

3. 心與其他臟腑的聯繫

心與小腸相表裏，與肺共居上焦，與肝脾相生、肺腎相克。心病時可出現：

⑴與小腸相表裏

心移熱於小腸則小便赤澀疼痛。

⑵與肺共居上焦

①心病後能影響肺：出現氣短、喘息、咳嗽、胸悶等。

②肺有病亦能影響心：出現心悸、失眠等。

⑶與肝脾相生

①木旺生火：肝氣過旺，致使心火熾盛。

②木不生火：先有肝氣或肝血虛，繼而心氣、心血亦虛。

③火不生土：心氣、心陽不足，隨後出現脾失健運。

⑷與肺腎相克

①火乘金：心火亢盛灼肺，致使肺失清肅，肺熱葉焦，出現肺熱症狀。

②水乘火：先有腎陽不足，繼而出現心陽虛。若因腎陰不足，腎水不濟心火，以致心火亢盛，為水不濟火。

所以，心有病時常出現下列症狀：

⑴心悸、怔忡、心痛。

⑵心煩、失眠多夢、健忘、神昏、譫語。

⑶脈弱或結代。

⑷心火下移小腸見小便赤澀疼痛。

㈠心氣虛、心陽虛與心陽暴脫

定　義

⑴心氣虛：是指心氣虛弱，功能不足而表現心悸、氣短為主症的一類證候。

⑵心陽虛：是指心陽衰弱，心功能低下而表現心悸怔忡，畏寒肢冷為主症的一類證候。

⑶心陽暴脫：是指心陽極度衰竭，心陽浮越，表現為心悸怔忡，神志不清，四肢厥冷，冷汗淋漓為主症的亡陽證候。

辨證要點

⑴心氣虛：以心律失常的心悸怔忡、氣短胸悶及氣虛全身機能活動衰弱為主。

⑵心陽虛：以心氣虛同時出現虛寒症狀為主。

⑶心陽暴脫：是在心陽虛的基礎上，出現虛脫亡陽的症狀。

臨床表現 心氣虛、心陽虛的共同脈症為心悸氣短、活動加重、脈細弱或結代。

兼見面色蒼白、神疲體倦、自汗少氣、舌淡苔白等症，為心氣虛。若見畏寒、肢冷不溫、面色晦暗、肢體浮腫、心胸憋悶或作痛、舌紫暗而淡胖嫩、苔白滑，則為心陽虛。若見大汗淋漓、四肢厥冷、目唇青紫、呼吸微弱、脈微欲絕、神志模糊甚至昏迷，則是心陽暴脫的危候。

證候分析 心氣或心陽不足，鼓動無力，血脈不得充盈，故心悸氣短、脈細弱；氣虛陽弱，不能固攝肌表，故自汗；脈氣不相連續，所以脈來結代；動則耗氣，故活動時諸症加重。心之氣血不能上榮，所以面色蒼白、舌淡苔白；陽虛不能溫煦肢體，故肢冷不溫而畏寒；心陽不振，心脈痹阻，故心胸憋悶或作痛；陽氣虛衰，血不利，水不行，故見肢體浮腫，面色晦暗，舌紫暗而淡胖嫩，苔白滑；心陽衰敗而暴脫，宗氣大泄，則四肢厥冷、大汗淋漓、息短氣微、神志模糊，甚則昏迷、脈微欲絕。

㈡心血虛與心陰虛

定　義

⑴心血虛：是指心血不足，濡養功能失職所表現的證候。

⑵心陰虛：是指心陰虧虛，滋養功能失職所表現的證候。

辨證要點

⑴心血虛：以心律失常，神志症狀和血虛為主。

⑵心陰虛：以心律失常，神志症狀和陰虛內熱為主。

臨床表現 心血虛和心陰虛的共同症狀為心悸、健忘、失眠、多夢。兼見眩暈、面色無華、唇舌色淡、脈細弱，為心血虛。兼見五心煩熱、盜汗、口咽乾燥、舌紅少苔、脈細數，為心陰虛。

證候分析 陰血不足，心失所養，故心悸；血不養心，神不守舍，故失眠多夢；血虛不能榮養於上，故眩暈健忘、面色無華、唇舌色淡；血虛不能充實血脈，所以脈細弱；心陰不足，虛火內擾，所以五心煩熱、盜汗、口咽乾燥、舌紅少苔、脈細數。

㈢心火亢盛

定　　義 心火亢盛是指心火內熾所表現的證候。

辨證要點 以心、舌、脈等有關組織出現實火亢盛的症狀為主。

臨床表現 心煩、失眠、面赤、口渴、尿黃、便結、舌尖紅赤、苔黃、脈數有力。或見口舌赤爛疼痛，吐血衄血，甚者狂躁譫語。

證候分析 心煩、失眠、舌尖紅、脈數等，是心火內熾、擾亂心神的一般證候；心之華在面，舌為心之苗，心火上炎故見面赤、口舌生瘡；心火熾盛，必然上擾心神，輕者僅為煩躁、失眠，重者則可見狂亂、譫語、神昏；心火迫血妄行，除見面赤、舌紅、脈數有力等症外，甚至出現吐血、衄血、尿血等脈絡受損而動血的一系列證候。

㈣心脈痺阻

定　　義 心脈痺阻是指心臟脈絡因瘀血、痰凝、寒滯、氣鬱等導致痺阻不通所表現的證候。

辨證要點 胸部憋悶疼痛，痛引肩背內側臂，時發時止為主。

臨床表現 心悸怔忡，心胸憋悶疼痛，痛引肩背內側臂，時發時止。

⑴若痛如針刺，舌見紫暗、瘀斑，脈細澀，為瘀血阻塞心脈。

⑵若體胖痰多、身重困倦、舌淡苔白膩、脈沉滑為痰濁阻塞心脈。

⑶若劇痛暴作，得溫痛緩，畏寒肢冷、舌淡苔白、脈沉遲或沉緊，為寒凝之象。

⑷若疼痛而脹悶，其發作與情志有關，舌淡紅、苔薄白、脈弦，為心脈氣滯。

證候分析 本證多因正氣先虛，陽氣不足，心失溫養故見心悸怔忡；由於陽氣不足，血液運行無力，容易繼發瘀血內阻，痰濁停聚，陰寒凝滯，氣機阻滯等病理變化以致心脈痺阻，氣血不得暢通而發生疼痛；手少陰心經之脈直行上肺出腋下循內臂；心脈不通則經脈氣血運行不暢，因而疼痛反映於經脈循行路線上，這是診斷心脈痹阻的主要依據。本證多屬本虛標實，當疼痛發作時，往往由於實邪阻滯心脈的關係，因瘀血阻塞心脈，故見痛如針刺，舌暗紫、瘀斑，脈細澀；因痰濁阻塞心脈，故見體胖痰多，身體困倦，舌淡苔白膩，脈沉滑；因寒邪傷陽，痹阻心脈，故見劇痛暴作，畏寒肢冷，舌淡苔白，脈沉遲或沉緊；因氣滯，痹阻心脈，故見疼痛而脹悶，情志不舒，舌淡紅苔薄白，脈弦。

㈤痰迷心竅

定　　義 痰迷心竅是指由痰濁蒙閉心神，表現以神志活動異常為主的證候。

辨證要點 以神識異常、喉有痰聲、苔白膩為主。

臨床表現 神識癡呆、朦朧昏昧、精神抑鬱、表情淡漠、喃喃自語、舉止失常、突然昏仆、不省人事而口吐涎沫、喉中痰鳴、意識模糊。甚至昏不知人、喉有痰聲，並見有面色晦滯、胸悶痰多、苔膩、脈滑等症。

證候分析 心竅痹阻，則見神識異常，表現為朦朧呆滯、神志錯亂、獨語不歡、昏仆、痰鳴、口吐涎沫；或表現為神識不清的昏迷、面色晦滯、吐痰多、苔膩、脈滑等痰濕內阻的特點。

㈥痰火擾心

定　　義 痰火擾心是指由火熱痰濁之邪，侵擾心神表現以神志異常為主的證候。

辨證要點 以神識異常、痰盛、熱象為主。

臨床表現 發熱、口渴、面赤、氣粗、便秘、尿黃、吐痰色黃，或喉間痰鳴、胸悶、心煩、不寐，甚則狂越妄動、打人毀物、胡言亂語、哭笑無常，亦可表現為神昏譫語、舌紅苔黃膩、脈滑數。

證候分析 火熱之性屬陽，陽主動，痰火上擾心神，故神志為之狂亂；若神志為痰熱所閉，則亦可見神昏譫語。其證因痰熱為犯，故所吐之痰黃稠，並有苔黃而膩、脈滑而數，以及發熱、口渴、胸悶、心煩、便秘、尿黃等一派痰火互結的證候。

㈦小腸實熱

定　義 小腸實熱是指小腸裏熱熾所表現的證候。多由於心熱下移小腸所致。

辨證要點 以心火熱熾及小便赤澀灼痛為主。

臨床表現 心煩口渴、口舌生瘡、小便赤澀、尿道灼痛，甚或尿血、舌尖紅赤、舌苔黃、脈數。

證候分析 感受火熱之邪，或情志過極化火，或過食溫熱香燥之品，均可導致心火亢盛，而見心煩口渴、舌尖紅赤、口舌生瘡等症。由於心與小腸相表裏，心火過盛可隨經絡而下移小腸，因而並見小便赤澀、尿道灼痛、尿血等症。小便赤、澀、灼、痛等表現，本屬膀胱的病症，當與小腸無關，然而由於古人認為小腸能分清別濁，關係到小便的形成，因而有時將其當作是小腸的病變。其實這是由於火熱熾盛而傷津灼液，以致尿液量少，熱隨小便下泄，故排尿時有灼澀作痛之感。

・心與小腸病辨證要點

⑴心病的虛證有心氣虛、心陽虛、心陽暴脫、心血虛、心陰虛五證。其中以心氣虛和心血虛為辨證重點。心氣虛、心血虛二證均可見心悸怔忡：

①心氣虛：心悸怔忡有空虛感，常兼胸悶、氣短等症，並有靜則輕、動則劇的特點。

②心血虛：心悸怔忡為心中虛煩而悸動，常伴頭昏、健忘等症，患者靜臥之時亦覺悸動不安。

③病機：心氣虛由氣虛運血無力，血行不暢所致；心血虛為血虧心失所養而致。

⑵心氣虛、心陽虛、心陽暴脫之證，其發病機理，一般是一致的，都是心臟機能活動衰弱：

①心氣虛是心臟本身鼓動力弱，無力推動血脈運行。如果心氣虛進一步發展到陽氣不能外達，則出現心陽虛證，亦稱心陽不振。此時臨床表現除心氣虛的症狀外，尚見心痛、自汗、形寒肢冷、舌紫暗而淡胖嫩、苔白滑。

②心陽虛常影響他臟，尤其是腎臟或全身功能低下時，甚則可見小便清長、肢體浮腫等症，此即心腎陽虛之水氣凌心證。

③心陽暴脫證則為心陽虛極發展到衰竭程度的最後階段，故其表現除心陽虛的見症外，尚有四肢厥冷、大汗淋漓、呼吸微弱、神識不清、脈微欲絕等亡陽之象。

表 9-1　心氣虛、心陽虛、心陽暴脫證鑒別表

證候	病機		症狀	
	同	異	同	異
心氣虛	心機能衰弱	心氣不足	心悸氣短、神疲倦怠、活動加重	自汗乏力、面色蒼白、舌淡苔白、脈細弱或結代
心陽虛		心陽不足		形寒畏冷、面色晦暗、舌紫暗而淡胖嫩、苔白滑、脈細弱或結代
心陽暴脫		心陽浮越		四肢厥冷、大汗淋漓、脈微欲絕

(3)心血虛和心陰虛二證均可見心悸怔忡、失眠多夢。血屬陰，心陰虛可以包括心血虛在內，但心血虛不能等於心陰虛，心血虛一般只是心臟本身的血液供養不足而出現的一系列症狀，無虛熱現象，常與脾虛證候同時並見，稱「心脾兩虛」。心血虛進一步發展，則為心陰虛，若影響到其他臟腑時，尤其是肝、腎，則出現陰虛生內熱之象，常見五心煩熱、骨蒸潮熱、盜汗、顴紅、甚者遺精。可見心陰虛證較心血虛證改變程度深，涉及層面廣。

表 9–2　心血虛、心陰虛證鑒別表

證　候	病　機		症　狀	
	同	異	同	異
心血虛	營血虧乏 陰津耗傷	心血不足	心悸、失眠、多夢	頭暈健忘、面色無華、唇舌色淡、脈細弱
心陰虛		心陰不足		五心煩熱、潮熱顴紅、舌紅少苔、脈細數

⑷心病的實證常見心火亢盛，痰迷心竅，痰火擾心等證。

①心火亢盛與心陰虛證等有火熱之象，臨床可見心煩失眠、舌紅脈數等。二者的主要區別在於火熱的虛實不同：

A.心陰虛是陰虛不能制陽，虛火上亢，故陰虛症見健忘、失眠、多夢、五心煩熱、盜汗、口咽乾燥、舌紅少苔、脈細數。

B.心火亢盛為心火內熾，實火上炎，所以火熱之象比較明顯，症見煩熱躁動不安，甚者狂躁譫語，或口舌生瘡、糜爛腫痛，或吐衄尿血、面赤口渴、溲赤便秘等症。

表 9–3　心火亢盛、心陰虛證鑒別表

證　候	病　機		症　狀	
	同	異	同	異
心火亢盛	火熱上炎	心火內熾 實火上炎	心煩失眠 舌紅脈數	面赤口渴、狂躁譫語、便秘尿黃、口舌生瘡、舌尖紅赤、脈數有力
心陰虛		陰不制陽 虛火亢盛		顴紅潮熱、心悸不寧、五心煩熱、低熱盜汗、舌紅少苔、脈細數

②痰迷心竅與痰火擾心二證均以精神神志失常為主，其區別在於陰陽，動靜及有火無火的不同：

A.痰迷心竅是氣鬱生痰，痰氣鬱結，屬陰屬靜而無火象，症見神識癡呆、精神抑鬱、對事物反應遲鈍、舉止失常、獨居暗處、喃喃自語、舌淡苔白膩、脈滑等。或喉中痰鳴、突然昏仆、不省人事、四肢抽搐、口吐白沫。

B.痰火擾心，痰鬱化火，火擾心神，屬陽屬動而有火熱躁動之象，故症見狂躁不安、高聲呼叫、哭笑罵詈無常、面紅、尿赤、便乾、舌紅苔黃膩、脈滑數等。

表 9–4　痰迷心竅、痰火擾心證鑒別表

<table>
<tr><th rowspan="2">證　候</th><th colspan="2">病　機</th><th colspan="2">症　狀</th></tr>
<tr><th>同</th><th>異</th><th>同</th><th>異</th></tr>
<tr><td>痰迷心竅</td><td rowspan="2">痰濁內犯心神</td><td>痰濁內阻</td><td rowspan="2">神志失常
痰涎壅盛</td><td>神志癡呆、精神抑鬱、表情淡漠、舌淡苔白膩、脈滑</td></tr>
<tr><td>痰火擾心</td><td>痰火內擾</td><td>發熱狂躁、神昏譫語、面赤、舌紅苔黃膩、脈滑數</td></tr>
</table>

(5)心脈痹阻證為本虛標實證。其病理基礎為心的陽氣不足，血行不暢，加之血瘀、痰凝、寒滯、氣鬱而誘發，故心疼發作時，多由實邪阻滯心脈所致，急則治標，但各種原因之間往往是相互影響的，常二種或二種以上相互兼夾出現，僅有主次因果之不同。

表 9–5　心脈痺阻證鑑別表

證候	病因	病機		症狀	
		同	異	同	異
心脈痺阻	血瘀	心脈痺阻氣血不暢	瘀血阻滯心脈	心悸怔忡心胸憋悶痛引肩背時作時止	疼如針刺、舌紫暗瘀斑、脈細澀
	痰濁		痰濁阻塞心脈		體胖痰多、身重困倦、舌淡、苔白膩、脈沉滑
	寒凝		陰寒凝滯心脈		疼痛劇烈、得溫痛緩、形寒肢冷、舌淡、苔白、脈沉遲或沉緊
	氣滯		氣機鬱滯不暢		胸脅脹疼，與情志變化有關，舌淡紅、苔薄白、脈弦

⑹小腸實熱證是由「心熱下移於小腸」所致，本證實際為心火盛而影響到小腸的功能異常，出現小便澀痛的症狀。

二、肺與大腸病辨證

1. 肺的生理功能

肺處胸中，主宣發肅降，司呼吸。外主皮毛，開竅於鼻，上連喉系，為水之上源。肺之經脈起於中焦，從肺系橫出腋下，循臂出大指之端。肺臟病變有以下表現：

⑴肺司呼吸，主宣發肅降

①肺氣虛：呼吸短促、出聲微弱。

②肺氣壅：喘息、胸悶或痛。

③肺氣逆：咳嗽、氣喘，甚則傷絡咯血。

⑵肺主皮毛

六淫外邪，往往首先犯肺，因而出現惡寒、發熱、咳嗽、汗出等外感症狀。

⑶肺為水之上源

肺氣失宣則小便不利、水腫。

⑷經脈循行部位

肺經有病可見缺盆中痛，肩胛與手臂疼痛。

2. 肺與其他組織器官的關係

⑴開竅於鼻

肺有病可出現鼻塞流涕、不聞香臭、鼻翼煽動、鼻淵等。

⑵喉為肺系

肺虛可失音。受寒則喉癢、音啞。受熱為喉痛、紅腫。痰阻為喉中痰鳴、哮喘。

3. 肺與其他臟腑的聯繫

肺與大腸相表裏，與脾腎相生，心肝相克，有病時可出現：

⑴與大腸相表裏

肺津失佈，則大便困難。

⑵與脾腎相生

①土不生金：先有脾胃虛弱，繼而引起肺虛。

②金不生水：先有肺病，隨即發生腎病的證候。

⑶與心肝相克

①金乘木：先有肺實，而後出現肝氣鬱滯。

②火乘金：先有肝火上炎，然後引起肺熱。此為木火刑金。

所以，肺有病時可見下列症狀：

⑴寒熱。

⑵咳嗽、喘息。

⑶胸悶或痛。

⑷吐痰或咯血。

⑸聲音改變。

⑹大腸功能的變化。

㈠肺氣虛

定　　義 肺氣虛是指肺功能活動減弱所表現的證候。

辨證要點 咳喘無力，氣少不足以息和全身機能活動減弱為主。

臨床表現 咳嗽無力、動則氣短、痰液清稀、聲音低怯、神疲乏力。或有自汗、畏風、易於感冒。舌淡、苔薄白。脈虛或浮而無力。

證候分析 肺主氣而司呼吸，肺氣虧虛，故呼吸氣短、咳嗽無力、聲音低怯；肺主皮毛，肺氣不能宣發衛氣以固護肌表，則腠理不密，衛表不固，故見自汗、畏風、易於感冒；氣虛則氣血不榮，故舌淡、苔薄白、脈虛或浮而無力。

㈡肺陰虛

定　　義 肺陰虛是指肺陰不足，虛熱內生所表現的證候。

辨證要點 以肺病常見症狀和陰虛內熱證共見為主。

臨床表現 乾咳痰少，或痰粘不易咯出，口燥咽乾、形體消瘦、午後潮熱、五心煩熱、盜汗、顴紅。甚則痰中帶血、聲音嘶啞、舌紅少苔、脈細而數。

證候分析 肺為嬌臟，性喜清肅柔潤，肺之陰津不足，則肺失清潤之性，陰虛則火旺，虛火灼肺，以致肺熱葉焦，而失肅降，故乾咳而痰少、口燥咽乾，甚至聲音嘶啞；若肺絡受損，則可見痰中帶血或咯血。潮熱、盜汗、五心煩熱、顴紅、舌紅少苔、脈細數等，皆是陰虛失養，虛熱內蒸之象。

㈢風寒犯肺

定　　義 風寒犯肺是指風寒外襲，肺衛失宣所表現的證候。

辨證要點 以咳嗽為主症，兼見風寒表證。

臨床表現 咳嗽、痰稀色白、喉癢或痛、鼻塞流清涕、微有惡寒、輕度發熱、無汗、頭身痠痛，或有氣喘、苔薄白、脈浮緊。

證候分析 肺司呼吸，又主皮毛，風寒之邪侵犯膚表，或內舍於肺，使肺衛失宣，而成本證。風寒犯肺，其邪常由皮毛而入，故一般均有表證的證候，即使外邪隨呼吸之氣而襲肺，亦可因肺氣不利而衛表失宣，故可有輕微寒熱、無汗、頭身痠痛、脈浮等症；肺為嬌臟，不耐寒溫，風寒犯肺，則肺失宣降，故咳嗽氣喘、鼻塞不利；肺氣失宣，肺津不佈，漸成痰飲，故咯痰清稀；痰色白、苔薄白、脈浮緊，為風寒之邪所致。

㈣風熱犯肺

定　　義 風熱犯肺是指由風熱之邪侵犯肺衛所表現的證候。

辨證要點 咳嗽與風熱表證共見為主。

臨床表現 咳嗽微喘、痰黃、鼻塞、咽喉疼痛、口微渴、身熱惡風、舌尖紅、苔薄黃、脈浮數。

證候分析 風熱之邪侵犯肺衛，則衛氣失調而為身熱惡風；肺氣不利，宣降失常，則咳嗽而喘；邪客肺系，故咽喉疼痛而鼻塞；風熱之邪灼肺，故可見痰黃、舌尖紅、口微渴、苔薄黃、脈浮數，皆為風熱之徵。

㈤熱邪壅肺

定　　義 熱邪壅肺是指肺失宣降所表現的證候。

辨證要點 肺病的常見症狀和裏熱證並見為主。

臨床表現 咳嗽痰稠色黃、氣喘息粗、壯熱口渴，甚至鼻翼煽動，或胸痛、咳吐膿血腥臭痰、大便乾結、小便短赤、舌紅苔黃、脈滑數。

證候分析 肺熱熾盛，肺失清肅，故發熱而咳、氣喘息粗；熱灼津傷，煉液為痰，故痰黃而稠，並有口渴、尿黃、便秘等症；肺居胸中，鼻為肺竅，火熱灼肺，肺氣迫急，故胸痛、鼻翼煽動；若痰熱肺氣交阻，則可腐敗營血而為癰膿，故見吐膿血腥臭痰。

㈥寒邪客肺

定　　義 寒邪客肺是指寒邪內客於肺所表現的證候。

辨證要點 突然咳嗽氣喘兼形寒肢冷等寒象為主。

臨床表現 咳嗽、氣喘、痰稀色白、形寒肢冷、舌淡苔薄白、脈遲等。

證候分析 寒邪內客於肺，肺氣失於肅降，氣上逆則咳嗽氣喘。肺氣不宣，水液不能敷佈，凝液成痰，故痰稀色白。陽氣被鬱，不能溫煦肢體，故形寒肢冷。寒性陰凝，故使氣血運行不利，血不上榮於舌則舌淡苔薄白，脈道失暢則脈遲。

㈦燥邪犯肺

定　　義 燥邪犯肺是指秋令，津液虧少，肺表失潤所表現的證候。

辨證要點 以肺系症狀表現和乾燥少津為主。

臨床表現 乾咳無痰，或痰粘難咯，咳甚則胸痛，甚或咯血、鼻衄，喉癢，口、鼻、唇、咽乾燥，膚澀、便結，常兼頭身痠痛、微有惡寒發熱、舌乾苔薄白或薄黃、脈浮數。

證候分析 多因秋令感受外界燥邪，耗傷肺津，或因風溫諸邪傷津化燥而成。燥邪犯肺，津液虧少，肺不得滋潤而失清肅，故乾咳不止、痰粘難咯；咳傷肺絡，則胸痛咯血；燥傷肺津，津液不佈，則唇、舌、口、鼻、咽喉、皮膚乾燥，大便乾結；由於燥邪外襲，肺衛失宣，故常見微惡風寒、輕微發熱、頭身痠痛、苔薄白或薄黃、脈浮數等。

㈧痰濕阻肺

定　　義 痰濕阻肺是痰濕阻滯肺系所表現的證候。

辨證要點 以咳嗽痰多色白易咳為主。

臨床表現 咳嗽痰多，色白而稀，易於咳出，胸悶，或見氣喘痰鳴，舌淡苔白膩，脈弦滑或濡緩。

證候分析 痰濕阻滯，肺失宣降，故咳喘痰多而稀白；痰阻肺絡，則胸悶；痰阻氣道，所以氣喘痰鳴；痰濕為陰濁之邪，故舌淡苔白膩。脈弦滑、濡緩，均為痰濕之象。

㈨大腸濕熱

定　　義 大腸濕熱是指濕熱侵襲大腸，而致下痢或泄瀉為主的證候。

辨證要點 以排便次數增多，或下痢粘凍，或下黃色稀水與濕熱內阻現象並見為主。

臨床表現 腹痛，下痢膿血粘凍、裏急後重；或暴注下瀉、色黃而臭。伴見肛門灼熱、小便短赤、口渴，或有惡寒發熱，但熱不寒等症。舌紅苔黃膩、脈濡數或滑數。

證候分析 濕熱侵襲大腸，壅阻氣機，故腹中疼痛；熏灼腸道，脈絡損傷血腐為膿而見粘凍膿血便；熱蒸腸道，機能亢奮，時欲排便，故有腹中裏急感；濕阻大腸，氣機壅滯，大便不得暢通，所以肛門發生後重感。濕熱侵犯大腸，津為熱迫而暴注下瀉，大便次數增多、色黃而臭。熱熾腸道，則肛門灼熱；水從大便外泄，故小便短少黃赤；口渴亦為熱盛傷津之徵。若表邪未解，則可見惡寒發熱；邪熱在裏，則但熱不寒。舌紅苔黃膩，為濕熱之象。濕熱為病，有濕重、熱重之分，濕重於熱，脈象多見濡數；熱重於濕，脈象多見滑數。

⑽大腸津虧

定　　義 大腸津虧是指津液不足，不能濡潤大腸所表現的證候。

辨證要點 大便乾燥難於排出為主。

臨床表現 大便秘結乾燥，難於排出，常數日一行，口乾咽燥，或伴見口臭、頭暈等症，舌乾少津、苔黃燥、脈細澀。

證候分析 大腸液虧，腸道失其滋潤而傳導不利，故大便燥結，難於排出，甚或數日一行；大腸腑氣不通，濁氣不泄而上擾，以致胃失和降，清陽被擾，故口臭、口乾、頭暈；燥熱陰虧，所以脈來細澀，舌乾苔黃而少津。

⑾腸虛滑泄

定　　義 腸虛滑泄是指大腸陽氣虛衰不能固攝所表現的證候。多由泄瀉、下痢久延不癒所致。

辨證要點 大便失禁為主。

臨床表現 下痢無度，或大便失禁，甚則脫肛，腹痛隱隱、喜熱喜按，舌淡苔白滑、脈沉弱。

證候分析 下痢傷陰，久瀉久痢，陽氣虛衰，大腸失固攝之用，因而下痢無度，甚則大便失禁或脫肛。大腸陽氣虛衰，陽虛則陰盛，寒從內生，寒凝氣滯，所以腹部隱痛、喜熱喜按。舌淡苔白滑、脈沉弱，均為陽虛陰盛之象。

・肺與大腸病辨證要點

⑴肺病的虛證主要有肺氣虛與肺陰虛兩種：

①肺氣虛：不僅有神疲乏力等所致全身機能不足的表現，且以肺氣不足，宣降失職，呼吸衰減所出現的咳喘無力、氣短聲弱，或衛外不固，容易感冒等為主症。肺氣虛與肺不主氣二者均有氣虛的表現，但有廣義和狹義之不同：

A.肺氣虛，是泛指肺氣虧虛的多種症狀，包括呼吸、衛表等各方面的病變。因脾為後天之本，氣血生化之源，故肺氣虛常涉及到脾，治宜補土生金，健脾生氣以補肺。

B.肺不主氣則一般習慣用於呼吸方面，其表現以虛喘為主症，因腎主納氣，故病重者常涉及到腎，治宜肺腎同補，斂肺納氣。

②肺陰虛為肺陰虧虛，虛熱灼肺的證候，與燥邪犯肺證均有津傷肺燥之象，故均見乾咳少痰，或痰少而粘，或痰中帶血，或咯血等。兩證的區別點在於病因上有外感、內傷之分：

A.肺陰虛：為內傷所致，起病緩、病程長，骨蒸潮熱、五心煩熱、盜汗等陰虛內熱之證，治當滋陰潤肺。

B.燥邪犯肺：感受秋令燥邪引起，起病急、病程短，口、鼻、唇、舌等乾燥之象明顯，且多伴表證，治宜清肺潤燥。

(2)肺的實證有風寒束肺、寒邪客肺、痰濕阻肺、風熱犯肺、熱邪壅肺、燥邪犯肺等。

寒邪客肺與風寒束肺表證二者均為寒邪侵襲所致。寒邪客肺以咳嗽為主症，惡寒而無發熱，故無表證，治則當以宣肺散寒為主；風寒束肺表證，以惡寒重發熱輕為主，咳嗽或有或無，即使咳嗽亦較輕微。治則當以宣肺解表為主。

(3)風寒束肺、寒邪客肺、痰濕阻肺三證均為風寒邪氣侵襲，或痰濕內阻，導致肺失宣降，而出現咳嗽、咯白痰等症。但三證的病因病機不同，臨床表現亦有區別，臨證應予鑒別。

表 9-6　風寒束肺、寒邪客肺、痰濕阻肺證鑒別表

證候	性質	主症	兼症	舌	苔	脈象
風寒束肺	實證	咳嗽痰液稀白較少不易吐	鼻塞流清涕、惡寒重、發熱輕、無汗	淡	薄白	浮緊
寒邪客肺	實證		形寒肢冷不發熱	淡	薄白	遲

痰濕阻肺	外感急性發作屬實；慢性發作為本虛標實	咳嗽痰多質粘色白易吐	胸悶甚則氣喘痰鳴	淡	白膩	弦滑濡緩

(4)風熱犯肺、熱邪壅肺、燥邪犯肺、肺陰虛四證雖其病因病機有別，但均可因肺之津液虧耗，而出現口乾咽燥等燥邪之象，故臨床亦應鑒別。

表 9–7 風熱犯肺、熱邪壅肺、燥邪犯肺、肺陰虛證鑒別表

證候	主症	兼症	舌	苔	脈象
風熱犯肺	咳嗽痰稠色黃	鼻塞流黃濁涕、身熱惡風、口乾咽痛	尖紅	薄黃	浮數
熱邪壅肺		高熱、口渴煩躁不安，甚則鼻翼煽動、衄血咯血、胸痛、咳吐膿血腥臭痰	紅	黃	滑數
燥邪犯肺	乾咳痰少質粘，唇舌、咽、鼻乾燥欠潤	惡寒發熱	乾	薄黃或薄白	浮數
肺陰虛		五心煩熱 骨蒸潮熱	紅	少	細數

(5)大腸濕熱證，臨床多見於盜汗濕熱泄瀉、濕熱下痢。一般腹瀉不夾膿血者為泄瀉；腹瀉夾膿血者為下痢。無論濕熱泄瀉，還是濕熱下痢，還應注意區分濕重於熱、熱重於濕、濕熱俱盛的不同。

表 9–8 濕熱泄瀉、濕熱下痢證鑒別表

證候	症狀				舌	苔	脈象
濕熱泄瀉	腹痛腹瀉肛門灼熱大便臭穢苔膩脈數	瀉無膿血	熱重於濕	心煩口渴、瀉下急迫、小便短赤	紅	黃膩	滑數

			濕重於熱	口乾飲少、瀉下稀糜腐臭	稍紅	厚膩稍黃	濡稍數
			濕熱俱盛	口乾口渴、瀉下黃糜臭穢	紅	黃厚膩	濡數
濕熱下痢		瀉夾膿血	熱重於濕	身熱口渴、便下膿血多、粘液少	紅	黃膩	滑數
			濕重於熱	瀉下不爽、便下粘液多、膿血少	稍紅	厚膩稍黃	濡稍數
			濕熱俱盛	身熱不揚、便下膿血粘液、赤白相兼	紅	黃厚膩	濡數

三、脾與胃病辨證

1.脾胃的生理功能

脾胃同居中焦。脾主運化水穀，胃主受納飲食。脾胃為氣血生化之源，後天之本。脾統血。脾惡濕喜燥，胃惡燥喜潤；脾氣宜升，胃氣宜降。脾經起於足，經膝股，入腹，絡胃，挾咽，散舌下。脾胃病變時可有以下表現：

⑴司中氣

①氣滯：脘腹脹滿。

②氣虛：氣短、倦怠無力、懶言、嗜臥。

⑵主運化受納

①脾失健運：食呆難化，腹脹、腹瀉。

②久病之人不能飲食：後天之氣將絕。

⑶脾氣宜升，胃氣宜降

①脾氣不升：眩暈。

②脾氣下陷：脘腹作脹、小腹有墜感、脫肛。

③胃氣上逆：噯氣、呃逆、嘔吐。

⑷脾惡濕

濕邪內侵，首先及脾。故《內經》曰：諸濕腫滿，皆屬於脾。

①濕泛於外則肌膚浮腫。

②濕阻於內則頭面目胞俱腫、腹脹、泄瀉、黃疸或聚為痰飲等。

⑸脾統血

脾不統血則出現如吐血、便血及婦科崩漏等。

⑹經絡循行部位

①脾經有病可見頸腫、腹腫、膝痛等。

②胃經有病可見前額痛、咽喉與齒齦腫痛、鼻衄等。

2.脾與其他組織器官的關係

⑴主肌肉

脾胃有病則消瘦。

⑵主四肢

病則四肢沉重無力或萎弱，身體沉重。

⑶開竅於口

①濕阻於內則口淡、口中粘膩、舌胖苔厚。

②濕熱內蘊則口中甜、口臭、口舌生瘡。

⑷其華在唇

①脾虛：唇白。

②脾熱：唇紅、唇裂。

3. 脾與其他臟腑的聯繫

脾與胃為表裏，與心肺相生，肝腎相克。有病時可出現：

(1)與胃為表裏

《素問・玉機真藏論》曰：「五臟者，皆稟氣於胃。」胃者，五臟之本也，即胃之生理功能不亞於脾。脾、胃有病時亦相互影響，脾有病則胃的受納功能減退，胃有病則脾的運化功能衰退。

(2)與心肺相生

①火不生土：先心陽虛，繼而出現脾失健運（腎陽不足之後，出現脾失健運，亦稱火不生土）。

②土不生金：先有脾弱，後見肺虛。

(3)與肝腎相克

①木乘土：先有肝病，繼而出現脾病。

②土乘水：先有脾病，然後出現腎虛。

綜上所述，脾胃有病時常見以下症狀：

(1)食慾減退。

(2)脘腹脹滿或疼痛。

(3)噯氣、呃逆、噁心、嘔吐。

(4)腹瀉或便溏、便秘。

(5)浮腫。

(6)出血。

(一)脾氣虛

定　義 脾氣虛是指脾氣不足，運化失健所表現的證候。

辨證要點 以運化功能減退和氣虛證並見為主。

臨床表現 腹脹納少、食後脹甚、大便溏薄、精神疲乏、肢體倦怠、氣短懶言、形體消瘦，或見肥胖、浮腫、面色萎黃、舌淡苔白、脈緩弱。

證候分析 脾主運化，脾氣虛則化食磨穀的機能減退，故食少、腹脹、便溏；脾失健運，精微不能輸佈，營氣虧虛，氣血生化不足，四肢肌肉及全身得不到營血的充養，故有神疲、乏力、氣短、懶言、體瘦、面色萎黃、舌淡苔白、脈緩弱等一系列證候；若見浮腫、肥胖，亦是由於脾失健運，以致水濕積聚之故。

㈡脾陽虛

定　　義 脾陽虛是指脾陽虛衰，失於溫運而表現的虛寒證候。

辨證要點 以脾失健運和寒象表現為主。

臨床表現 腹脹納少，腹痛綿綿、喜溫喜按，畏冷、四肢不溫，口淡不渴，大便溏薄清稀。或見肢體浮腫、小便短少，或見帶下量多而稀白。舌淡胖、苔白滑、脈沉遲無力。

證候分析 脾陽不振，氣虛不運，寒從中生，而成脾虛寒證。脾以陽氣為用，脾虛氣弱則運化無權，故納少腹脹、大便溏薄；脾位於中焦，證屬虛寒，故腹部隱痛、喜溫喜按；陽虛無以溫煦，所以畏寒而四肢不溫；脾陽虛衰，溫運無力，則水濕停聚，故小便短少；水濕泛溢於肌膚，則肢體浮腫，滲注於下，則為白帶量多。口淡不渴、舌淡胖、苔白滑、脈沉遲無力等，皆為陽氣虧虛，寒濕內停之象。

所謂「脾主運化」，已包含小腸主化物、泌別清濁等功能，因此，脾虛的一些證候，如腹痛腹脹、喜溫喜按、大便溏泄等，實際上與小腸機能的失常有關，因此習慣上常把小腸的虛寒證候，歸屬於脾陽虛之中，而有「虛則太陰」之說。

㈢脾氣下陷

定　　義 脾氣下陷是指脾氣虧虛，升舉無力而反下陷所表現的證候。

辨證要點 以脾氣虛證和內臟下垂為主。

臨床表現 脘腹重墜作脹，食後益甚；或便意頻數、肛門重墜；或久泄不止，甚至脫肛，或子宮下垂，或小便渾濁如米泔。伴見氣短乏力、神疲倦怠、聲低懶言、動則氣墜、頭暈目眩、食少便溏、面白、舌淡苔白、脈緩弱等。

證候分析 脾氣主升，能升發清陽和升舉內臟。氣虛升舉無力，內臟無托，故脘腹肛門重墜、便意頻數，或見脫肛、子宮下垂；清陽不升反下陷，固攝無權，故小便渾濁如米泔；清陽之氣不能上升於頭面，則見頭暈目眩、神疲思睡、面白、舌淡苔白；勞則氣耗，故動則氣短乏力，其餘食少、便溏、聲低懶言、舌淡苔白、脈緩弱等，是脾氣虧虛的一般表現。

㈣脾不統血

定　　義 脾不統血是指脾氣虧虛不能統攝血液所表現的證候。

辨證要點 以脾氣虛證和出血共見為主。

臨床表現 便血、尿血、肌衄、鼻衄、齒衄，或婦女月經過多、崩漏等，常伴有食少便溏、神疲乏力、少氣懶言、面白無華、舌淡苔白、脈細弱等症。

證候分析 脾有藏營，為血液生化之源，脾氣又有統攝血液運行的功能，故脾虛則生血無源而血不能自固，血不循經，溢於肌膚，則見皮下出血，溢於胃腸，是為便血，滲於膀胱，則為尿血，氣虛則衝任不固，漸成月經過多，或為崩漏等。食少便溏、神疲乏力、少氣懶言、面白無華、舌淡苔白、脈細弱等，是脾氣虛之徵。

㈤寒濕困脾

定　　義 寒濕困脾是指寒濕內盛，中陽受困所表現的證候。

辨證要點 以脾的運化功能發生障礙和寒濕中遏的表現為主。

臨床表現 脘腹脹悶、不思飲食、泛噁欲吐、口淡不渴、腹痛溏泄、頭重如裹、身重或腫，面色晦黃，或肌膚面目發黃、黃色晦暗如煙熏，舌淡胖苔白膩、脈濡緩。

證候分析 脾為寒濕所困，運化失司，升降失常，故脘腹脹悶、不思飲食、泛噁欲吐、腹痛溏泄。寒濕滯於經脈，阻塞氣機，則見頭重如裹、身體沉重，濕溢肌膚則腫；脾為濕困，生化不足，氣血不能外榮，故見肌膚、面色萎黃不澤；脾為寒濕所困，陽氣不宣，膽汁隨之外泄，故肌膚面目發黃、黃色晦暗如煙熏；寒濕內困，津液不傷，故口淡不渴。舌淡胖苔白膩，脈濡緩均為寒濕困脾所致。

㈥濕熱蘊脾

定　義 濕熱蘊脾是指濕熱內蘊中焦所表現的證候。

辨證要點 以脾的運化功能障礙和濕熱內阻的症狀為主。

臨床表現 脘腹痞悶、嘔噁厭食、肢體困重、大便溏泄不爽、小便短赤，或面目肌膚發黃、色澤鮮明如橘子色、或皮膚發癢、或有身熱起伏、汗出熱不解，舌紅苔黃膩、脈濡數。

證候分析 濕熱之邪蘊結脾胃，受納運化失職，升降失常，故脘腹痞悶，納呆嘔噁；脾生肌肉，濕性重著，脾為濕困，則肢體困重；濕熱蘊脾，交阻下迫，故大便溏泄不爽、小便短赤；濕熱內蘊脾胃，熏蒸肝膽，致膽汁不循常道，外溢肌膚，故皮膚發癢，面目發黃、其色鮮明如橘子色；濕遏熱伏，熱處濕中，濕熱鬱蒸，故身熱起伏、汗出而熱不解；舌紅苔黃主熱，膩主濕，脈濡主濕，數主熱，均為濕熱內盛之徵。

㈦胃陰虛

定　義 胃陰虛是指胃之陰液不足，胃失濡潤、和降所表現的證候。

辨證要點 以胃病的常見症狀和陰虛證共見為主。

臨床表現 胃脘隱痛、饑不欲食、口燥咽乾、大便乾結，或脘痞不舒，或乾嘔呃逆，舌紅少苔、脈細數。

證候分析 胃陰不足，則胃陽偏亢，虛熱內生，熱鬱胃中，胃氣不和，致脘部隱隱疼痛、饑不欲食；胃陰虧虛，上不能滋潤咽喉，則口燥咽乾；下不能濡潤大腸，故大便乾結；胃失陰液滋潤，胃氣不和，可見脘痞不舒；陰虛熱擾，胃氣上逆，可見乾嘔呃逆、舌紅少苔、脈細數，是陰虛內熱的徵象。

㈧食滯胃脘

定　　義 食滯胃脘是指飲食停滯胃脘、不能腐熟所表現的證候。

辨證要點 以胃脘脹悶疼痛、噯腐吐酸為主。

臨床表現 脘腹痞脹疼痛、厭食、噯腐吞酸，或嘔吐酸腐餿食、吐後脹痛得減。或兼腸鳴矢氣、瀉下之物酸腐臭穢。舌苔厚膩、脈滑。

證候分析 胃氣以降為順，食停胃脘，胃氣鬱滯，故脘部脹悶，甚則疼痛；食積於內，拒於受納，故厭食；食積化腐，胃氣上逆，故噯氣酸餿、嘔物酸腐；食濁下趨，積於腸道，則腹痛、腸鳴，矢氣臭如敗卵，大便不爽、或瀉下之物酸腐臭穢；舌苦厚膩、脈滑，為食濁內積之象。

㈨胃　寒

定　　義 胃寒是指陰寒凝滯胃腑所表現的證候。

辨證要點 以胃脘疼痛和寒象共見為主。

臨床表現 胃脘疼痛，輕則綿綿不已，重則拘急劇痛，遇冷加劇，得溫則減，口淡不渴；或肢涼喜暖、食後痛減；或伴見胃脘水聲漉漉、口泛清水。舌淡苔白滑、脈遲或弦。

證候分析 寒邪侵襲人體，陽氣受傷者，則為虛寒證；陽氣被遏者，則為實寒證。寒邪凝滯胃腑，絡脈收引，氣機鬱滯，故胃脘疼痛；寒為陰邪，得陽始化，得冷更凝滯不行，故疼痛遇冷加劇，得溫則減。口淡不渴，是陰不耗津，寒邪內盛之徵。胃寒屬實，若病程遷延，疼痛反覆發作，陽氣耗傷，虛象逐漸暴露，則由實轉虛。肢體失陽氣溫煦，故肢冷喜暖；進食後陽氣得振，所以疼痛暫時緩解。胃氣虛寒，不能溫化精微，致水液內停而為水飲，飲停於胃，振之可聞脘部漉漉水聲；隨胃氣上逆，可見口泛清水。本證陽氣不足為虛，水飲內停為實，病情不斷演變成為虛中夾實證。陰寒內盛，胃虛停飲，則舌淡苔白滑；遲脈主寒，水飲多見弦脈。

㈩胃　熱

定　　義 胃熱是指胃中火熱熾盛所表現的證候。

辨證要點 以胃病常見症狀和熱象共見為主。

臨床表現 胃燒灼痛、吞酸嘈雜，或食入即吐，或渴喜冷飲、消穀善饑，或牙齦腫痛潰爛、齒衄、口臭、大便秘結、小便短赤、舌紅苔黃、脈滑數。

證候分析 熱熾胃中，胃腑絡脈氣血壅滯，故脘部灼熱疼痛；肝經鬱火，橫逆侮土，肝胃氣火上逆，則吞酸嘈雜、嘔吐，或食入即吐。胃熱熾盛，耗津灼液，則渴喜冷飲；機能亢進，則消穀善饑。胃絡於齦，胃火循經上熏，氣血壅滯，可使牙齦腫脹疼痛，甚則化膿、潰爛；血絡受傷，血熱妄行，可見牙衄；胃中濁氣上逆，故口臭。熱盛傷津，大腸失潤，則大便秘結；小便化源不足，則量少色赤。舌紅苔黃為熱徵，熱則氣血運行加速，故脈象滑數。

・脾與胃病辨證要點

⑴脾病虛證有脾氣虛、脾陽虛、脾氣下陷、脾不統血四證。脾氣虛是四證共同的病理基礎：

①脾氣虛進一步發展，出現了寒象，則為脾陽虛。

②若氣虛清陽不升，內臟失於固托，則為脾氣下陷證。

③若氣虛統血無權，出現出血的症狀，則為脾不統血證。

表 9–9　脾病虛證鑒別表

證　候	相　同	相　異	舌	苔	脈　象
脾氣虛	面色萎黃 腹脹納少 食後尤甚 便溏肢倦	浮腫或消瘦	淡	白	緩弱
脾陽虛		腹痛喜暖喜按、肢冷尿少、肢體困重、浮腫、帶下清稀	淡胖	白滑	沉遲無力
脾氣下陷		脘腹墜脹、便意頻數、肛門重墜、子宮下垂	淡	白	緩弱
脾不統血		便血、尿血、肌衄、鼻衄，或婦女月經過多、崩漏等	淡	白	細弱

⑵脾陽虛與寒濕困脾兩證均有脾失健運，寒象及濕阻的表現，但二者有虛實之不同。臨證應加分辨。

①病機

A.脾陽虛：脾陽虛衰，健運失職，寒濕內生，屬虛證。

B.寒濕困脾：寒濕內盛中陽受阻，屬實證。

②病程

A.脾陽虛：起病緩慢，病程較長。

B.寒濕困脾：起病較快，病程較短。

③臨床表現

A.脾陽虛：脾虛失運症狀在先，伴有畏寒，且濕阻的徵象較輕，苔多白滑，脈沉遲。

B.寒濕困脾：濕困之症在先，且較突出，繼而出現脾運失健，舌淡胖，苔多白膩，脈濡緩。

⑶寒濕困脾與濕熱蘊脾兩證，均屬實證。在病理上皆有濕邪困脾而致脾失健運，二者的主要區別在於兼寒、兼熱屬性的不同。因此，兩證的臨床表現有同有異。

表 9–10 濕熱蘊脾與寒濕困脾的異同

鑒 別	證 候	濕熱蘊脾	寒濕困脾
相 同	腹痛脹滿、納呆便溏、身體困重、苔膩脈濡		
相 異	發黃	色鮮明如橘子	色暗如煙熏
	渴飲	不欲飲或飲不多	不渴
	大便	稠黏	清稀
	小便	黃短	清少
	寒熱	發熱	畏寒
	汗	有	無
	舌	紅	淡胖
	苔	黃膩	白膩
	脈象	濡數	濡緩

(4)胃病常見胃陰虛，食滯胃脘，胃實寒證，胃虛寒證及胃實熱證等。因胃承中州，故胃病多有胃脘疼痛，但因虛、實、寒、熱之病理不同，其疼痛的性質及兼症亦各不同，現區別如下：

表 9–11 胃病常見證候比較

證 候	疼 痛	嘔 吐	口 渴	大 便	舌	苔	脈 象
胃寒	冷痛	清水	不渴	溏	淡白	白滑	遲
胃熱	灼熱	吞酸	渴喜冷飲	便秘	紅	黃	滑數
胃陰虛	隱痛	乾嘔	口燥咽乾	乾結	紅	少	細數
食滯胃脘	脹痛	酸腐食物	口中腐臭	酸臭	淡	厚膩	滑

⑸胃實寒證和胃虛寒證，都有胃失和降，氣機不暢和寒象的病理表現，在臨床表現都有胃脘疼痛、遇寒痛劇、得溫痛減、噁心嘔吐、口淡不渴等症狀。但二證有虛實之別：

①病理

A.胃實寒證：多屬新病，病程較短。

B.胃虛寒證：多屬久病，病程較長。

②主證

A.胃實寒證：胃脘疼痛，多痛勢暴急而劇，且多拒按。

B.胃虛寒證：胃脘疼痛痛勢較緩，常隱隱作痛，且多喜按。

③體徵

A.胃實寒證：舌淡暗苔白，脈沉遲。

B.胃虛寒證：舌淡嫩苔白滑，脈遲弱或弦弱。

四、肝與膽病辨證

1.肝的生理功能

肝臟以血為體，以氣為用。性主升發，喜條達，宜疏泄。其志為怒。肝藏魂，為罷極之本。主謀慮。內藏相火，通於風氣。肝的經脈過陰器，抵小腹，佈脅肋，上巔頂。在肝臟有病時可出現：

⑴以氣為用

①肝氣疏泄太過 、橫逆：出現脅下脹痛，易於激動，脈弦等。

②肝氣條達不及：憂鬱寡歡，精神萎靡。

⑵藏血

①肝血虛：面黃唇淡、爪甲不華、目眩、脫髮或毛髮枯黃、手足麻木、筋惕肉瞤等。

②肝血瘀：脅痛如針刺、脅下痞塊等。

⑶在志為怒

肝火盛則急躁、易怒。

⑷主謀慮

肝病則多疑慮。

⑸罷極之本

肝病則疲乏、不能耐勞。

⑹肝藏魂

不藏則失眠、多夢易驚。

⑺內藏相火

火逆則頭脹、面熱、目赤、口苦。

⑻通於風氣

肝陽上亢、肝熱、血虛可生風，症狀如目眩、肢麻、抽搐、舌顫等。

⑼經脈

循行部位可見巔頂作痛、脅肋少腹脹痛、腋下頸側瘰癧、疝氣等。

2.肝與其他組織器官的關係

⑴開竅於目

①肝血虛：視力減退或雀盲。

②肝火：目赤腫流淚。

⑵主筋

①血不養筋：筋惕肉瞤、拘攣、搐搦。

②爪為筋之餘：指甲有病多屬血虛。

③膝為筋之府：筋病多見膝部屈伸不利。

⑶衝任隸屬於肝

肝主血海，任主胞胎，肝又為女子先天，女子生殖系統有病多與肝有關。

3.肝與其他臟腑的聯繫

肝與膽相表裏，與心腎相生，脾肺相克，有病時可出現：

(1)與膽為表裏，膽的生理功能為：

①司相火：火逆為頭脹、目赤、咽乾、口苦、黃疸、夢遺。

②主決斷：虛則膽怯、善恐易驚、臥不安。

③主半表半裏：寒熱往來。

④膽經循行部位：可見耳熱、暴聾、偏頭痛、脅痛。

(2)與心腎相生

①水不生木：腎陰虛後出現肝陰虛。

②木不生火：則氣沖心或肝火擾心可出現胸痞氣短，熱厥心痛。肝血虛後會出現心血虛。

(3)與脾肺相克

①木乘土：克制脾胃太過，出現脾胃病的症狀，如腹脹、納呆、噁心等。

②金乘木：肺有病後出現肝病。另外，肝火旺亦可影響肺，即木火刑金，木叩金鳴，出現乾咳痰少，甚則咯血的肺病症狀。

綜上所述，肝膽有病時常見以下症狀：

(1)眩暈或偏頭痛、巔頂痛。

(2)目部症狀：眼睛乾澀、視力減退、雀盲、目赤等。

(3)口乾苦。

(4)耳熱、耳聾、耳鳴。

(5)寒熱往來。

(6)指甲無華或異常。

(7)拘攣、搐搦、筋惕肉瞤、手足麻木、膝部屈伸不利。

(8)脅肋少腹脹痛或有痞塊，或偏疝墜痛。

(9)急躁易怒或憂鬱膽怯、多夢易驚。

⑽血虛症狀如面色萎黃、脫髮等。

⑾女子與男子的生殖系統症狀。

⑿黃疸。

⒀脈多弦、舌兩側常有異常變化。

㈠肝氣鬱結

定　義 肝氣鬱結是指肝失疏泄，氣機鬱滯所表現的證候。

辨證要點 以情志抑鬱，肝經所過部位發生脹悶疼痛，以及婦女月經不調為主。

臨床表現 情志抑鬱，胸悶喜太息，脅肋或少腹脹痛、竄痛，舌淡紅、苔薄白、脈弦。婦女可見乳房作脹、痛經、月經不調，甚則閉經。或咽部如有異物，吞之不下、吐之不出，或頸部癭瘤，或脅下痞塊，或突發氣厥等。

證候分析 肝鬱氣滯而氣機不暢，經脈不利，故胸脅少腹脹悶，或流竄作痛，肝鬱而失條達之性，不能調節情志，則情緒抑鬱不樂而善太息。婦女以血為本，肝為女子之先天，肝鬱氣滯，疏泄不及，氣血失和，衝任失調，故常見乳房作脹，甚或結塊，月經不調、痛經、甚至經閉。

肝氣鬱結不解，則全身氣機失調，由氣鬱而產生其他病理改變，如久之可導致痰濕內生、血行瘀滯、氣鬱化火等。痰氣搏結，阻於咽喉，則咽中如有炙臠梗阻，是為「梅核氣」；痰氣積聚於頸部，則可形成癭瘤；氣滯則血瘀，氣血瘀滯日久，可以形成痞塊積於脅下；若因情志等刺激，氣鬱不解，阻閉氣機，則可出現突然身麻肢厥，胸悶氣哽，甚或昏倒不省人事的「氣厥」證。

㈡肝火上炎

定　義 肝火上炎是指肝火熾盛而上炎所表現的實熱證候。

辨證要點 以肝脈循行部位的頭、目、耳、脅表現出實火熾盛症狀為主。

臨床表現 頭痛眩暈、耳鳴如潮、面紅目赤、口苦咽乾、脅肋灼痛、煩躁易怒、不寐或惡夢紛擾，或吐血衄血、便秘尿黃、舌質紅、苔黃、脈弦數有力。

證候分析 肝火易上炎，肝火循經上攻頭目，氣血湧盛絡脈，故頭痛眩暈、面紅目赤、耳鳴如潮；肝火內熾，氣血壅滯，則脅肋部灼熱疼痛；肝膽相為表裏，肝熱傳膽，膽氣循經上溢，則口苦；津為火熱所灼，故咽乾；肝失條達柔順之性，所以急躁易怒；火熱內擾，神魂不安，以致失眠、惡夢紛擾；灼傷絡脈，血熱妄行，可見吐血出血；熱盛耗津，故便秘尿黃；舌紅苔黃、脈弦數有力，為肝經實火熾盛之徵。

㈢肝血虛

定　　義 肝血虛是指肝血虧虛，失於濡養所表現的證候。

辨證要點 以筋脈、爪甲、兩目、肌膚等失於濡養以及全身血虛的現象為主。

臨床表現 面色無華、眩暈耳鳴、夜寐多夢、視物模糊或成雀盲，肢體麻木或筋脈拘急、肌肉瞤動、爪甲不榮，婦女常見月經量少、色淡，甚則經閉。舌淡、脈細。

證候分析 肝血不足，不能上榮頭面，故面色無華、頭暈、舌淡；肝得血而能視，血不濡於目，故眼花、視物模糊，或成雀盲；肝主筋，其華在爪，肝血虧虛，經筋失去營血的濡養，則爪甲不榮；虛風內動而見肢體麻木、筋脈拘急、肌肉瞤動；肝為女子之先天，女子以血為本，肝血不足，血海空虛，則月經量少色淡，甚至閉經；血虛不足以安魂定志，則夜寐多夢；血少則脈失充盈，故脈細。

㈣肝陰虛

定　　義 肝陰虛是指虛熱內擾而表現的證候。

辨證要點 以肝病症狀和陰虛證共見為主。

臨床表現 眩暈、兩目乾澀、視物模糊、面部烘熱、脅肋灼痛、五心煩熱、潮熱盜汗、咽乾口燥，或見手足蠕動、舌紅少苔、脈弦細數。

證候分析 目為肝之竅，肝陰不足，不能上濡於目，則兩目乾澀、眼花、視物模糊；陰虧液少，肝陽易動，故見手足蠕動、頭暈頭搖等症；陰虛生內熱，虛熱內擾，則有脅肋灼痛，以及五心煩熱、潮熱盜汗、咽乾、舌紅少苔、脈弦細而數等一派陰虛內熱症狀。

㈤肝陽上亢

定　　義 肝陽上亢是指肝陽亢盛而表現的下虛上盛，陰虛陽亢證候。

辨證要點 以腎陰虧於下，肝陽亢於上的證候表現為主。

臨床表現 眩暈耳鳴、頭目脹痛、面紅目赤、急躁易怒、心悸健忘、失眠多夢、腰膝痠軟、頭重腳輕、舌紅少苔、脈弦有力或弦細數。

證候分析 肝腎之陰不足，肝陽亢逆無制，氣血上沖，則眩暈耳鳴、頭目脹痛、面紅耳赤；肝性失柔，故急躁易怒；陽虛心失所養，神不得安，則見心悸健忘、失眠多夢；腰為腎府、膝為筋府，肝腎陰虛，筋脈失養，故腰膝痠軟無力；陰液虧於下為下虛，肝陽亢於上為上盛，下虛上盛，所以頭部發重、兩足飄浮、步履不穩。舌紅少苔、脈弦有力或弦細數，為肝腎陰虛，肝陽亢盛之象。

㈥肝風內動

定　　義 肝風內動是指由多種原因所導致的，以眩、麻、抽、顫等為主要表現的證候。臨床上常見的有肝陽化風、熱極生風、陰虛動風、血虛生風四種。

辨證要點 肝陽上亢的現象結合當前突然出現肝風內動的症狀。

1.肝陽化風

定　　義 肝陽化風是指肝陽過亢而表現出眩暈、震顫，甚至卒中等動風的證候。

臨床表現 眩暈欲仆，項強肢麻，肢體震顫，手足蠕動，語言不利，步履不正。舌紅苔黃，脈弦細數或弦有力。若卒然昏倒，不省人事，口眼歪斜，半身不遂，舌強語謇，喉中痰鳴，則為中風之病。

證候分析 由於肝陽亢盛日久，耗損陰液，或是肝腎陰虧，而致肝陽上亢，從而形成標實本虛、上盛下虛的病理改變。陽亢陰虧、水不涵木，則必然會形成動風的病理表現。陽亢於上，陰虧於下，則風自內生，上達巔頂，橫竄脈絡，故眩暈欲仆、項強肢麻、手足蠕動、肢體震顫等動風之象；上盛下虛，故步履不正、行走飄浮。風陽盛則可灼液為痰，若風陽夾痰上擾，清竅為之蒙蔽，則可卒然昏仆、不省人事、喉中痰鳴，是為暴風驟至的卒中風。若風痰流竄經隧，經氣不利，則見口眼歪斜、半身不遂、舌強語謇等症。

2. 熱極生風

定　　義 熱極生風是指熱邪亢盛而引起抽搐等動風的證候。

臨床表現 高熱煩渴、躁擾如狂，或手足抽搐、頸項強直、兩目上翻，甚則角弓反張、牙關緊閉、神志昏迷、不省人事。舌紅絳、苔黃燥、脈弦數有力。

證候分析 多見於外感溫熱病中，由於熱邪亢盛，燔灼經絡筋脈，熱閉心神引起。熱盛傷津，則高熱煩渴；邪熱閉塞心竅，則神昏不省人事；火熱擾亂心神，則躁擾如狂；邪熱熾盛，燔灼肝經，筋脈失養，攣急剛勁，故手足抽搐、頸項強直、角弓反張、兩目上翻、牙關緊閉等動風證候，舌紅絳、苔黃燥，脈弦數有力為肝熱亢盛表現。

3. 血虛生風

有肝血虛的表現，而以眩暈、肢體麻木等為主症者，為血虛生風。具體證候參見肝血虛證。

4. 陰虛動風

有肝陰虛內熱的表現，而以手足蠕動、眩暈、耳鳴等為主症者，為陰虛動風。具體證候參見肝陰虛證。

㈦寒滯肝脈

定　　義 寒滯肝脈是指寒邪凝滯肝脈所表現的證候。

辨證要點 以少腹及睾丸墜脹冷痛為主。

臨床表現 少腹牽引陰部墜脹冷痛，上連脅肋，或陰器收引、小腹劇痛，或為巔頂冷痛，遇寒痛甚、得溫痛緩，並見形寒肢冷、嘔吐清涎或乾嘔、舌淡苔白滑、脈沉而弦緊。

證候分析 足厥陰肝經繞陰器，循少腹、佈脅肋、屬肝絡膽、連目系、上達巔頂，由於寒性凝滯收引，致使氣血凝滯，經脈攣急收引，故上下牽引、卒然劇痛，其位或以陰器小腹為主，或痛在巔頂；寒為陰邪，陽氣被遏而不佈，故形寒肢冷，遇寒痛增、得熱則緩；陰寒凝滯，水飲不化，故嘔吐清涎；舌淡苔白滑、脈沉而弦緊，是寒盛之象。

㈧肝膽濕熱

定　　義 肝膽濕熱是指濕熱蘊結肝膽或肝經濕熱下注所表現的證候。

辨證要點 以右脅肋部脹痛、納呆、尿黃、舌紅苔黃膩為主。

臨床表現 脅肋部脹痛灼熱，或有痞塊、厭食、腹脹、口苦嘔噁、大便稀溏或乾結、小便短赤、舌紅苔黃膩、脈弦數。或寒熱往來，或身目發黃，或陰囊濕疹、搔癢難忍，或睾丸腫脹熱痛，或帶下黃臭、外陰搔癢等。

證候分析 濕熱蘊結肝膽，疏泄失職，肝氣鬱滯，故右側脅肋部出現脹痛灼熱；氣滯血瘀，可致脅下痞塊；肝木橫逆侮土，脾胃受病，運化失健，則厭食、腹脹；胃氣上逆，故嘔噁欲吐；膽氣隨之上溢，可見口苦。濕熱內蘊，濕偏重則大便稀溏，熱偏重則大便乾結；濕熱下注，膀胱氣化失司，所以小便短赤。舌紅苔黃膩、脈弦數，為濕熱內蘊肝膽之徵。

若肝病影響膽腑，樞機不利，正邪相爭，可見寒熱往來；濕熱熏蒸，膽汁不循常道而外溢肌膚，則肌膚、目睛發黃；肝脈繞陰器，濕熱隨經下注，浸淫陰囊，則為濕疹，搔癢難忍；鬱蒸睾丸，絡脈氣血壅滯，故睾丸腫脹疼痛；婦女陰道為濕熱熏蒸，則帶下黃臭，外陰搔癢。

㈨膽鬱痰擾

定　義 膽鬱痰擾是指膽失疏泄，痰熱內擾所表現的證候。

辨證要點 以失眠驚悸或眩暈耳鳴、舌紅苔黃膩為主。

臨床表現 頭暈目眩、煩躁不寧，或膽怯易驚、心悸不安、謀慮不決、胸悶脅脹、善太息、失眠夢多、口苦嘔噁、舌苔黃膩、脈弦滑。

證候分析 膽為清淨之府，痰熱內擾，則膽氣不寧，故神情煩躁、謀慮不決、失眠多夢；氣鬱痰阻，膽氣不舒，故胸悶脅脹、善太息，或膽怯易驚而心悸不安；膽脈絡頭目、入耳，痰濁上擾，故頭暈目眩，或兼耳鳴、嘔噁、口苦、舌紅苔黃膩、脈弦滑等，為痰熱內阻，胃失和降的表現。

・肝與膽病辨證要點

⑴肝為剛臟，主藏血，屬春木而主風，性喜升發，故有體陰而用陽之稱。因此，肝病的虛證常多陰血不足；實證以氣鬱、陽火上亢為常見。

⑵肝氣鬱結、肝火上炎、肝血虛、肝陰虛、肝陽上亢、肝風內動諸證常同出一源，是疾病發展過程中的不同階段，它們之間既有聯繫，又有區別。從發病機理上看，肝氣鬱結證是其基礎證型：

①肝氣鬱結，日久可以化火（即氣有餘便是火），形成肝火上炎之證。

②肝火上炎，火熱熾盛，便可暗耗陰血，導致肝血虛，肝陰虛。

③肝陰不足，陽無所制，可致肝陽上亢。

④肝陽亢逆無制，又可化風，加之陰血不足，虛風內動，或熱邪亢盛，引動肝風，均可形成肝風內動證。

⑶肝火上炎與肝陰虛證二者的臨床表現都有熱象，但前者為實熱，後者屬虛熱，故臨證應予鑒別。

表 9–12　肝病常見證候比較

證　候	病　機	證　型	症　狀	舌	苔	脈　象
肝火上炎	肝經火熱循經上炎	實熱證	頭脹且痛、疼勢如劈、面紅目赤、性急易怒、便秘溲赤	紅	黃	弦數有力
肝陰虛	陰液虧虛虛熱內擾	虛熱證	頭昏目眩、兩目乾澀、視物模糊、脅肋灼痛、五心煩熱、潮熱盜汗、手足蠕動	紅	少	弦細數
肝陽上亢	陰虛於下陽亢於上	本虛標實	眩暈耳鳴、頭目脹痛、急躁易怒、腰膝痠軟、頭重腳輕	紅	少	弦細數或弦有力

(4)肝血虛與肝陰虛證，兩者同屬虛證，為肝臟陰血不足。

①肝血虛：肝血不足，病在本臟，而陽火之象不著，治宜養血柔肝。

②肝陰虛：肝陰不足，乙癸同源，常常肝腎陰虛症狀並見，陰虛陽偏亢，症見熱象，治當滋腎養肝，佐以清熱潛陽。

(5)肝風內動證是指在病變過程中出現了眩暈欲仆、抽搐、震顫等具有動搖特點的症狀。但由於發病機制不同，有屬虛證，有屬實證，有屬本虛標實之別。因此，臨床表現各有不同，臨證應予鑒別，現列表如下：

表 9–13　肝風內動證鑒別表

證　候	病　機	症　狀	舌	苔	脈　象
血虛生風	營血虧虛筋脈失養	頭暈目眩、面色無華、爪甲不榮	淡	薄白	細
陰虛動風	陰液虧虛筋脈失養	五心煩熱、口燥咽乾、午後潮熱、震顫	紅	少	弦細數

肝陽化風	陰不制陽 亢極化風	動風之狀、眩暈欲仆，甚則卒然昏倒、不省人事、言語謇澀	紅	黃	弦細數或弦有力
熱極生風	熱盛津傷 筋脈失養	壯熱煩躁，手足抽搐，甚則牙關緊閉，角弓反張，兩目上視，神志昏迷	紅絳	黃燥	弦數有力

⑹肝為陽臟，肝病雖有虛實之別，但以熱證為多。寒滯肝脈證，是寒邪凝滯肝脈所致，故其表現為肝經循行的部位出現冷痛症狀為主，治當溫經散寒。

⑺肝膽濕熱與濕熱蘊脾二者均為濕熱之邪為患，出現脾運失健的症狀。但兩證的病位病機不同，臨床表現亦有不同：

①肝膽濕熱：邪在肝膽，為濕熱鬱遏，疏泄失司，以肝膽的見症為主。

②濕熱蘊脾：濕熱在脾，中焦受阻，升降失常，見症以脾胃的症狀為主。

五、腎與膀胱病辨證

1. 腎的生理功能

腎屬水，受五臟六腑的陰精而藏之；司相火，為水火之臟。腎藏精，主生殖，為先天之本、人體生長發育之根，主納氣。腎之經脈自足上股貫脊，由於腎中藏真陰而寓真陽，陰陽相配，水火相濟，宜藏而不宜泄，故腎病多屬虛證。腎臟有病時可有以下表現：

⑴腎為水火之臟

①腎水即腎陰。陰虛的表現有潮熱、骨蒸、腰膝痠軟、咯血等。

②腎中之火為命門相火，即腎陽。腎陽虛的表現有畏寒、手足涼、骨痛、房事不舉等。

⑵腎為先天之本

小兒生後體質弱，即屬先天不足之腎虛。此外，有關生殖系統病變如陽痿、精冷、遺精、滑精、經行異常、無子等以及小兒發育不良等均為腎病。

⑶主納氣

腎不納氣則喘促、呼多吸少。

⑷司二便

有病則泄瀉、尿頻、二便失禁。

⑸經絡循行部位

腎經有病、腰背痠痛、下肢沉重、屈伸不利。

2. 腎與其他組織器官的關係

⑴腎主骨髓

①骨萎：行走無力。

②腦為髓海，髓海不足：頭眩、腦鳴、善忘。

③齒為骨之餘，腎病：齒痛、齒齦齲、齒槁。

⑵腎開竅於耳

腎有病則耳鳴、耳聾。

⑶其華在髮

腎病則髮焦、髮落。

⑷腰為腎之府

①腎陰虛則腰脊痠軟。

②腎陽虛則腰背冷。

3. 腎與其他臟腑的聯繫

腎與膀胱相表裏，與肝肺相生、心脾相克。

⑴與膀胱為表裏

腎氣不足，氣化不及則小便不利。

⑵與肝肺相生

①水不生木：古有肝腎同源之說，兩者關係極為密切，故腎有病後，往往影響至肝的生理功能。

②金不生水：先有肺病，以後出現腎病。

⑶與心脾相克

①水乘火：先有腎寒，以後出現心陽虛。

②土乘水：先有脾病，以後出現腎病。

綜上所述，腎有病時常見以下症狀：

⑴腰膝痠痛無力。

⑵耳鳴、耳聾。

⑶髮白脫落。

⑷水腫。

⑸二便異常。

⑹男子陽痿遺精、精少不育；女子月經不調、經閉不孕。

㈠腎陽虛

定　義 腎陽虛是指腎臟陽氣虛衰所表現的證候。

辨證要點 以全身機能低下伴見寒象為主。

臨床表現 面色皖白或黧黑，形寒肢冷，腰膝以下尤甚，腰膝痠軟而痛，精神不振，男子陽痿、精冷，女子宮寒不孕，性慾低下，小便頻而清長、夜尿多，或尿少而浮腫，腰以下腫甚、按之沒指，腹脹滿悶，或見心悸氣短、喘咳痰鳴。舌質淡胖有齒痕、苔白滑，脈弱，兩尺脈尤甚。

證候分析 腎陽即命火，為一身陽氣的根本，有溫煦形體、氣化水液、促進生殖發育等功能。腎陽不足，命門火衰，則形體失其溫煦而寒從內生，氣化無權而水液代謝失常。命火為下焦之元陽，腎陽不足，故面色皖白或黧黑，形寒肢冷、腰膝以下尤甚；命門火衰，不能促進性機能，故性慾減退，男子陽萎、精冷，女子宮寒不孕；陽虛不能氣化水液，而水液下趨，故小便頻而清長、夜尿增多；陽衰氣化無權，亦可表現為不能泌別尿液，則為小便不利而尿少；水液排泄障礙，蓄積體內而泛溢肌膚，故身體浮腫；水性趨下，水液不得陽氣之蒸騰，勢必趨下而腰以下腫甚；陽虛水停，中焦氣機不暢，故腹脹滿悶，為水反侮土；水邪泛濫，抑遏心陽，則見心悸氣短，為水氣凌心；水泛為痰，痰飲停肺，則為喘咳、痰聲漉漉，為水寒射肺；舌淡胖有齒痕、苔白滑、脈弱等，均是腎陽失溫，陽虛水停之徵；兩尺脈候腎，腎陽虛者，故兩尺脈尤弱。

(二)腎陰虛

定　義 腎陰虛是指腎臟陰液不足所表現的證候。

辨證要點 以腎病主要症狀和陰虛內熱證為主。

臨床表現 眩暈耳鳴、失眠多夢、健忘、齒鬆髮脫、腰膝痠痛，男子遺精早泄、陽強易舉或精少，女子經少、經閉或夢交，或見崩漏。咽乾舌燥、入夜為甚、五心煩熱，或潮熱盜汗，或骨蒸發熱、小便短黃、形體消瘦、午後顴紅、舌紅少苔、脈細數。

證候分析 腎陰為一身陰液之根本，有滋潤臟腑形體、充養腦髓骨骼、抑制腎陽不使妄動等功能。腎陰虧損，則臟腑形體失其滋養，精血髓汁不足而腦髓骨骼失其充養，腎陽無制則相火妄動而為害。

陰虧髓少而腦髓空虛，骨骼失充，故眩暈、耳鳴、健忘、齒鬆、髮脫、腰膝痠痛；形體、口舌得不到陰液的滋養，故咽乾舌燥、形體消瘦、舌紅少苔；陰虛不能制陽，虛火內擾，則五心煩熱，或為潮熱、盜汗、顴紅，甚或骨蒸發熱，小便短黃、脈細數；虛火上擾，神志不寧，則失眠多夢；相火妄動，擾亂精室，故男子遺精早泄、陽強易舉，女子則為夢交；陰液精血虧少，男子精少，衝任失充，則婦女經行量少，甚或經閉；虛火迫血妄行，亦可導致崩漏。

㈢腎精不足

定　　義 腎精不足是指腎精虧損所表現的證候。

辨證要點 生殖機能低下和生長發育遲緩。

臨床表現 男子精少不育，女子經閉不孕，性機能減退。小兒發育遲緩、身材矮小、智力和動作遲鈍、囟門遲閉、骨骼衰軟。成人則見早衰、髮脫齒搖、耳鳴失聰、健忘恍惚、足痿無力等，舌淡紅苔白、脈沉細。

證候分析 腎精虧少，腎氣不足，則性機能低下，男子並見精少不育，女子並見經閉不孕。精虧則生髓不足，髓汁虧虛則無以充養骨髓、髓腔、腦海，則骨髓失充，腦髓空虛，故小兒可見五遲（立遲、行遲、髮遲、語遲、齒遲）、五軟（頭軟、項軟、手足軟、肌軟、口軟），成人則為齒鬆髮脫、耳鳴失聰、健忘恍惚等衰老現象，以及足痿無力等症，舌淡紅苔白、脈沉細，為腎精不足之徵。

㈣腎氣不固

定　　義 腎氣不固是指腎氣虧虛固攝無權所表現的證候。

辨證要點 以腎氣虧虛不能固攝的表現為主。

臨床表現 神疲、耳鳴、腰膝痠軟、小便頻數而清，或尿後餘瀝不盡，或遺尿，或小便失禁，男子滑精、早泄，女子月經淋漓不盡、或帶下清稀而多，或胎動易滑，或大便失禁、滑泄不止等。舌淡苔白、脈沉弱。

證候分析 神疲、耳鳴、腰膝痠軟、脈沉弱等，是腎氣虧虛的表現。腎虛而膀胱失約，故小便頻數而清、尿後餘瀝不盡，甚或遺尿、小便失禁；腎氣虧虛，精關不固，則見滑精、早泄；腎虛而衝任虧損，下元不固，所以月經淋漓不盡、帶下清稀而多、胎動易滑；腎虧不能固攝後陰，肛門開合無權，則見大便失禁、滑泄不止。

㈤腎不納氣

定　　義 腎不納氣是指腎氣虧虛，納氣無權所表現的證候。

辨證要點 以久病咳喘、呼多吸少、氣不得續、動則喘息益甚為主。

臨床表現 久喘不癒、呼多吸少、氣不得續、動則喘息加重，咳嗽吐痰清稀，甚或尿隨咳出、自汗神疲、聲音低怯、耳鳴失聰、腰膝痠軟、舌淡胖、苔白滑、脈沉弱。喘息嚴重者，可見冷汗淋漓、肢冷面青、脈浮大無根，亦兼見顴紅、躁擾不寧、咽乾口燥、舌紅少津、脈細數者。

證候分析 肺腎氣虛，氣不歸元，腎失攝納，故久喘不癒、呼多吸少、氣短喘促，動則尤甚；肺腎氣虛，氣化無權，津液不得敷佈，則聚而生成痰飲，痰飲停肺，則咳嗽吐痰清稀；肺虛則宗氣亦微，衛表不能固密，故聲音低怯，常自汗出神疲；腎氣不固，膀胱失約，則尿隨咳出；腰膝痠軟、耳鳴失聰等，是腎虛之徵。腎不納氣，以氣虛為主，一般偏於陽虛，但亦有偏於陰虛而為氣陰不足者。腎氣虛極，腎陽亦衰，故喘息嚴重時，可見冷汗淋漓、面青肢厥、脈浮大無根，有陽氣欲脫之勢；若兼見顴紅、咽乾口燥、躁擾不寧、舌紅少津、脈細數等，為氣陰而虛，陰液虧少，以致陰不斂陽。

㈥膀胱濕熱

定　　義 膀胱濕熱是指濕熱侵襲膀胱，引起小便異常的證候。

辨證要點 以尿頻、尿急、尿痛、尿黃為主。

臨床表現 尿急而頻、小腹痛脹急迫、排尿灼熱或澀痛、小便黃赤或渾濁，或尿血，甚或有砂石。或伴有發熱、口渴不多飲、腰痠脹痛等症、舌紅苔黃膩、脈滑數。

證候分析 濕熱蘊結，膀胱氣化失常，故小便頻數，短澀不利、淋漓不盡；膀胱位於小腹，濕熱阻滯，內擾膀胱，下迫尿道，故小腹痛脹急迫，尿急而排尿灼熱、澀痛；濕熱傷及陰絡則尿血；熱灼濕蘊，煎熬尿垢，日久可結成砂石；

膀胱與腎相表裏，濕熱蘊結膀胱；由腑及臟，影響腎之氣化，故見腰痠脹痛；發熱、渴不多飲、苔黃膩、脈滑數等，為內有濕熱之徵。

・腎與膀胱病辨證要點

(1)腎為先天之本，主藏精，為陰陽水火之宅，故一般而論腎只有虛證，而無表證、實證。腎之寒熱，均為腎虛陰陽失調而致。陰虛生熱，陽虛生寒。即為腎之熱證、寒證的病機，臨證應當注意掌握。

(2)腎的虛證臨床常見的有腎陽虛、腎陰虛、腎精不足、腎氣不固、腎不納氣五證。但其病理機制各有不同：

①腎陽虛為命門火衰，虛寒內生；腎陰虛為腎陰虧耗，相火妄動。

②腎精不足則為腎精虧少，髓海空虛。

③腎氣不固為腎氣虛憊，封藏失權。

④腎不納氣又為腎失攝納，氣不歸元。

(3)精雖屬陰，但腎精不足，則無陰虛內熱之變；氣雖屬陽，但腎氣不足，卻無陽虛生寒之變，其他表現亦有不同，臨床應予鑒別，採取不同治法，方可取效。現將腎虛五證比較如下：

表 9–14　腎虛證鑒別表

證候	相同	相異	舌	苔	脈象
腎陰虛		失眠多夢、陽強易舉、遺精早泄、潮熱盜汗、咽乾顴紅、溲黃便乾	紅	少	細數
腎精不足	腰膝痠軟	小兒五遲、五軟、成人精少、經閉、髮脫齒搖、健忘耳聾、動作遲緩、足痿無力	淡紅	白	沉細
腎氣不固		小便頻數而清、餘瀝不盡、遺尿失禁、滑精早泄、胎動易滑	淡		沉弱

腎不納氣		咳喘呼多吸少、氣不得續、動則喘息益甚、聲音低微			
腎陽虛		畏寒肢冷、陽痿、婦女宮寒不孕、五更泄瀉、肢體浮腫、夜尿多	淡胖		沉遲

(4)膀胱濕熱與小腸實熱證，二者均為熱邪為患，其表現都有小便異常的改變，熱邪侵襲的病位不同。

①膀胱濕熱：病在膀胱，腎與膀胱為表裏，見腰痛，因為有濕熱，故舌紅苔黃膩、脈滑數等症。

②小腸實熱：病在小腸，心與小腸相表裏，見心煩、口舌生瘡，因為有熱無濕，故舌紅苔黃、脈數等病症。

六、臟腑兼證

臟腑兼證是指同時見到兩個以上臟器的病證。

人體是一個有機的整體，各臟腑之間在生理功能上既分工，又協作，共同完成人體各種複雜的生理功能，以維持人體正常的生命活動，所以在疾病發生時，各臟腑的病變，往往也不是孤立無關的，常常相互影響，出現複雜的病變。當某一臟，或某一腑發生病變時，在一定條件下，多出現臟及臟，或臟及腑，或腑及腑，或腑及臟，影響其他臟器，出現臟腑兼證的證候。根據臨床觀察，這種複雜的證候，尤以臟腑的虛證、內傷病證，或外感疾病的合病、並病等更為常見。故辨識臟腑兼證，對指導臨床治療具有十分重要的意義。

臟腑兼證的病變非常複雜，證候亦十分繁多，要掌握臟腑兼證的辨證，應注意以下幾個方面：

⑴首先要掌握每一臟腑常見證候的臨床表現特徵。

⑵臟腑兼證並不是二臟器以上的病證簡單相加，而是按照臟腑之間所存在的一定的內在規律相互傳變而表現的，如具有表裏關係的臟腑之間，臟與臟間有生克乘侮關係的兼證容易出現。因此，在理解臟腑之間生理、病理的基礎上，應掌握臟腑病證的一般傳變規律。

⑶要根據病史及臨床表現，詳細辨析臟腑兼證，是同時受病，還是有先有後，要區別何臟腑病變為主，何臟腑病變為次，有無因果、生克乘侮等關係，以便明確病機，作出恰當的辨證施治。

㈠心腎不交

定　　義 心腎不交是指心腎水火既濟失調所表現的證候。

辨證要點 以失眠伴見心火亢盛，腎陰虛的症狀為主。

臨床表現 心煩不寐、心悸不安、頭暈耳鳴、健忘、腰痠遺精、五心煩熱、咽乾口燥、舌紅、苔少脈細數。

證候分析 心為火臟，心火下溫腎水，使腎水不寒；腎為水臟，腎水上濟心火，使心火不亢。水火互濟，則心腎陰陽得以協調，故有「心腎相交」或「水火既濟」之稱。若腎水不足，心火失濟，則心陽偏亢，或心火獨熾，下及腎水，致腎陰耗傷，均可形成心腎不交的病理變化。本證水虧於下，火熾於上，水火失濟，心陽偏亢，故心神不寧、心悸不安；水虧陰虛，骨髓不充，腦髓失養，則頭暈耳鳴、記憶力減退；腰為腎府，失陰液濡養，則腰痠；精室為虛火擾動，故遺精；五心煩熱、咽乾口燥、舌紅、苔少、脈細數，為水虧火亢之徵。

㈡心脾兩虛

定　　義 心脾兩虛是指心血不足，脾氣虛弱所表現的證候。

辨證要點 以心悸失眠、面色萎黃、神疲食少、腹脹便溏和慢性出血為主。

臨床表現 心悸怔忡、失眠多夢、眩暈健忘、面色萎黃、食慾不振、腹脹便溏、神倦乏力，或皮下出血，婦女月經量少色淡、淋漓不盡。舌淡、脈細弱。

證候分析 脾為氣血生化之源，又具統血功能，脾氣虛弱，生血不足，或統攝無權，血溢脈外，均可導致心血虧虛。心主血，血充則氣足，血虛則氣弱。心血不足，無以化氣，則脾氣亦虛。所以兩者在病理上常可相互影響，成為心脾兩虛證。心血不足，心失所養，則心悸怔忡；心神不寧，故失眠多夢；頭目失養，則眩暈健忘；肌膚失榮，所以面色萎黃；脾氣不足，運化失健，故食慾不振、腹脹便溏；氣虛機能活動減退，故神倦乏力；脾虛不能攝血，可見皮下出血，婦女經量減少、色淡質稀、淋漓不盡。舌淡、脈細弱，皆為氣血不足之徵。

㈢肝火犯肺

定　　義 肝火犯肺是指肝經氣火上逆犯肺，使肺失清肅而表現的證候。

辨證要點 以胸脅灼痛、急躁易怒、目赤口苦、咳嗽為主。

臨床表現 胸脅灼痛、急躁易怒、頭暈目赤、胸中煩熱口苦、咳嗽陣作、痰粘量少色黃，甚則咳血，舌紅苔薄黃、脈弦數。

證候分析 肝性升發，肺主肅降，升降相配，對於調節氣機的平衡，具有主要作用。肝脈貫膈上肺，肝氣升發太過，氣火上逆，循經犯肺，便成肝火犯肺證。肝經氣火內鬱，熱壅氣滯，則胸脅灼痛；肝性失柔，故急躁易怒；肝火上炎，可見頭暈目赤；氣火內鬱，則胸中煩熱；熱蒸膽氣上溢，故覺口苦；氣火循經犯肺，肺受火灼，清肅之令不行，氣機上逆，則為咳嗽；津為火灼，煉液為痰，故痰黃粘量少；火灼肺絡，絡傷血溢，則為咳血。舌紅苔薄黃、脈弦數，為肝經實火內熾之徵。

㈣肝脾不調

定　　義 肝脾不調是指肝失疏泄，脾失健運所表現的證候。

辨證要點 以胸脅脹悶竄痛、易怒、納呆、腹脹便溏為主。

臨床表現 胸脅脹滿竄痛、喜太息，情志抑鬱或急躁易怒，納呆腹脹、便溏不爽、腸鳴矢氣；或腹痛欲瀉、瀉後痛減。苔白或膩、脈弦。

證候分析 肝脾兩臟在生理上關係密切。肝主疏泄，有協助脾運化的功能。脾主運化，氣機通暢，有助於肝的疏泄。所以在發生病變時，可以相互影響，成為肝脾不調證。如肝失疏泄，氣機不利，致脾運失健，稱為木乘土。反之，脾失健運，氣滯於中，濕阻於內，亦能影響肝氣的疏泄，而為脾病及肝，或稱土壅侮木。

肝失疏泄，經氣鬱滯，故胸脅脹悶竄痛；太息則氣鬱得達，脹悶得舒，故喜太息為快；氣機鬱結不暢，故精神抑鬱；條達失職，則急躁易怒；脾運失健，氣機鬱滯，故納呆腹脹；氣滯濕阻，則便溏不爽，腸鳴矢氣；腹中氣滯則腹痛，排便後氣滯得暢，故瀉後疼痛得以緩解。本證寒熱現象不顯，故可仍見白苔；若濕邪內盛，可見膩苔。弦脈為肝失柔和之徵。

㈤肝胃不和

定　　義 肝胃不和是指肝失疏泄，胃失和降所表現的證候。

辨證要點 以胃脘脅肋脹痛、吞酸嘈雜、舌紅苔黃為主。

臨床表現 胃脘脅肋脹悶疼痛、噯氣呃逆、嘈雜吞酸、煩躁易怒、舌紅苔薄黃、脈弦數。

證候分析 肝主升發，胃主下降，兩者密切配合，以協調氣機升降的平衡，當肝氣或胃氣失調時，常可演變為肝胃不和證。肝鬱化火，橫逆犯胃，肝胃氣滯，則胃脘脅肋脹悶疼痛；胃失和降，氣機上逆，故噯氣呃逆；肝胃氣火內鬱，可見嘈雜吞酸；肝失條達，故急躁易怒。舌紅苔薄黃、脈弦數，均為氣鬱化火之象。

㈥肝腎陰虛

定　　義 肝腎陰虛是指肝腎兩臟陰液虧損所表現的證候。

辨證要點 以脅痛、腰膝痠軟、耳鳴遺精與陰虛內熱證共見為主。

臨床表現 頭暈目眩、耳鳴健忘、失眠多夢、咽乾口燥、腰膝痠軟。脅痛、五心煩熱、顴紅盜汗，男子遺精、女子經少。舌紅少苔、脈細數。

證候分析 肝腎陰液相互資生，肝陰充足，則下藏於腎，腎陰旺盛，則上滋肝木，故有「肝腎同源」之說。在病理上，肝陰虛可下及腎陰，使腎陰不足；腎陰虛不能上滋肝木，致肝陰亦虛。故兩臟陰液的盈虧，往往表現為盛則同盛，衰則同衰的病理特點。

腎陰虧虛，水不涵木，肝陽上亢，則頭暈目眩、耳鳴健忘；虛熱內擾，心神不安，故失眠多夢；津不上潤，則口燥咽乾；筋脈失養，故腰膝痠軟無力。肝陰不足，肝脈失養，致脅部隱隱作痛；陰虛生內熱，熱蒸於裏，故五心煩熱；火炎於上，則兩顴發紅；內迫營陰，則夜間盜汗；擾動精室，故多見遺精。衝任隸屬肝腎，肝腎陰傷，衝任空虛，而經量減少。舌紅少苔、脈細數，為陰虛內熱之徵。

㈦脾腎陽虛

定　　義 脾腎陽虛是指脾腎兩臟陽氣虧虛所表現的證候。

辨證要點 以腰膝下腹冷痛、久瀉不止、浮腫等與寒證並見為主。

臨床表現 畏寒肢冷、面色㿠白，腰膝或下腹冷痛、久瀉久痢，或五更泄瀉，或下痢清穀，或小便不利，面浮肢腫，甚則腹脹如鼓。舌淡胖嫩、苔白滑、脈沉弱。

證候分析 脾為後天之本，主運化，佈精微，化水濕，有賴命火之溫煦；腎為先天之本，溫養臟腑組織，氣化水液，須靠脾陽的供養。若脾陽虛衰，久延不癒，運化無力，不能化生精微以養腎，或水濕內阻，影響腎陽蒸化水液的功能，皆能導致腎陽不足，成為脾虛及腎的病證。反之，腎陽先虛，火不生土，不能溫煦脾陽，或腎虛水泛，土不制水而反為所克，均能使脾陽受傷，而為腎病及脾的病變。所以脾腎陽氣在生理上具有相互資生、相互促進的作用。在病理上相互影響，無論脾陽虛衰或腎陽不足，在一定條件下，均能發展為脾腎陽虛證。

脾腎陽氣虛衰，不能溫煦形體，則面色皖白、畏寒肢冷、腰膝冷痛；陰寒內盛，氣機凝滯，故下腹亦可出現冷痛。痢久傷陽，脾虛及腎，命火衰微，脾陽更弱，故久瀉久痢。凌晨前後，陰氣極盛，陽氣未復，腸中腐穢欲去，故黎明前泄瀉，稱為「五更泄」。下痢清冷水穀，中夾未消化穀物，為脾腎陽氣虛衰，不能溫化水穀所造成。陽氣虛衰，無以溫化水濕，膀胱氣化失司，則小便不利；水無去路，泛濫肌膚，故面浮肢腫；土不制水，反受其克，則腹部水腫脹滿如鼓。舌淡胖嫩、苔白滑、脈沉弱，均為陽虛陰盛，水寒之氣內盛的表現。

㈧肺脾氣虛

定　義 肺脾氣虛是指肺脾兩臟氣虛所表現的證候。

辨證要點 以咳喘、納少、腹脹便溏與氣虛證共見為主。

臨床表現 久咳不止、氣短而喘、痰多稀白、食慾不振、腹脹便溏、聲低、疲倦乏力、面色蒼白，甚則面浮足腫。舌淡苔白、脈弱。

證候分析 脾主運化，為生氣之源。脾失健運，濕聚成痰，上泛於肺，故有脾為生痰之源，肺為貯痰之器之說。肺主一身之氣，肺氣不足，宣降失常，脾氣受困，終致脾氣亦虛。久咳不止，肺氣受損，故咳嗽氣短而喘；氣虛水津不佈，聚濕生痰，則痰多稀白；脾氣虛，運化失健，可見食慾不振、腹脹不舒；濕邪下注，則大便清；氣虛機能活動減退，故聲低懶言、疲倦乏力；肌膚失養，則面色蒼白；水濕泛濫，可致面浮足腫。舌淡苔白、脈弱，為肺脾氣虛之徵。

㈨肺腎陰虛

定　義　肺腎陰虛是指肺腎兩臟陰液不足所表現的證候。

辨證要點　久咳痰帶血、腰膝痠軟、遺精等症和陰虛證共見為主。

臨床表現　咳嗽痰少，或痰中帶血，口燥咽乾，或聲音嘶啞，形體消瘦、腰膝痠軟、骨蒸潮熱、顴紅盜汗，男子遺精，女子經少。舌紅少苔、脈細數。

證候分析　肺腎陰液互相滋養，肺津敷佈以滋腎，腎精上滋以養肺，稱為金水相生。所以在病理變化上，無論病起何臟，均可能形成肺腎陰虛證。

肺陰不足，虛熱內生，清肅失職，故咳嗽痰少；熱灼肺絡，則痰中帶血；津不上潤，故口燥咽乾；虛火熏灼會厭，則聲音嘶啞；肌肉失養，使形體日漸消瘦。腎陰虧虛，失於濡養，則腰膝痠軟乏力；相火偏旺，虛火內蒸，所以自覺熱從骨髓蒸騰而出，午後熱勢明顯，故稱骨蒸潮熱。陰虛內熱，虛火上炎則顴紅，內擾營陰為盜汗，火擾精室故遺精，陰血不足致經少。

㈩心腎陽虛

定　義　心腎陽虛是指心腎兩臟陽氣虛衰，陰寒內盛所表現的證候。由於心陽虛衰，病久及腎，腎陽亦衰；或腎陽虧虛，氣化無權，水氣上凌心陽，以致心腎陽衰。

辨證要點　以心腎兩臟陽氣虛衰，全身機能活動處於低下狀態為主。

臨床表現　形寒肢冷、心悸怔忡，或朦朧欲睡，或小便不利、肢體浮腫，甚則唇甲青紫，舌質青紫暗淡、苔白滑、脈沉弱。

證候分析　心為君火，能溫運、推動血液運行；腎為命火，能氣化水液。心腎之陽協調共濟，以溫煦臟腑、運行血液、氣化津液。故心腎陽虛則常表現為陰寒內盛，全身機能極度低下，血行瘀滯，水液停蓄等病變。陽衰不能溫煦肌膚，則形寒肢冷；心神失養，精神萎靡，可見朦朧欲睡；心腎陽虛，以致心陽鼓動乏力，不能溫運血液而血行瘀滯，故心悸怔忡、唇甲青紫、舌質青紫暗淡、脈沉弱；心腎陽衰，以致腎陽不能氣化水液，而水飲內停，故小便不利；泛溢肌膚則身腫，水氣凌心則怔忡喘息。

㈩心肺氣虛

定　義 心肺氣虛是指心肺兩臟氣虛所表現的證候。

辨證要點 以心悸咳喘與氣虛證並見為主。

臨床表現 心悸咳喘、氣短乏力，動則尤甚，胸悶、痰液清稀、面色蒼白、頭暈神疲、自汗聲怯、舌淡苔白、脈弱或結代。

證候分析 肺主呼吸，心主血脈，賴宗氣的推動作用，以協調兩臟的功能。肺氣虛弱，宗氣生成不足，可使心氣亦虛；反之，心氣先虛，宗氣耗散，亦能致肺氣不足。心氣不足，不能養心，則見心悸；肺氣虛弱，肅降無權，氣機上逆，為咳喘；氣虛則氣短乏力，動則耗氣，故喘息亦甚。肺氣虛，呼吸機能減弱，則胸悶不舒；不能輸佈精微，水液停聚為痰，故痰液清稀。氣虛全身機能活動減弱，肌膚腦髓供應不足，則面色㿠白、頭暈神疲；衛外不固則自汗；宗氣不足則聲怯。氣虛則血弱不能上榮舌體，可見舌淡苔白。氣血運行無力或心脈之氣不續，則脈見弱或結代。

㈪心肝血虛

定　義 心肝血虛是指心肝兩臟血液虧虛所表現的證候。

辨證要點 以心肝病變的常見症狀和血虛證共見為主。

臨床表現 心悸健忘、失眠多夢、眩暈耳鳴、面色無華、兩目乾澀、視物模糊、爪甲不榮、肢體麻木、震顫、拘攣，婦女月經量少、色淡，甚則經閉。舌淡苔白、脈細弱。

證候分析 心主血脈，肝藏血，主疏泄調節血量。若心血不足，則肝無所藏，肝血不足，則無以調節血液進入脈道；心血虛，心失所養，則心悸怔忡；心神不安，故失眠多夢；血不上榮，則眩暈耳鳴、面色無華；目得血而能視，肝血不足，目失滋養，可見兩目乾澀、視物模糊；肝主筋，其華在爪，筋脈爪甲失血濡養，爪甲可變乾枯脆薄，肢體感覺遲鈍，麻木不仁，筋脈發生攣急，出現手足震顫或拘急屈伸不利之狀。婦女以血為本，肝血虧虛，月經來源不足，使經量減少、色淡質稀，甚至月經停止來潮。舌淡苔白、脈細弱，為血虛之徵。

表 9-15　臟腑兼證鑒別表

證　候	病　機	症　狀	辨證要點
心腎不交	心腎水火既濟失調	咽乾、潮熱、盜汗、舌紅、苔少、脈細數 (1)心火亢：心悸健忘、心煩不寐 (2)腎陰虛：頭暈、耳鳴、健忘、腰痠、夢遺	失眠伴心火亢，腎陰虛
心脾兩虛	心血不足 脾氣虛弱	面色萎黃、倦怠無力、舌淡、苔白、脈細弱 (1)心血不足：失眠、多夢、心悸健忘、月經少或閉經 (2)脾氣虛弱：食少腹脹、便溏、經行量多	面色萎黃、心悸失眠、神疲食少、腹脹便溏、慢性出血
肝火犯肺	肝鬱化火 上犯於肺	(1)肝鬱化火：胸脅灼痛、煩躁易怒、口苦、頭暈目赤、舌紅、苔薄黃、脈弦數 (2)鬱火犯肺：咳嗽、咳血	胸脅灼痛、煩躁易怒、目赤口苦、咳嗽
肝脾不調	肝失疏泄 脾失健運	(1)肝失疏泄：胸脅脹滿疼痛、精神抑鬱、急躁易怒、脈弦數 (2)脾失健運：腹脹便溏、不思飲食	胸脅脹滿、易怒、納呆腹脹、便溏
肝胃不和	肝失疏泄 胃失和降	(1)肝失疏泄：胸脅脹滿疼痛、精神抑鬱、急躁易怒、脈弦 (2)胃失和降：胃脘脹滿疼痛、噯氣、吞酸嘈雜	胸脅脹滿、易怒、噯氣、吞酸、嘈雜

肝腎陰虛	肝腎陰虧	耳鳴健忘、腰膝痠軟、脅痛、男子遺精、女子經少、五心煩熱、顴紅盜汗、舌紅、苔少、脈細數 ⑴肝陰虛：脅部隱隱作痛。 ⑵腎陰虛：耳鳴健忘、腰膝痠軟、男子遺精、女子經少	脅痛、腰膝痠軟、耳鳴、遺精、陰虛內熱
脾腎陽虛	脾陽虛 腎陽虛	面色晄白、形寒肢冷、面浮肢腫、舌淡胖嫩、苔白、脈沉弱 ⑴脾陽虛：便溏 ⑵腎陽虛：腰膝痠軟、五更泄	腰膝下腹冷痛、久瀉不止、浮腫和寒證並見
肺脾氣虛	肺氣虛 脾氣虛	倦怠乏力、面浮足腫、舌淡苔白、脈弱 ⑴肺氣虛：咳嗽、痰稀白 ⑵脾氣虛：食慾不振、便溏	咳嗽、納少、腹脹、便溏、和氣虛並見
肺腎陰虛	肺陰虛 腎陰虛	潮熱顴紅、盜汗、口燥咽乾、舌紅、苔少、脈細數 ⑴肺陰虛：咳嗽痰少、痰中帶血 ⑵腎陰虛：腰膝痠軟、遺精	久咳、痰中帶血、腰膝痠軟、遺精和陰虛並見
心腎陽虛	心陽虛 腎陽虛	面色蒼白、形寒肢冷、肢面浮腫、苔白滑、脈沉弱 ⑴心陽虛：心悸怔忡 ⑵腎陽虛：腰膝痠軟、尿頻	心腎兩臟陽氣虛衰，全身機能活動處於低下狀態
心肺氣虛	心氣虛 肺氣虛	面色蒼白、氣短乏力、動則加重、自汗、胸悶、舌淡、苔薄白 ⑴心氣虛：心悸、脈結代 ⑵肺氣虛：咳喘、痰液清稀、脈弱	心悸咳喘與氣虛證並見
心肝血虛	心血虛 肝血虛	面色萎黃、眩暈、舌淡、苔白、脈細弱 ⑴心血虛：心悸怔忡、失眠多夢 ⑵肝血虛：兩目乾澀、爪甲不榮、肢體麻木、月經量少	心肝病變的常見症狀和血虛證共見

第十章

經絡辨證

第十章　經絡辨證

經絡辨證，是以經絡學說為理論基礎，對疾病反映出的症狀體徵進行分析歸納，以判斷病屬何經、何臟、何腑病變的一種辨證方法。

經絡內聯臟腑、外絡肢節，在病變時經絡就成傳遞病邪和反映疾病的途徑。當外邪侵入人體，經氣失常，又能發揮衛外作用，病邪會通過經絡逐漸傳入臟腑，反之，如果內臟發生病變，同樣也循著經絡反映於體表某一部位。因此，根據症狀所出現的部位，便可明辨病在何經、何臟、何腑。如《素問・臟氣法時論》說：「肝病者，兩脅下，引少腹，……肺病者，喘咳氣逆肩背痛。」脅下、少腹、肩背則是該臟經脈循行的部位。正是由於經絡系統能有規律地反映出若干證候，因此臨床根據這些證候，有助於判斷疾病發生於何經、何臟、何腑，從而進一步確定病變性質及其發展趨勢。

一、手太陰肺經證候

臨床表現 咳嗽、氣喘、胸脅滿痛，或咽喉腫痛、缺盆中痛，肩、臑、肘、臂內前廉痛，掌中熱，或口歪眼斜，舌苔薄白、脈浮緊或浮緩。

證候分析 肺主皮毛，風寒之邪侵襲肌表，損傷肺經，影響肺臟的宣發肅降，故咳嗽、氣喘、胸脅滿痛。肺脈上膈屬肺，從肺系（咽嗌）經脈之氣不能滋養咽嗌，故咽喉腫痛。肺脈由缺盆橫出腋下，行上肢內側前緣，過臑至肘達腕部，經手大指出其端。風寒淫邪所致經氣不能暢通，故在經脈循行的部位上發生麻木疼痛等症狀。肺與大腸相表裏，大腸之脈上頸貫頰，入下齒中，環口挾唇，上挾鼻孔，或因風寒傷肺所致大腸脈絡為病，亦可造成口眼歪斜。苔薄白、脈浮緊或浮緩，為風寒傷表的標誌。

二、手陽明大腸經證候

臨床表現 手大指次指麻木疼痛、手背紅腫或手腕痠痛、臂肘臑肩前廉痛、齒痛、喉頸腫痛、目黃、口乾，或口歪眼斜、腹中切痛、便乾結，或腸鳴泄瀉、舌紅苔黃、脈沉數。

證候分析 手陽明大腸之脈，起於大指次指之端，沿食指外側前緣上行，過合谷，經腕、臂、肘、臑，肩外側前緣過缺盆，上頸貫頰，入下齒中，環口唇上至鼻旁。由風熱之邪或濕熱之邪侵襲本經經脈，經氣運行受阻，故經脈循行所過之處而有紅腫麻木疼痛的症狀。風熱或濕熱之邪由經入腑，所致大腸傳導機能失職，故有腹中切痛、便乾或腸鳴腹瀉等。風濕熱邪損傷手陽明大腸經脈，故有舌紅、苔黃、脈沉數的臨床表現。

三、足陽明胃經證候

臨床表現 口眼歪斜、鼻衄、流涕、目赤腫痛、面腫、前額痛、眩暈、牙痛、耳鳴、頸項痛、咽喉腫痛、胸部脹滿、飲食不下，或消穀善饑、咳嗽胃痛，股、膝、脛、踝外前廉與足背皆痛，足中趾不用、舌紅苔黃、脈數。

證候分析 足陽明胃經之脈，起於鼻旁，上交於鼻柱，旁入於目內眥，下行鼻外，入下齒中，還出挾口環唇，交承漿，卻循頤後下廉，上耳前，循髮際，至額顱。風熱之邪侵犯陽明胃脈，脈氣失常，故有口歪、眼斜目赤、鼻衄、齒痛、耳鳴、頭痛、眩暈等。風熱之邪，由經入腑，損傷腸胃，故有胃痛飲食不下，或消穀善饑等。胃脈循腹裏，合氣衝，過髀關，抵伏兔，下膝髕，循脛部至足中趾，故有股、膝、脛、踝外前廉與足背等處皆痛。風熱所致舌脈血液充盛，故舌紅苔黃、脈數。

四、足太陰脾經證候

臨床表現 足大趾痛，足寒不能溫，內踝脛膝股冷痛，或麻木不仁、心煩、心胃痛、腹脹、納少、食不化、呃逆、噯氣、矢氣、身體重痛、舌本強痛、便秘、泄瀉、嘔吐、癥瘕、月經過多、舌淡、脈沉緩，或沉遲。

證候分析 足太陰脾經之脈，起於足大趾隱白穴，循趾內側白肉際，上行至內踝骨前緣，沿脛部過膝，上股入腹。寒濕之邪損傷脾經之脈，或脾陽不足，寒從中生，故沿經脈循行所過的部位上出現冷痛，或麻木不仁的證候。脾脈從胃，別上膈，注心中，脾寒陽衰，經氣不能上注於心，心神失養，故心煩，或心胃痛。脾脈入腹絡胃，寒濕困脾，脾氣不運，胃氣不暢，故有腹脹、納少、食不化、呃逆、噯氣、矢氣等症狀。脾主運化水濕，脾寒濕困，水濕不運，陽氣不能溫煦機體，故身體重痛。脾脈連舌本散舌下，寒濕淫邪，困阻脾脈，故舌本強痛。脾與胃相表裏，脾病則陽明大腸與胃的脈氣受損，故有便秘、泄瀉、嘔吐、癥瘕等。脾統血，脾臟虛寒不能統攝血液，故月經過多。脾寒虛衰，不能上營於舌，溫煦血脈，故舌淡、脈沉遲或沉緩。

五、手少陰心經證候

臨床表現 心痛、心悸、怔忡、心煩、心胸脹滿、脅痛、舌本強、嗌乾、目黃、臑臂內後廉痛麻，或掌中熱痛、舌青、舌邊有瘀斑、脈澀結。

證候分析 手少陰心經之脈，起於心中，心居於胸中而藏神，心氣鬱滯，或心血瘀阻，心脈不暢，神志不安，故有心痛、心悸、怔忡、心煩、心胸脹滿、脅痛等。其支者從心系，上挾咽，繫目系，心開竅於舌，心與心經病變，故有舌本強、嗌乾、目黃等表現。

心經直行之脈從腋下臑，行臂內後廉，抵掌至手小指出其端，故經氣變動而有臑臂內後廉痛，掌中熱痛。

六、手太陽小腸經證候

臨床表現 臂肘臑肩外後廉痛，肩似拔、臑似折，咽痛、頷腫、頸項強痛不可以顧，頭暈、耳鳴耳聾，心煩、驚悸、心痛，舌胖大苔白膩、脈浮緩。

證候分析 手太陽小腸經脈，起於手小指，沿手背後緣經臂、肘、臑部外後緣上行，出肩解，繞肩胛，交肩上，入缺盆。風濕淫邪，損傷小腸經脈，故按其經脈循行所過之處而有麻木疼痛的症狀，特別是肩背部疼痛尤甚，抽拔重痛，如同折斷，上肢不能高舉，前後屈伸等活動受限。小腸支脈循頸上頰至目銳眥，卻入耳中，經氣運行受阻，故咽痛、頷腫、頸項強、頭暈、耳鳴。小腸之脈絡從心下膈，抵胃，屬小腸，風濕之邪迫使經脈變動而有心煩、驚悸、心痛等症。舌淡脈緩，乃風濕內蘊，水濕內停，脈氣不暢。

七、足太陽膀胱經證候

臨床表現 頭痛，目黃，目痛如脫、項痛似拔、腰痛如折，髀不可以曲，膕如結、腨如裂，小腹脹滿、小便不利，舌淡、苔白、脈浮緊。

證候分析 膀胱經脈起於目內眥，上額交巔，入絡腦，還出別下項，挾脊抵腰中，貫臀部入膕窩，以下貫腨內，出小趾外側。風寒淫邪侵襲肌表，損傷太陽經脈，故在經脈循行所過之處發生劇烈的疼痛。風寒之邪由表入裏損害膀胱之腑，不能化氣行水，故小便不利。膀胱位於小腹，故小腹脹滿疼痛。舌淡苔白、脈浮緊為風寒襲表所致。

八、足少陰腎經證候

臨床表現 足心熱、足跟痛、足脛膝股內後廉腫痛或麻木痙攣、腰脊痛、腹脹滿、胸脅肋痛、咳喘心煩、咽腫痛、嗌乾、頭暈目眩、耳鳴、耳聾、舌紅、苔黃燥、脈細數。

證候分析 足少陰腎經之脈，起於足小趾，斜走足心，沿內踝，過足跟，經脛膝股內後緣而上行。若腎陰不足則陽亢而化熱，虛熱灼傷腎脈，故足心熱、足跟痛，經脈循行所過之處而有麻木疼痛的臨床表現。膀胱位於小腹，與腎相表裏，腎脈所過貫脊屬腎絡膀胱，故腰脊痛、腹脹滿。其直行之脈，從腎上貫肝隔，入肺中，循喉嚨挾舌本。腎陰不足，不能滋濡經脈，故脅肋痛、咳喘、咽腫痛、嗌乾。其支者，從肺出注心，絡胸中。腎陰不足不能上濟於心，心火亢盛而不藏神，故心煩，或胸中熱痛。腎主骨生髓，充於腦，腎陰不足，腦海空虛，故頭暈目眩、耳鳴耳聾。陰虛內熱灼傷津液，故舌紅、脈細數。

九、手厥陰心包經證候

臨床表現 心胸疼痛、心煩不寧、喜笑不休、胸滿腋下腫、臂肘攣急、手心熱、舌紅絳、脈洪數。

證候分析 手厥陰心包經起於胸中，火邪灼傷心包，故心胸滿悶疼痛。心包乃心臟之宮城，即心的外圍，火邪灼傷心包，則心神不寧，故煩躁不安、喜笑不休。其支脈，循胸出脅，下腋，循臑內入肘中，下臂，行兩筋之間，入掌中。火熱壅塞，經氣不通，故腋下腫痛、肘臂攣急、掌中熱痛。火熱內炎，熏灼舌脈，故舌紅、脈洪數。

十、手少陽三焦經證候

臨床表現 手無名指、臂、肘、臑、肩外側疼痛麻木或拘攣，耳鳴、耳聾、嗌乾、喉痹、目銳眥痛、頰腫、耳前後皆痛。頭痛、眩暈、舌紅、脈弦數。

證候分析 三焦經脈起於無名指端，上行出臂外兩骨之間，上貫肘，循臑外上肩，火邪熏灼經脈，經氣受損，故指、臂、肘、臑、肩外中線而有疼痛麻木或痙攣的症狀。其脈上項，繫耳後，上出耳上角，從耳後入耳中，出走耳前，交頰至目銳眥。經氣不通故有耳鳴耳聾，耳前後皆痛，目銳眥痛。三焦之脈行於頭面兩側，故有兩側頭痛或偏頭痛。三焦之火熱上炎，故頰腫、嗌乾喉痹、眩暈。舌紅、脈弦數是為火熱所致。

十一、足少陽膽經證候

臨床表現 目銳眥痛、偏頭痛、耳鳴耳聾、口苦、善太息、頸頷瘰癧、肩背疼、脅肋痛、呃逆嘔吐，或往來寒熱，股膝脛髁外側疼痛、舌紅、脈弦數。

證候分析 少陽位於半表半裏，其經脈起於目銳眥，上抵頭角，下耳後。少陽火盛膽氣不和，故目銳眥痛、偏頭痛、耳鳴耳聾。膽火上炎，則膽汁上溢，故口苦。肝與膽相表裏，肝主疏泄則氣機通調，肝病膽鬱氣機不暢，輕則善太息，重則膽經之氣鬱結不散，故頸頷瘰癧多生。膽經之脈循頸至肩上，會於大椎穴，下頸合缺盆，下循脅裏，故少陽膽經之氣鬱塞不行則肩背疼，脅肋痛。膽氣鬱滯則肝胃不和，胃氣不降，輕則呃逆，重則嘔吐。少陽主樞，樞機不利，邪入於陰則寒，邪出於陽則熱，陰陽轉樞不定，故往來寒熱。其直行經脈，沿下肢外側中線過股膝至踝足，經氣鬱滯，故循行所過之處而有疼痛麻木等症。膽火上炎於舌則舌紅，火熱內盛血液循環加速，故脈來弦數。

十二、足厥陰肝經證候

臨床表現 足大趾與足跗處冷痛，脛、膝、股內側痛，或拘急引痛，腰痛、陰莖痛、陽痿、疝氣、小便不利、少腹脹滿腫痛、胸脅滿痛、嘔逆、泄瀉、嗌乾、目赤、頭頂痛、舌紅青、脈弦。

證候分析 足厥陰肝脈，起於足大趾，上循足跗上廉，沿內踝前緣上脛。肝氣鬱結，脈氣不通，故有冷痛。肝脈於踝上八寸交出太陰之後，行於脛膝股中線而上行，肝鬱或肝寒，則脈氣不暢，故脛、膝、股內中疼痛。肝脈繞陰器抵少腹，故男子疝病，女子帶下。肝主筋，男女陰器為宗筋所聚，故肝鬱或肝病，則精血不能滋潤於宗筋而有陰莖痛、陽痿等病。肝脈抵少腹，佈脅肋，脈氣鬱滯，故小便不利，少腹脹滿腫痛和脅肋滿痛。肝脈挾胃，屬肝絡膽，肝鬱則胃氣不和而嘔逆、泄瀉。肝脈結喉嚨，連目系，與督脈會於巔頂。肝經之氣不能上升於頭，或火鬱於上，而有嗌乾、目赤、頭頂痛。

十三、督脈證候

臨床表現 遺尿、淋病、遺精或月經不調，痔疾、脫肛、便血、腰脊強痛、震顫、拘攣、抽搐、頭重搖晃、癲癇。外感或內傷皆可造成督脈為病。

證候分析 督脈起於胞宮，出會陰穴，過肛門，經尾骶骨中間，貫脊，上行至腦，經百會穴，至前頂，由鼻柱過人中穴至上齒齦。「胞宮」乃男子藏精之所，女子月經之源，故督脈為病，男子遺精早泄，女子月經不調。督為陽脈之海，陽衰不能化氣，故有遺尿，或淋病。督脈由會陰穴後行入肛中，故督脈為病則有痔疾、脫肛、便血等病。督脈貫脊上行至頭入腦，故督脈為病，腰脊強痛、震顫、拘攣、抽搐，或頭重、搖晃不停。風痰阻滯，督脈經氣不通而發癲癇。

十四、任脈證候

臨床表現 遺精、淋病、疝氣、月經不調、赤白帶下、不孕、小產、陰中切痛、少腹腫痛、泄瀉、便秘、嘔吐、咳喘，或口眼歪斜。

證候分析 任脈亦起於胞中，出於會陰，過陰器，故任脈為病，而有膀胱和陰器（生殖器官）等病變，如上所述男人遺精、淋病、疝氣，女人月經不調、帶下、不孕、小產等。任脈從小腹中線上行至臍，由臍上腹過胸，由下頦至下齒齦。任脈為陰脈之海，故任脈為病，內合於足太陰脾脈而有腹瀉便秘，上合手太陰肺而有咳喘等病。

第十一章

六經辨證

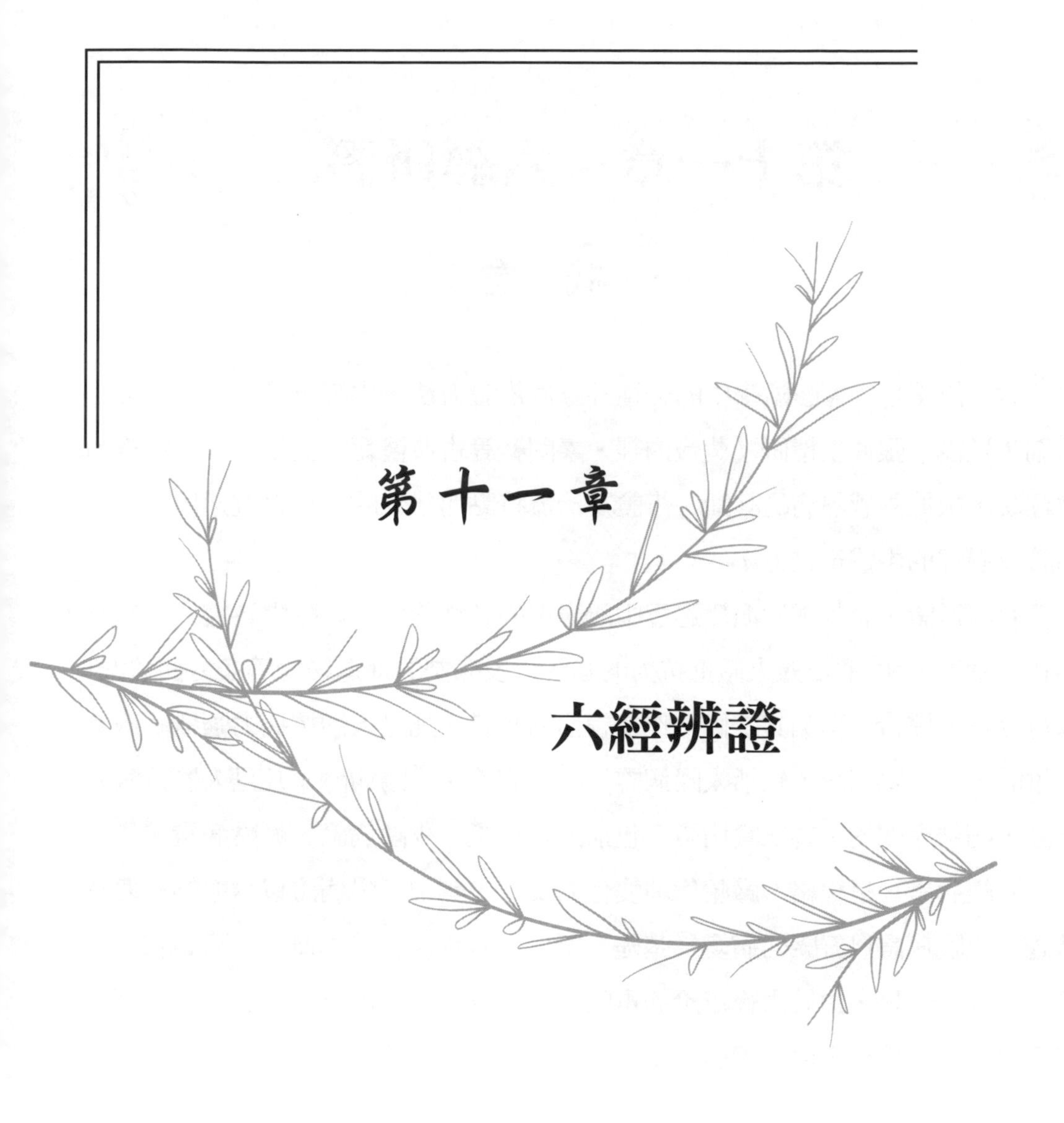

第十一章　六經辨證

一、概　念

六經辨證是中醫診斷學中的一種外感病辨證方法。六經辨證由《傷寒論》始創，是漢・張仲景精研《黃帝內經・素問》等古典醫籍，並結合個人臨證治療經驗，根據外感熱病的診斷、辨證及治療特點而建立的一種普遍適用於外感病診療過程的中醫辨證方法。

六經辨證，將外感病演變過程中所表現的各種證候，以陰陽為綱，分為三陽和三陰兩大類。並依據人體抵抗力的強弱以及病勢的進退緩急等多方面情況，進行分析、綜合、歸納其證候，作為論治的基礎。凡是人體抗病力強盛，病勢亢奮的，為三陽病證，包括太陽病證、陽明病證、少陽病證；凡是人體抗病力衰減，病勢虛弱的，為三陰病證，包括太陰病證、少陰病證、厥陰病證。

六經病證，是經絡、臟腑病理變化的反映，其中三陽病證以六腑的病變為基礎，三陰病證以五臟的病變為基礎。所以，六經病證基本概括了臟腑和十二經的病變。但是，由於六經辨證的重點，在於分析外感風寒所引起的一系列的病理變化及其傳變規律，因而又不完全等於內傷雜病的臟腑辨證。

二、六經病證

㈠太陽病

太陽統攝營衛，主一身之表，以固護於外，為諸經之藩籬。外感風寒之邪，侵襲人體，大多從太陽而入，正氣奮起抗邪，於是首先表現出來的就是太陽病。

太陽病，正邪相爭於肌表者，稱為太陽經證，其中又分為傷寒與中風兩類；而經證未解，邪氣循經入腑傷及膀胱，則表現為腑證，又分為太陽蓄血證和太陽蓄水證兩類。因此，太陽病包括以下四大種類的證候。

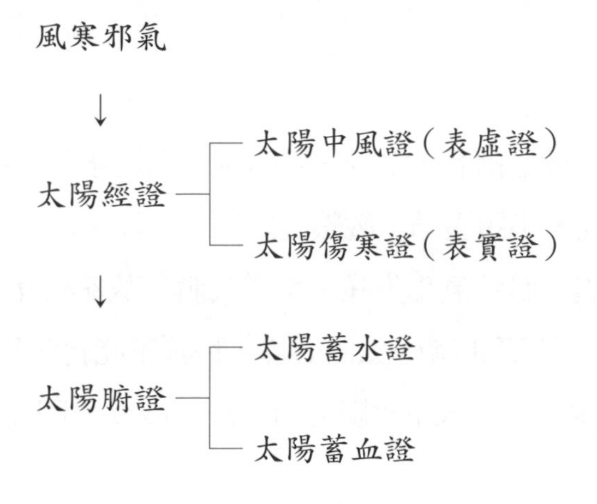

1. 太陽經證

⑴太陽中風證

定　　義 太陽中風證是指風邪襲於肌表，衛氣不固，營陰外泄所致的表虛證。

臨床表現 發熱、惡風、頭項強痛、自汗、脈浮緩，或有時可見鼻鳴、乾嘔。

證候分析 本證患者平素腠理疏鬆。感受風邪後損傷衛氣，導致營衛不和。風為陽邪主開泄，衛陽失於固密則營陰外泄為自汗而惡風；太陽經交巔頂循腦下頸項，風邪侵襲經絡則頭項強痛。所謂「陽浮熱自發」、「陰弱汗自出」，即說明了太陽中風證營衛失調後的病機變化。脈浮者主表，脈緩主表虛腠理疏鬆，汗孔開泄。肺合皮毛，皮毛受邪，氣失條暢則傷肺系，故有些患者出現鼻鳴乾嘔等症狀。

⑵太陽傷寒證

定　　義 太陽傷寒證是指寒邪束表，衛陽受到鬱遏所致的表實證。

臨床表現 惡寒發熱、頭項強痛、骨節疼痛、無汗、喘、脈浮緊。

證候分析 寒邪傷及肌表，與衛陽相爭，症見惡寒發熱；衛陽被遏，氣機壅滯，營陰不能正常濡養筋骨，故骨節疼痛；腠理密閉，汗液不能外出，故無汗；肺主氣司呼吸，合於皮毛，邪氣束表，皮毛不得開合，內損肺氣而發為喘促；寒邪束表，肌腠緊密，營陰壅滯，故脈象浮而緊。

2. 太陽腑證

⑴太陽蓄水證

定　義 太陽蓄水證是指邪入太陽之腑膀胱所引起水氣停蓄的證候。

臨床表現 小便不利、小腹脹滿、發熱、惡風、自汗、渴不欲飲、飲入即吐。

證候分析 表邪入裏，膀胱氣化失職，水道失調，故小便不利，小腹脹滿。發熱、惡風、自汗出，是風邪傷衛，太陽表虛，膀胱不能化氣行水，但津液未傷，故渴不欲飲。膀胱蓄水，水入不化隨之而吐出，故飲入即吐。

⑵太陽蓄血證

定　義 太陽蓄血證是指邪熱與瘀血結於太陽膀胱少腹部位的病變。

臨床表現 少腹急結或硬滿，如狂或發狂，小便自利，脈沉澀或沉結，或有身體發黃。

證候分析 邪熱入於太陽膀胱血分，實際膀胱之內並沒有瘀血，乃是瘀熱阻於下焦少腹部位，故少腹急結，甚則硬滿。邪在於血分，膀胱氣化未受影響，故小便自利。心主血為神識所出，瘀熱隨經入腑，所以輕則如狂，重則發狂。由於血瘀的阻滯，脈道流行不暢，所以脈搏沉澀或沉結。身體發黃，則是血瘀而營氣不能敷佈的緣故。

㈡陽明病

陽明病，為外感熱病過程中邪熱熾盛的極期階段，按它的證候性質來說，屬於裏實熱證。其發病，可由太陽病未癒，邪氣入裏逐漸亢盛，傷津化燥所致；也可從本經自病而起。陽明病由於病性、病位不同，又分為經證與腑證兩大類別，且經證較腑證為輕。

1. 陽明經證

定　　義 陽明經證是指陽明病邪熱彌漫全身，充斥陽明之經，而腸道尚無燥屎的證候。

臨床表現 身大熱、大汗出，不惡寒反惡熱，大渴引飲、面赤心煩、舌苔黃燥、脈洪大。

證候分析 邪入陽明，燥熱亢盛彌漫全身，故周身大熱；熱邪煎迫津液外泄而見大汗；裏熱馳張而不惡寒反惡熱，陽明經行於面故面赤；熱擾心神則心煩，熱邪煎津耗液故口渴引飲；舌苔黃燥與脈象洪大均為熱邪內盛、充斥陽明之表現。

2. 陽明腑證

定　　義 陽明腑證是指邪熱內傳與腸中糟粕相搏而成燥屎內結的證候。

臨床表現 日哺潮熱，手足濈然汗出，腹脹滿硬痛、便秘，煩躁，甚則譫妄或神志不清，舌苔黃燥或焦黃起芒刺、燥裂，脈沉實有力或滑數有力。

證候分析 腑證由經證發展或醫家貽誤治療而成。日哺為陽明氣旺之時，陽明內熱亢盛則日哺潮熱汗出，陽明經燥熱之邪入腑與腸中糟粕互結而成燥屎，有形實邪阻遏腑氣而致腹脹腹痛便秘；邪濁上擾神明則見煩躁、譫妄神昏等；脈沉實或滑數有力、舌苔黃燥起芒刺等均為實熱之邪亢盛的表現。

㈢少陽病

少陽病在六經病證中具有重要的意義。少陽位於半表半裏，少陽病性多屬熱屬實，因此，少陽病具有特殊的證候表現。邪氣侵擾膽腑，邪正分爭於半表半裏之間，以致樞機不利，氣失條暢而發為少陽病。少陽病無經、腑之分，只有一種證型。少陽病可由太陽、陽明病傳入，亦可外邪直中少陽。

臨床表現 寒熱往來、口苦咽乾、目眩、胸脅苦滿、心煩喜嘔、默默不欲飲食、脈弦。

證候分析 邪正交爭於少陽半表半裏之所，正盛則發熱，邪盛則惡寒，故症見寒熱往來；邪擾少陽膽腑，則心煩喜嘔、默默不欲飲食；邪熱循經上犯，則見口苦咽乾目眩；胸脅為少陽經脈循行之處，故胸脅苦滿；弦脈主肝膽病，故少陽病脈弦。

㈣太陰病

太陰為三陰經之屏障，病邪內入三陰，太陰首當其衝。外感熱病病及太陰，標誌著病性發生了根本變化。太陰病屬裏屬虛屬寒，可由三陽病傳來，亦可見於寒邪直中太陰。

由於太陰與陽明互為表裏，有著極為密切的生理聯繫及病理影響，兩經病證可相互傳變轉化。陽明熱盛時若清瀉太過，損傷中陽，可轉為太陰虛寒證；而太陰病濫用溫燥之品，或寒邪內鬱化熱，均可轉為陽明病。太陰病為三陰病之一，無經證、腑證之別。

臨床表現 腹脹滿嘔吐、食慾不振、腹瀉、腹痛、喜溫喜按、口不渴、舌淡苔白滑、脈沉緩而弱。

證候分析 脾屬太陰，主土主濕，太陽虛寒則脾失健運，中陽不振，導致寒濕內停，氣機鬱滯，食慾不振，故腹滿嘔吐、腹瀉腹痛、喜溫喜按；陽失溫煦運化，水濕內停，故口不渴、舌淡苔白而滑；中陽不振又兼濕邪壓抑脈道，故脈象沉緩而弱。

㈤少陰病

少陰經內連於心、腎。按中醫學五臟理論，心主火居上焦，腎主水居下焦，水火既濟，心腎功能正常則能保持機體內部的陰陽動態平衡。少陰病的發生就在於水火關係失調，少陰病的性質屬於機體全身性的機能衰退，屬虛證；其中又因機體陰陽相對偏盛偏衰而區分為兩大證型，即少陰寒化證和少陰熱化證。少陰病無論寒化、熱化，均屬虛證。可由他經發病誤治失治而傳入本經導致少陰陽氣受損；亦可因平素心腎不足，感受外邪，直中少陰發病。病至少陰，已屬傷寒病的危重階段。

1. 少陰寒化證

定　　義 少陰寒化證是指心腎陽氣虛衰，病邪入裏從陰化寒，陰寒內盛而表現全身陰陽虧衰的證候。

臨床表現 精神萎靡、面色㿠白、惡寒蜷臥、四肢厥冷、下痢清穀、小便清長、欲嘔、口不渴或喜熱飲、舌淡苔白、脈沉弱無力。

證候分析 少陰之陽屬心腎，為一身陽氣之根本。所以，病邪直接侵襲少陰或他經病久漸入少陰，都直接消耗了少陰陽氣，導致陽衰陰盛，陽氣不能溫煦、氣化，故見精神萎靡、惡寒蜷臥、手足厥冷的虛寒性症狀；腎陽不能啟動脾陽以溫化水液，故小便清長；中陽不升，水穀不化則下痢清穀，這是脾腎陽虛的一種特殊症狀。陰陽之氣不相順接，濁陰上逆則欲嘔；舌淡苔白、口不渴或喜熱飲等均為虛寒內盛徵象；脈沉弱無力為腎陽虛衰之表現。

2. 少陰熱化證

定　　義 少陰熱化證是指病邪從火化熱傷陰，陰虛陽亢的證候。

臨床表現 心煩、不得臥、口燥咽乾，舌紅少苔，脈細數。

證候分析 少陰為水火之臟，既可從陰化寒，也可從陽化熱，化熱則陰液受灼，不能上承，故口燥咽乾。水虧不能上濟心火，心火獨亢，陽亢不入於陰，陰虛不受陽納則心煩，不得臥。舌紅少苔，脈細數，為陰虛陽亢之徵。

㈥厥陰病

厥陰病為六經病變發展過程中的一個關鍵性階段。在此階段疾病的表現形式和進退轉歸都極為複雜。正邪交爭於厥陰經及其內屬之肝、心包二臟；因厥陰與少陽互為表裏，而少陽經正是三陰三陽之分界，屬半表半裏，所以，厥陰病常常呈現出寒溫錯雜、陰陽對峙、正邪進退交爭的複雜局面。中醫理論認為，厥陰為陰之盡，因而厥陰病的發展轉歸是疾病全過程的一個重要轉折點。厥陰病可由其他諸經傳變而來，亦可因肝經素虛、肝腎兩虛所致。

臨床表現 口渴不止，氣上沖心、心中疼熱，饑不欲食、厥逆、下痢，食則嘔吐或吐出蛔蟲。

證候分析 病入厥陰寒熱對峙，症狀表現為上熱下寒：口渴，心中疼熱等屬陰傷上熱；厥逆、下痢為陽損下寒；寒熱交並於中，氣機不得宣暢則饑不欲食。陽並於上，陰趨於下，導致中焦氣機逆亂，表現為嘔吐，有腸道寄生蟲者因氣機逆亂擾動蟲體不安，可由嘔吐而出。

厥陰病的預後及轉歸有兩大趨勢：一是陰寒由盛而衰，陽氣由虛而復，為疾病好轉的徵兆；若陰寒盛極，厥逆加重，陽氣不續則病情危篤。

表 11-1　六經辨證簡表

	太陽	少陽	陽明	太陰	少陰		厥陰
寒熱	發熱，惡風寒	寒熱往來	狀熱，日晡潮熱		惡寒，四肢厥冷	不惡寒	四肢厥逆
汗出	自汗出或無汗		大汗手足出汗				
胸腹		胸脅苦滿	腹脹滿腹，硬痛，拒按	腹脹滿腹，腹痛，喜溫喜按			氣上沖心，心中疼熱
飲食		不欲飲食，喜嘔	大渴引飲	不欲飲食	欲嘔，口不渴，喜熱飲	口燥咽乾	饑不欲食，食則吐蛔，嘔吐
便	蓄水則小便不利		便秘	腹瀉	下痢清穀、小便清長		下痢

神志	蓄血則發狂	心煩	煩躁神昏譫語			心煩，不得臥	
其他症狀	頭項身痛鼻鳴乾嘔	口苦咽乾目眩	面赤	嘔吐	神倦蜷臥		
舌			尖有芒刺	淡	淡	紅	
苔	薄白	白或薄黃	黃燥	白滑	白	少	
脈象	浮緩或浮緊	弦	洪大，滑數有力	沉緩弱	沉弱無力	細數	

三、六經病的傳變

六經病證是臟腑、經絡病理變化的臨床反映，而臟腑經絡又是不可分割的整體，故某一經的病變，常常會涉及到另一經，從而表現出合病和併病、相互傳變以及直中的證候。

⑴合病：是兩經或三經的證候同時出現，如太陽陽明合病，太陽少陽合病，陽明少陽合病和三陽合病。

⑵併病：是一經的病證未罷，而又出現另一經的證候，如太陽陽明併病和太陽少陽併病。

⑶傳經：是指病情循著一定經脈的趨向發展。傳經與否，取決於兩個主要因素：一為邪正消長力量的對比；二為治療是否恰當及時。如邪盛正衰，則發生傳變，正盛邪退，則病轉癒。體強者，病變多傳三陽，體弱者，病變易傳三陰。傳經的一般規律有：

①循經傳：就是按太陽→陽明→少陽→太陰→少陰→厥陰這一趨向發展。

②表裏傳：即是相為表裏的經相傳。如太陽傳少陰，陽明傳太陰，少陽傳厥陰。表裏相傳，是邪盛正虛，病情加重的表現。

③越經傳：是不按循經傳的次序，隔一經或隔兩經相傳。如太陽病不癒，不傳少陽、陽明，而直傳太陰。越經傳的原因，多由邪盛正衰所致。

⑷直中：為病邪初起不從陽經傳入，而直中陰經，表現出三陰經證候者。如寒邪直中太陰。

此外，還有一種裏邪出表，由陰轉陽的陰病轉陽證。所謂陰病轉陽，就是本為三陰病而轉變為三陽證，為正氣漸復，疾病好轉的徵象。

第十二章

衛氣營血辨證

第十二章　衛氣營血辨證

一、概　念

衛氣營血辨證，是清代葉天士診察外感溫熱病的一種辨證方法。衛氣營血標誌著溫熱病病變發展的四個不同階段，也是反映病邪由表入裏的四個層次。衛分主皮毛，是最淺表的一層，也是溫熱病的初起。氣分主肌肉，較皮毛深入一層。營血主裏，營主裏之淺，血主裏之深。衛與氣分均主津液，病邪傷於衛分者，則邪氣輕淺，多不傷津；病邪傷於氣分者，則病邪深入，多傷津耗液而出現心煩口渴較甚等症狀。營分、血分主病邪逐漸深入，為病情嚴重的階段，多主動血而耗陰。動血的主要表現為血熱妄行、發疹發斑等出血症狀，耗陰是津液耗損而表現為血不榮身和陰虛內熱的證候。

六經辨證側重於外感風寒邪氣所致的各種外感病證，而對風熱致病，風寒入裏化熱與溫邪相搏，熱邪內擾心包及熱入營血，熱邪傷陰動風等證候及病機均未加以詳細論述。所以，衛氣營血辨證不僅是在傷寒六經辨證的基礎上發展起來的，而且彌補了六經辨證的某些未盡之處。衛氣營血辨證的理論與臨床實踐，極大地豐富了治療外感熱病（包括某些急性傳染性疾病）的辨證治療手段和內容，為中醫藥治療熱性病拓寬了新的途徑。

二、衛氣營血病證

㈠衛分證

定　義 衛分證是指溫熱之邪侵犯肌表，衛氣受傷，衛外功能失常所表現的證候，多見於溫熱病的初期。

辨證要點 以發熱，微惡風寒為特點。

因衛氣散佈於人體的肌表，有衛外作用，溫熱之邪侵入人體，必先侵犯衛分。而肺主皮毛，衛氣通於肺，所以衛分證常伴有肺經病變的證候。

臨床表現 發熱、微惡風寒，無汗或少汗，頭痛、咳嗽、咽痛、口乾微渴，舌邊尖紅、苔薄白或微黃、脈浮數。

證候分析 溫熱之邪侵犯肌表，衛氣與之相爭則發熱，衛陽被鬱不能溫煦肌表而惡風寒；因溫熱為陽邪，所以多發熱重而惡寒輕。衛氣鬱遏，腠理開合失司，故無汗或少汗；溫熱之邪上擾清空則頭痛。肺合皮毛，與衛氣相通，衛氣被鬱，故肺氣失宣而咳嗽；溫熱之邪易傷津液，所以初起即有口乾微渴，但與裏熱亢盛的口渴引飲有別；喉為肺之門戶，溫熱襲肺，致咽喉疼痛。舌邊尖紅、苔薄白或微黃、脈浮數，為溫熱犯表之徵。

㈡氣分證

定　　義 氣分證是指溫熱之邪入裏，侵犯臟腑，表現為正盛邪實、陽熱亢盛的裏熱證。氣分證的範圍甚廣，凡溫熱病邪不在衛分，又不及營分、血分的一切證候，都屬氣分證。

辨證要點 以發熱、不惡寒反惡熱、口渴、舌紅苔黃、脈數為特點。

氣分證為溫熱病發展的關鍵階段。此時邪雖盛而正不衰，若正能勝邪，則病可癒；若正不勝邪，則邪將深入營分、血分，病情變重。 由於邪犯氣分所在臟腑、部位不同，可出現不同類型的證候，臨床上主要有熱壅於肺、熱擾胸膈、熱在肺胃、脾胃濕熱與熱迫大腸。

臨床表現 發熱、不惡寒反惡熱、口渴、心煩、尿黃、舌紅苔黃、脈數等。

⑴熱壅於肺：兼咳喘氣急、鼻煽、胸痛、痰黃稠，甚則痰鳴、抽搐等。

⑵熱擾胸膈：兼心煩懊惱、胸悶欲嘔、坐臥不安等。

⑶熱在肺胃：兼高熱、大汗、大渴飲冷、喘急、煩悶，甚或腹滿硬痛拒按、便秘、脈數、苔黃燥等。

⑷熱迫大腸：兼胸痞、煩渴、下痢、譫語等。

⑸脾胃濕熱：兼胸悶、腹脹、四肢痿困、倦怠、溲少、脈濡數等。

證候分析 溫熱之邪入於氣分，正盛邪實，正邪交爭，熱勢亢盛。邪在裏不在表，故不惡寒反惡熱。熱傷津液則口渴，熱擾心神故心煩。裏有陽熱，故尿赤、舌紅苔黃、脈數。

⑴熱壅於肺：熱邪壅肺，肺失肅降，氣機不暢，故咳喘氣急。肺開竅於鼻，呼吸急促則鼻煽。熱阻於肺，氣血運行不暢故胸痛。熱灼肺津，爍液成痰，故痰稠色黃、痰鳴。熱極生風則抽搐。

⑵熱擾胸膈：邪熱鬱於胸膈，不得發越，致使神明被擾，故心煩懊惱不寧、坐臥不安。熱鬱胸膈，氣機不暢，胸陽失運則胸悶。熱擾於胃，胃失和降故欲嘔。

⑶熱在肺胃：熱邪在肺，肺熱鬱蒸，肺氣失於宣降，故咳嗽喘急，邪熱在胃，胃熱蒸騰則高熱。胃中津液被熱迫而外出，故大汗。汗多則津液虧耗，故大渴飲冷。高熱使津液內虧，燥屎秘結，故腹滿硬痛拒按、便秘。脈數、苔黃為熱，苔燥為津液虧耗。

⑷熱迫大腸：肺胃之熱下迫大腸，大腸熱熾，熱結旁流，故下痢。肺熱則胸中氣窒失運，故胸痞。熱擾神明則心煩，熱耗津液則口渴。熱甚則神不內守，故譫語。

⑸脾胃濕熱：濕熱留內，胸中清陽不運則胸悶，腹內氣機失運則腹脹。脾主四肢，濕熱阻於內則肢困倦怠，脈濡數。

㈢營分證

定　義 營分證是指溫熱之邪內陷入營所表現的證候。

辨證要點 以熱傷營陰與心神不安症狀為主。邪在營分，若能轉入氣分，表示病情好轉；若病邪由營分深入血分，表示病情轉重。

臨床表現 身熱夜甚、口不甚渴或不渴，斑疹隱現，心煩不寐，甚或神昏譫語，舌紅絳、脈細數。

證候分析 熱邪深入陰分，燔灼營陰，營陰被劫，虛火內熾，故身熱夜甚。營氣通於心，營分有熱，心神失藏，故心煩不寐，甚或神昏譫語。熱邪蒸騰營陰上潮於口，故口不渴或渴不甚。熱傷血絡，血溢脈外，故斑疹隱隱。舌絳屬營分有熱；脈數為熱，是營陰不足之徵。

㈣血分證

血分證是溫熱病發展過程中的最後階段，也是病勢最為危重的階段，多由營分證發展而來。由於熱邪深在血分，故臨床表現以血熱妄行，血熱動風與陰血的嚴重虧耗為主。心主血，肝藏血，熱邪入於血分則影響心、肝兩臟。腎為水臟，內藏真陰。熱邪久羈，必耗真陰，累及腎臟，故血分有病可影響心、肝、腎三臟。

1. 血分實熱證

定　　義 血分實熱證是指邪熱由營分傳入血分，或由氣分直入血分所表現的證候。病變偏重於心、肝兩臟。

臨床表現

⑴血熱妄行：身熱夜甚、煩熱躁擾、昏狂，斑疹透露，色紫或黑，吐血、衄血、便血、尿血、經血崩漏，舌絳或紫、脈數。

⑵血熱動風：壯熱、神昏、手足抽搐、頸項強直、角弓反張、雙目上視、牙關緊閉、舌深絳、脈弦數。

證候分析 血分證的熱勢，要比營分證更為嚴重。血熱擾心，故煩熱躁擾，甚或昏狂。血熱甚則迫血妄行，故見斑疹及各種出血。由於血熱至極，故斑疹紫黑。熱甚則肝風內動，故見抽搐、項強、角弓反張等症。血分熱盛，故舌深絳，脈弦數。

2. 血分虛熱證

定　　義 血分虛熱證是指邪熱久留血分，耗傷腎中真陰所表現的虛熱證候。病變偏重於肝、腎兩臟。

臨床表現 持續午後低熱、顴紅、五心煩熱、骨蒸、口乾咽燥、神倦心悸、耳聾、形體消瘦、手足蠕動或瘛瘲、舌乾絳、脈細數。

證候分析 邪熱久留血分，耗傷肝腎真陰。腎陰虧耗，虛熱內生，故午後低熱、兩顴潮紅。虛熱循經外發，手心勞宮穴為心包經所主，足心湧泉穴為腎所主，故五心煩熱。陰液虧耗，不能上承清竅，故口乾咽燥。腎精不榮於耳則耳聾。腎水不能上濟於心，心陰既虧，心神失養，故神倦、心悸。肝陰虛不能養筋，虛風內動，故手足蠕動、瘛瘲。陰液虧損，不足滋養形體則消瘦，舌乾絳、脈細數均屬腎水不足，虛熱內生之象。

表 12-1　衛氣營血辨證簡表

辨證分類		寒熱	全身	飲食	二便	神志	舌	苔	脈
衛分		發熱、微惡風寒	頭痛、咳嗽、咽痛	口微渴			邊尖紅	薄白或微黃	浮數
氣分	熱壅於肺	發熱、不惡寒反惡熱	咳喘氣急、鼻煽、胸痛、痰黃稠，甚則痰鳴、抽搐	口渴	尿黃	心煩	紅	黃	數
	熱擾胸膈	同上	胸悶欲嘔	口渴	尿黃	心煩懊惱、坐臥不安	同上	同上	數

	熱在肺胃	高熱	大汗、喘急，腹滿硬痛拒按	大渴飲冷	便秘	煩悶	紅	黃燥	數
	熱迫大腸	發熱，不惡寒反惡熱	胸痞	煩渴	下痢	譫語	紅	黃	數
	脾胃濕熱	同上	胸悶、腹脹、四肢痠困、倦怠		溲少		紅	黃膩	濡數
營分		身熱夜甚	斑疹隱現	口不甚渴或不渴		心煩不寐或神昏譫語	紅絳		細數
血分	實熱	身熱夜甚、煩熱、壯熱	斑疹透露色紫或黑，吐血、衄血、便血、尿血、經血崩漏，手足抽搐、頸項強直、角弓反張、雙目上視、牙關緊閉			躁擾昏狂	深絳		弦數
	虛熱	午後低熱、五心煩熱	顴紅、骨蒸、口乾咽燥，耳聾形瘦，手足蠕動或瘛瘲			神倦心悸	乾絳		細數

三、衛氣營血證候的傳變

衛氣營血證候的傳變一般有順傳和逆傳兩種形式。

⑴順傳：即由淺入深，由表入裏，由輕到重，病多從衛分開始，按照衛→氣→營→血的次序傳變，標誌著邪氣步步深入，病情逐漸加重。

⑵逆傳：即不依上述次序傳變。又可分兩種：一為不循次傳，如衛分證候不經氣分，而直接傳入營分，出現神昏、譫語的營衛合邪。一為傳變迅速而病情重篤，實質上指病情險惡，如氣營同病，或氣分血分證候同時併見的「氣血兩燔」。

此外，溫病有病發於表和病發於裏的不同。一般來說病發於表的多從衛分開始，而傳入氣分，漸次深入營分、血分，但這僅是一般的演變，並不是固定不變的。由於溫邪類別的差異以及病人體質的不同，亦有在發病初起就無衛分證候，而從營分和氣分開始，以裏熱偏盛為特點。前者為病發於表，後者為病發於裏。病發於表的溫病，有在衛分，經治療疾病即痊癒而不向裏傳變的；有治療失時失當很快傳入營分、血分的；也有邪傳營、血分，而衛分、氣分之邪尚未全罷的。至於病發於裏的溫病，有初起即見氣分證候而後又陷入營、血的；亦有先見營、血證候，轉出氣分之後，邪熱未得及時清解，又復陷入營、血分；也有營血之邪透出氣分，由於一時不能透盡，致氣血兩燔的。由此可見，溫熱病過程中證候的相互轉化，其形式是非常複雜的。

第十三章

三焦辨證

第十三章　三焦辨證

一、概　念

三焦辨證，也是溫熱病的辨證方法之一，它是清代吳鞠通根據《內經》三焦部位劃分的概念，在葉天士的衛氣營血辨證的基礎上，結合溫病的傳變規律總結出來的。三焦辨證著重闡述三焦所屬臟腑在溫病過程中的病理變化，並以此為基礎，來概括證候類型，劃分病邪所在部位深淺，說明病程的不同階段和證候間的相互傳變，從而確立治療原則。

二、三焦病證

㈠上焦病證

主要包括手太陰肺經和手厥陰心包經的病變。

臨床表現

⑴邪襲肺衛：頭痛、微惡風寒、身熱汗出，口渴，或不渴而咳，苔白或黃，脈浮數。

⑵邪熱壅肺：身熱、汗出、口渴、咳嗽、氣喘、苔黃、脈數。

⑶內陷心包：身熱、神昏譫語，肢厥、舌謇、舌紅絳，脈數。

證候分析 溫熱之邪由口鼻而入，鼻通於肺，故肺常首先受邪。肺合皮毛而統衛氣，邪侵於肺，外則衛氣被鬱，內則肺氣不宣；衛氣為邪鬱阻，邪正交爭，故頭痛、發熱、微惡風寒；衛氣開合失司則汗出；熱傷津液則口渴；肺氣不宣則咳嗽；溫邪在表，未化熱，苔白，已化熱，苔黃，脈浮而數。

在表之邪不解，入裏可致邪熱壅肺。裏熱亢盛故見身熱，津液受損而口渴；肺氣不宣故咳嗽氣喘；苔黃脈數均為熱象。

肺經之邪不解，內陷心包，機竅阻閉，則神昏譫語；熱邪閉遏於內，則身體灼熱而手足厥冷，舌紅絳，脈數；痰熱阻於心竅，舌為心之苗，故舌頭活動不靈、語言謇澀。

㈡中焦病證

主要是指足陽明胃經和足太陰脾經的病變。陽明與太陰表裏，脾胃同居中焦。陽明主燥，太陰主濕。邪入陽明則從燥化，多是裏熱燥實證，或為無形熱盛，或為有形熱結；邪入太陰則從濕化，多為濕熱病證。

臨床表現

⑴陽明熱盛：身熱、日晡加重，面目紅赤，呼吸氣粗，口乾唇裂，渴喜冷飲，腹滿便秘，苔黃或焦黑，脈沉實）

⑵中焦濕熱：身熱不揚、有汗不解，胸脘痞悶、泛噁欲嘔，身重肢倦，大便溏或不爽、小便混濁，苔黃膩、脈濡數。

證候分析 陽明主燥，溫熱邪氣傳入陽明，燥熱亢盛，故身熱，日晡加重；熱性上炎，面目紅赤；熱邪亢盛，則呼吸氣粗。熱盛傷津，故口乾唇裂，渴喜冷飲；胃腸津虧，熱邪和燥屎內結，腑氣不通，故便秘而腹滿脹痛；燥熱內結，故苔黃或焦黑，脈沉實。濕熱鬱蒸，蘊於中焦，則身熱不揚；濕與熱合，纏綿難解，故雖有汗出，但熱不退；濕熱困阻脾胃，氣機不暢，則胸脘痞悶、身重肢倦；脾胃升降失常，濁氣上逆，則泛噁欲嘔；濕邪下趨，則大便溏或不爽、小便混濁、苔膩，脈濡緩均為濕邪之徵。

㈢下焦病證

主要是足少陰腎經和足厥陰肝經的病變。溫病傳入下焦多見肝腎陰虛之候。

腎主藏精，熱邪羈留，陰精被耗，可出現腎陰虧虛證候。肝為風木之臟，主筋，賴腎水滋養，如腎陰被耗，水不涵木，木少滋榮，筋失濡養，則可見陰虛動風。

臨床表現

⑴腎陰耗損：身熱顴紅、手足心熱，口乾舌燥，或心煩不寐、耳聾、神倦，舌絳少苔、脈細數。

⑵陰虛動風：手足蠕動或瘛瘲、神倦、肢厥、心中憺憺大動，舌絳少苔、脈細數。

證候分析 溫病易傷陰液，熱邪久羈，深入下焦，劫爍肝腎之陰，常呈邪少虛多之候。以腎陰虧耗為主，症見顴紅、手足心熱，均為虛熱之證；口乾、舌絳少苔為陰傷的表現。陰精虧損，正氣虛衰，則精神怠倦、脈現細數；虛熱內擾，則心煩不寐。

陰虧進一步發展，肝失去滋養血脈的功能，便出現手足蠕動或瘛瘲，此為虛風內動之徵。陰陽之氣不相順接，則手足厥逆；陰精過分虧虛，除神倦外，還因心臟得不到腎水滋養，而出現心中憺憺大動。

表 13-1 三焦辨證簡表

分部	症狀／臟腑	寒熱	全身	飲食	二便	神志	舌	苔	脈
上焦	肺（手太陰）	微惡風寒，身熱汗出	頭痛咳嗽	口渴或不渴				白或黃	浮數或數
	心包（手厥陰）	發熱、肢厥	舌謇			神昏譫語	紅絳		數
中焦	胃（足陽明）	發熱、日晡加重	面目紅赤、呼吸氣粗、口乾唇裂、汗出、腹脹悶	渴喜冷飲	腹滿、便秘		芒刺	黃或焦黑	沉實

	脾（足太陰）	午後發熱、身熱不揚	身重肢倦、胸滿痞悶、泛噁欲嘔		小便混濁、大便溏或不爽			黃膩	濡數
下焦	腎（足少陰）	身熱、手足心熱	顴紅、口乾舌燥，耳聾			神倦心煩不寐	絳	少	細數
	肝（足厥陰）	肢厥	手足蠕動、瘛瘲，心中憺憺大動			煩躁神昏	絳	少	細數

三、傳　變

三焦辨證把溫病的發展過程，主要分成三個階段。初期多起自上焦手太陰肺經，病淺而輕；上焦病未解，則順傳中焦脾胃，病深一層，病情也較重，多為極期階段；若逆傳，則由肺傳心包，病情惡化。中焦病不解，傳入下焦肝腎，病邪深入，病危重，是溫病末期階段。這是一般的傳變規律。但是三焦病證並不是固定不變和截然分開的，在傳變過程中，有時上焦病未罷，而又見中焦病證，亦有中焦病證未除而出現下焦病證的，故在臨床上應當分辨，不可拘泥於從上到下的傳變次序。

第十四章

症狀鑒別

第十四章　症狀鑒別

一、發　熱

凡體溫高出正常，一般來說，口腔溫度在 37.5°C 以上；腋溫在 37°C 以上；直腸內溫度在 38°C 以上，一晝夜間波動在 1°C 以上時，稱為發熱。如僅自覺全身或局部（主要指五心）發熱，但測體溫無明顯變化的，亦屬發熱範疇。前者有體溫升高改變，叫做體溫升高性發熱；後者無體溫變化，叫做非體溫升高性發熱，或稱自覺發熱，因為又常兼有體溫微度升高，故臨床又多混稱為低熱。

發熱是機體的一種全身性病理反應，由於致病因素不同，發熱機制也各不一樣，大致外感發熱由邪正交爭，或邪氣入裏化熱；內傷發熱由於陰陽氣血不足引起的為多，亦有由於氣滯、血瘀、宿食導致發熱者，則多屬實證。總之，熱邪多致發熱，在機體內陰虛、陽盛亦發熱。所以臨床需當辨外感與內傷兩大證型。

鑒別要點

首先要瞭解發熱的病因，是外感邪氣還是內傷陰陽失調？何時發熱？病位何處？以及發熱的性質，有哪些主要可鑒別的全身或局部伴隨症狀。最後還要瞭解發熱的一些生理變異以別病理性發熱。

1. 發熱病因

引起發熱的原因很多，一般區分為外感性和內傷性兩大類。

(1)外感性發熱

許多外界致病因素都可引起發熱，其中以溫熱之邪最為重要，包括風邪、暑邪、燥邪及火邪。陰寒一類邪氣引起的外感發熱其勢輕微。

⑵內傷性發熱

以臟腑氣血陰陽的失調和七情改變為主要原因，可分下列幾個方面：

①陰虛：久病傷陰，以溫熱病、久瀉病為常見。或治療不當，如過度汗、吐、下及溫燥之病亦可使陰液虧耗，陽氣偏盛而發熱。

②陽虛：久病陰寒病證，或寒涼藥治療過伐，使陽氣虛浮而發熱。

陰虛或陽虛都以五臟損傷為主要病理基礎，而腎為先天之本，內寄水火陰陽二氣，故腎臟在陰陽虛損性發熱中尤其顯得重要。

③氣虛：常以勞倦傷中焦脾胃為主要病理過程。所以勞傷為本症主要誘因。

④血虛：慢性久病，逐漸損傷心、肝、脾等臟，或種種原因引起血量丟失過多。

⑤氣滯：七情不暢，肝失調達，經脈鬱滯。多因鬱怒而發，熱勢常隨情緒好壞而波動。

⑥宿食：食積中焦，尤以小兒脾胃功能尚弱發病較多。

⑦瘀血：凡瘀血已成，無論因何種原因引起的，久不得消散，必逐漸瘀阻經脈，壅遏發熱。

2.發熱的時間

⑴發熱無定時

外感病發熱無固定發作時間且起病較快，或外感即有發熱多或待惡寒後繼有發熱；或邪盡傳裏，才始發熱，臨床要依據感邪的性質不同進行辨認。

一般陰寒邪氣感人的發熱多在惡寒後出現，陽熱邪氣感人的先有發熱，而外感邪氣不解，每多入裏化熱，此時表證已過，發熱其勢也高。

內傷發熱時間無規律可查的，有肝經鬱熱、宿食發熱等。

⑵發熱有定時：發熱到時而發或按時而熱甚，猶如潮水適時而至有一定規律性的稱為潮熱。臨床根據其不同性質，發生時間等可分以下幾種情況。

①上午發熱：上午發熱，過午即止或熱減，多因勞倦饑飽，中氣損傷所致，屬

氣虛發熱範疇。

②下午發熱或入夜熱甚：可見於陰虛血少證、瘀血內結及濕溫病等。陽明胃熱燥結則以日晡時（下午 3～5 點）發熱重為特點。

③夏季熱：主要見於 6 個月至 2 歲的嬰幼兒，與季節關係密切，發熱主要集中於 6、7、8 三個月暑熱正盛之節，發熱一直延續秋涼方能自然消退，可連續累發幾年。

3. 發熱性質（熱型）

⑴壯熱

發熱體溫達 39°C 以上者，稱為壯熱。見於直接外感火熱邪氣或表邪入裏化熱，如陽明經證、陽明腑證等。內傷引起壯熱者較為少見，肝經鬱熱等偶有發生。

⑵身熱不揚

身熱以手捫之初不覺甚熱，稍久即感灼手，是濕溫邪伏於內，熱勢難以透達肌表的濕溫病。

⑶五心煩熱及骨蒸勞熱

手足心和前心胸部自覺灼熱，體溫正常或略有偏高，可見於陰虛、血少不足，如久病、大瀉、大出血病人，臨證無明顯原因可查者亦有發生，凡血少陰虧勞損病甚者，其發熱都猶如熱自骨中向外透發感，故又稱骨蒸勞熱。但實際體溫卻熱度較低，一般少有超過 38°C，或有正常者。

⑷熱勢不規律

發熱高低無一定規律，多見於外感發熱病證及某些內傷發熱。其熱度高低取決於感邪性質和體質陰陽盛衰以及治療等情況而定。

⑸長期低熱

體溫正常僅自覺發熱或體溫雖高但一般不超過 38°C，持續三個月以上的，謂長期低熱。前面談到的潮熱、夏季熱、氣虛發熱，均可表現為長期低熱不癒。

4.發熱部位

辨不同部位的發熱情況，可大致區別發熱是由外感還是內傷所致。

⑴外感發熱

手背熱高於手心，背部熱甚於腹部。

⑵內傷發熱

手心熱高於手背，胸腹部熱甚於背部，臨證以五心煩熱多見。

5.發熱的伴隨症

所謂發熱伴隨症，是指在發熱的同時和發熱病機相關的臨床表現，或發熱前後對發熱有鑒別診斷價值的症狀。

⑴表證發熱

發熱並伴有身痛、脈浮的是外感發熱；若無汗、脈浮而緊的，是風寒外束；若有汗、脈浮緩或浮數的，是風邪襲表，營衛失調的太陽中風證；若發熱微惡風寒、口鼻咽喉乾燥，為燥邪傷津。

⑵表證入裏發熱

表證入裏多見少陽及陽明病證。少陽發熱為寒熱往來，陽明發熱以其邪傳經腑不同而表現不同伴有症狀。在經發熱又有汗大出、口大渴、脈洪大等；在腑發熱則有腹滿硬痛、大便燥結、舌苔黃燥起刺，甚伴神昏譫語等症。

⑶濕溫發熱

以濕熱困擾中焦脾胃陽氣，表現胸悶嘔噁、頭身困重、大便溏薄、苔膩、脈濡數為主。

⑷內傷發熱的伴隨症，以其病因，所傷臟腑等不同情況而表現各異。

①陰虧血少發熱：陰虧血少發熱以心、脾、肝、腎等臟陰津虧耗、血少不足以滋潤濡養為主要症狀，如面色無華、心悸、失眠多夢、心煩、盜汗、口咽乾燥、舌紅少苔、脈細數。

②氣虛發熱：氣虛發熱以體倦乏力、頭暈自汗、少氣懶言、食少便溏、舌淡苔

白、脈沉弱等中焦脾氣虛損為主要臨床表現。

③氣鬱發熱：氣鬱發熱以肝經氣滯不暢，鬱而發熱為主症，如急躁易怒、胸脅脹悶不舒、善嘆息，口苦、舌紅苔黃、脈弦數等。在婦女常伴有月經不調、痛經、乳房脹痛等。

④瘀血發熱：瘀血發熱口乾，但嗽水不欲咽、面色黧黑、口唇青紫或有斑點、脈澀，身體或常有固定不移針刺樣疼痛處，或腫塊，或有全身肌膚甲錯等。

⑤食積發熱：食積發熱多發生於三歲左右嬰幼兒，伴有形體乾枯羸瘦、頭髮稀疏不榮、精神疲憊、肚大青筋、大便乾結或溏瀉等。

⑥假熱證：假熱並非不熱，而是因為這種熱的產生機理是因寒而致，從疾病本質來看當屬陰證，理不應有發熱，故稱為假熱證，實際身熱還是客觀存在的，所以也列於此說明。假熱的臨床表現是身熱，但反欲近衣被，口渴喜熱飲，尿清、便溏，舌淡苔白、脈雖大但無力。此為陰寒盛於內，虛陽越於外。

6. 體溫的生理性變異

人體體溫是通過一個較狹的範圍上下波動保持恆定的（口腔溫度 36.2～37.2°C，腋溫 36～37°C，肛溫 36.5～37.5°C）。這種波動受周圍環境的影響，和機體各種條件也有密切關係。如果不瞭解體溫的這種生理性變動，就會誤以為是病理的發熱，因此應注意區別。

(1)體溫的時間性變異

一般說來，上午體溫較低，下午體溫逐漸升高，到下午 4～6 時達到最高峰，而一天中體溫最低的時間是清晨 2～4 時，但波動範圍不超過 1°C。

(2)體溫的性別差異

女子體溫一般都略高於男子，晨間體溫平均可高出 0.3°C 左右。此外，女子體溫又受到月經週期影響，行經時體溫偏低，排卵時體溫最低，之後逐漸升高。

(3)體溫的年齡差異

初生嬰兒體溫不恆定，一直到數月後才逐漸恆定。幼童體溫稍高於成人，年老人體溫則有降低傾向。

⑷劇烈運動，高溫環境以及某些藥物等也可暫時引起發熱，這些都應給予注意。

⑸少數人的平時正常體溫可能低於 36.3°C 或高於 37.2°C。

二、惡　寒

病人自覺周身怕冷，或某局部怕冷均叫惡寒。臨床以其輕重不同程度分為惡風、畏寒、惡寒、憎寒等多種，統屬惡寒範圍。

人體正常體溫的維持有賴於陽氣的溫煦作用，若因外感風寒之邪，則邪閉肌表，陽氣鬱遏，不能正常達於肌膚，使溫煦功能失調；或因內傷臟腑氣血，陽氣不足，使溫煦作用低下，以上均可產生惡寒感覺。總之，惡寒產生機理無外乎機體陰陽失調，臨床外感多為實寒，內傷多見虛寒兩大證候類型。

鑒別要點

1. 惡寒原因

可分為外感與內傷兩類：

⑴外感惡寒

感受陰寒之邪，以風、寒、濕邪為主。

⑵內傷惡寒

多因飲食勞倦，損傷脾胃陽氣；或久病，年高體弱，腎陽不足，所以脾腎陽虛是內傷臟腑引起惡寒的主要原因。

2. 惡寒發生時機及與邪氣關係

外感證惡寒一般在得病之初，發病多突然，為時不多，一般較重。雖居房室中亦不減，遇風寒加重。內傷發熱一般發生在日久慢性疾病過程中，惡寒程度較重，但可隨病情進展而逐漸加重，一旦病勢轉癒，惡寒亦隨之減輕，得衣被可暫時緩解。

3.惡寒兼見症

⑴惡寒，兼見身疼體痛、無汗、苔白、脈浮緊的是外感風寒之邪。

⑵微惡風寒，兼見有汗、苔薄、脈浮緩的是外感風邪。

⑶惡寒，兼見肢節困重、少汗頭昏、苔白厚膩、脈濡緩的是濕傷肌表。

⑷惡寒，兼見脘腹冷痛、腸鳴泄瀉的是外感寒邪直中中焦脾胃。

⑸惡寒以形寒肢冷為特徵，兼有腰膝痠軟、欠溫，或有五更作瀉，舌淡苔薄白、脈沉細，是腎陽不足之內傷虛寒證。

⑹惡寒以形寒四肢蜷臥為主，兼有面色蒼白、口淡不渴、腸鳴、腹瀉、舌淡、脈沉遲是脾陽虛弱證。

⑺惡寒，兼有面色㿠白虛浮，或肢體浮腫、咳嗽痰喘，是陽虛水飲內傷之證。

⑻身雖惡寒、手足厥冷，但兼症卻是口渴、呼吸氣粗、便秘、溲赤、脈滑實有力，此是假寒證。假寒並非沒有惡寒，身寒還是客觀存在的，只是因為這種寒的病理本質是陽熱性質，故稱為假寒。亦包括上熱下寒的戴陽證。

⑼惡寒、手足厥冷、舌淡、脈微甚微細欲絕，是陰寒盛於內之寒厥證，多是傷寒厥陰病後期。

三、寒熱互見

惡寒和發熱同時出現，或寒熱交替發作，稱作寒熱互見。

惡寒發熱的產生機理，主要取決於邪氣與正氣交爭的部位以及勝負情況，臨床一般分外感寒熱與內傷寒熱兩大類型。若感外淫之邪，衛陽被遏，營衛失和，正邪相爭於衛表，則出現惡寒發熱。離表入裏，潛伏半表半裏，出入營衛之間，入與陰爭則惡寒，出與陽爭則發熱，正邪交爭而發作。

鑒別要點

1. 產生寒熱互見的原因

寒熱互見原因較為複雜，歸納起來以內傷臟腑氣血為多，外感六淫等邪氣為少，外感主要可見於風、寒、濕、熱以及瘧邪、瘴氣等疫癘之氣；內傷主要由於血虛、陽虛、腎陰虧損，及七情為病，肝膽氣滯、火鬱、月經不調等，它如外邪侵入血室等也可引起寒熱同時發作。

2. 辨寒熱發作次序

發熱惡寒有時是一開始就同時出現，但也有的是先有惡寒或先有發熱，嗣後發熱或惡寒出現，可分以下幾種：

⑴病是先惡寒，不久便發熱，或惡寒後寒熱互作，見於外感風寒。若先發熱，繼之惡寒，寒熱互作，是外感風熱之邪。邪氣深入血室（適值月經來潮），也多先出現惡寒，繼之發熱，寒熱互見。

⑵寒熱始終同時發生的，多見於內傷病證，如血虛、陽虛、陰虛、氣鬱等證。

3. 寒熱輕重及性質

⑴惡寒重於發熱的，可見於外感風寒邪氣、寒熱瘧疾、冷瘴的濕溫證，機體陽氣虛損證。

⑵發熱重於惡寒的，可見於外感風熱邪氣、熱瘴、血虛證等。

⑶寒熱並重的，多見於瘧疾、熱入血室、少陽證，其惡寒發熱均較重，以寒戰壯熱為特徵，常反覆往來發作。

⑷寒熱均輕，以內傷陰虛、血虛、陽虛，月經不調，肝膽氣鬱為主，如外邪不重，其寒熱亦可輕微。

總之，寒熱輕重受邪氣性質、機體陰陽盛衰情況等因素影響，外感惡寒雖得衣被亦不減，內傷惡寒則得火熱可使緩解；外感發熱多驟起，發無定時，而內傷發熱起病緩，熱勢也比較平穩，很少有壯熱者。

4.辨寒熱發作時其他體徵

(1)外感發熱惡寒，可兼身痛體痛、苔薄、脈浮等。

(2)肝膽氣鬱引起的寒熱，與情緒有關，常因鬱怒發作或加重。

(3)瘧疾寒熱，休作有時，一天一次，或二天一次，也有三天一次者。汗後一般熱退身涼。

(4)熱入血室，寒熱雖如瘧狀，但發作無定時，入夜加重，常伴神志錯亂等症。

(5)陽虛寒熱，發熱不高，形體怯冷，尤覺四肢不溫、舌胖潤苔白、脈沉弱。

(6)少陽證寒熱，是外邪內入半表半裏證，兼口苦、咽乾、目眩、脈弦等表現。

(7)血虛和月經不調寒熱，多發於女子，可伴有心悸失眠、健忘、口唇淡、舌淡、脈細數。月經不調的寒熱則受行經規律的影響，伴有頭脹、胸脅脹悶等現象。

(8)濕熱痰濁鬱於中焦，其寒熱如瘧，但汗出不清，兼胸悶嘔噁、口乾少飲、尿黃、便秘。

四、汗　症

體內陽氣蒸化陰液，從汗孔發於肌表，謂之汗。

適當的排汗是機體調節體溫，維持津液輸佈正常的一種生理活動。心之液為汗，腎主五液，又肺合皮毛主行衛氣，所以汗的排泄情況直接受內傷臟腑和外感邪氣的影響。臨證一般情況是內傷汗症多因正氣不足，陽虛不能固表，或陰虛不能攝持。外感汗症則隨邪氣的陰陽不同性質，腠理疏密程度不同而表現汗之有無。

鑒別要點

首先辨有無汗？再是注意汗出時間、部位、溫度及量之多少情況。

1.有汗無汗

⑴表證無汗

為寒束肌表之傷寒表實證，必兼惡寒發熱、頭身疼痛、苔薄白、脈浮緊。

⑵表證有汗自出

為風傷肌表之太陽中風證，當有惡風發熱、脈浮緩。或風夾熱邪證兼發熱口渴、苔薄黃、脈浮數。虛人感冒表證有汗，有平素畏寒自汗等衛陽不足症狀可參鑒。

2.汗出時間

在安靜的環境中，正常人體只有當外界溫度上升至28～30°C時才有明顯汗液分泌。病理性汗出一般都有特定的時間性，對辨證有很重要參考作用。

⑴日間汗出

即自汗。自汗者，不因勞動或經發散藥而汗自出，汗後常有形寒、乏力。由於陽虛不能衛外而為固，多見於內傷久病，氣血虛損或產後血脫，陽虛無所依附。

⑵夜間汗出

即盜汗。盜汗者，寐中竊出，醒後自收。由陰虛不能內營而斂藏，多見於久病內傷陰虛證，汗後不惡寒，反覺五心煩熱。

3.汗出部位

⑴頭面汗出

僅頭面汗出，兼有煩渴、苔黃、脈浮數，是上焦熱鬱。若兼身重、怠倦、苔黃膩，是濕熱鬱蒸中焦。若兼大便硬，但反易排出，色黑如柏油樣，是陽明蓄血證。若小便不利、渴而不飲，此血瘀膀胱。若傷寒脅痛、耳聾、口苦、頭面汗出者，屬少陽病。若兼畏寒、肢冷、苔白滑、脈沉遲，是病後或老年咳喘陽虛證。重病末期，突然額汗大出而喘，是虛陽上越，陰津隨氣而脫的危候。

小兒睡時慣常頭汗，如無其他症狀，不屬病態，俗稱「蒸籠頭」。

⑵手足心汗出

多是精血不足的陰虛內熱證，常兼手足心汗、前胸汗出、咽乾、尿赤、舌紅、脈細數。手足不溫而汗出的，是氣虛證。經常多腳汗者，俗稱汗腳。

⑶心胸汗出

心窩部常有津津汗出，又稱心汗，是思慮過度、勞傷心脾二經所致。

⑷兩腋汗出

亦稱漏腋。因多汗兩腋窩經常潮濕，為濕熱流注所致。

⑸半身汗出

半身汗出或左或右，或上或下半身汗自出，由氣血不足，濕痰風邪阻滯經絡所致，常為半身不遂先兆。

⑹陰部汗出

外生殖器、陰囊部位常汗出較多，為下焦濕熱，腎氣不足之徵。

4. 汗出量多少

⑴大汗蒸蒸，高熱煩渴引飲、脈洪大，是陽熱內迫，陰津外迫的實熱證。

⑵表證發汗太過，可見於汗液漏出不止，又稱漏汗。常伴有小便短澀、四肢關節拘急屈伸不利等陽虛津傷證。

⑶當病情危重時，若見汗出淋漓不止，如珠如油，是陰陽離絕，陽氣奔散於外，名曰絕汗，又稱脫汗。

5. 汗出溫度高低

⑴冷汗

見於陽虛，衛氣不固久病。或大受驚恐，或精神過度緊張，陽氣消耗，真氣失守，可伴有神疲、面色蒼白、便溏、小便清長、舌淡、脈沉遲等陰寒證候。

⑵熱汗

多由外感風熱之邪或內熱蒸迫所致，可伴見口渴、煩躁、便秘、溲赤、舌紅、苔黃、脈數等熱性證候。

6. 辨汗出兼症

⑴先見全身戰慄，而後汗出的，名為戰汗。多是邪盛正衰，邪伏不去，今一旦正氣恢復，邪正相搏，為疾病轉折點。若汗出熱退身涼，脈靜，為邪去正安，病有向癒之機。若汗後煩躁不安，脈來疾急，為正不勝邪，主危候。

⑵汗出色黃，兼見身熱、胸滿、四肢頭面腫、小便不利、脈沉遲，名為黃汗，是水濕內停，營血為病之徵。

五、昏　迷

凡神志不清，對外界任何刺激均無反應的表現，謂之昏迷。

昏迷原因比較複雜，外感內傷均可引起。大致外感多由表邪不解內傳入裏化熱；內傷多因氣血耗損，陰陽衰竭。總之，邪氣盛則實，以痰濁，熱熾，風陽，瘀血阻蔽清竅，導致氣機逆亂，神明被蒙為主要病理機轉。正氣奪則虛，以久病氣血大傷，汗、吐、下等療法失宜，陰精陽氣互不維繫，神虛浮無所依為主要病理機轉。無論外感內傷，虛實昏迷，都以損傷心、腦、肝、腎為重點。

昏迷既可作為一個病證獨立存在，又常以十分重要的症狀表現於許多病證過程中。

不管怎樣，都預示病情嚴重，必須密切觀察，迅速做出正確診斷，並採取緊急搶救措施。

鑒別要點

由於昏迷是一個獨立病證，所以凡能出現昏迷症狀的其他一些疾病都應與其加以鑒別。

但昏迷作為許多病證的臨床表現本身就很複雜，所以又要注意對內部的分析。

1. 能出現昏迷的病證

除昏迷病本證之外，臨床還能出現昏迷的疾病可分為外感疾病與內傷疾病兩大類：

⑴外感疾病

主要指外感熱病，如傷寒邪熱內結陽明胃腸，溫病邪入營血或逆傳心包以及中暑、小兒急驚風、疫毒痢疾、瘴瘧等。毒蛇咬傷為外傷性昏迷。

⑵內傷疾病

中風、癇證、厥證、痰證、消渴病、癃閉等。

2. 昏迷的閉、脫證型辨證

昏迷是一個十分複雜的病理過程，根據臨床具體表現可分為閉證和脫證兩種證型：

⑴閉證

昏迷時牙關緊急、兩手握固、面赤氣粗、喉中痰鳴。

⑵脫症

昏迷時四肢厥冷、目合、口開、手撒、遺尿、鼻鼾，甚則面赤如妝、汗出如油、脈微欲絕。

3. 詳細詢問病史

產生昏迷的各種疾病的典型病史十分有助於對昏迷性質的診斷。如有明顯高熱病程，多見於外感溫熱病。飲食不潔，可能為疫毒痢疾。有昏迷反覆發作史，多是癇證。平素痰濕過盛、頭暈肢麻，多是中風卒中或痰證。形體壯實，發作前有明顯精神刺激，一般是氣厥或血厥實證昏迷。若素日體弱，昏迷前有過度疲勞、睡眠不足、饑餓受寒等誘因，屬氣厥昏迷的虛證。若飲食素來恣食肥甘，體質肥胖，要考慮痰厥性昏迷。在暴飲暴食後，是食厥性昏迷。夏月久暴烈日之下，或高溫環境之中昏迷為中暑。小兒高熱突然昏迷，是急驚風。有癃閉、消渴病史，在病後期都應警惕出現昏迷。有明顯失血的，是血厥證昏迷。

4. 掌握易發昏迷的一些病證主要特點

當病人出現昏迷後，除瞭解病史和熟知哪些病可以出現外，特別要注意各種病證的昏迷特點。

⑴中風昏迷

猝然昏倒、不省人事、時間較長。伴見口眼歪斜、半身不遂、鼾睡等。本證發病多急迫，變化較快，病情危急。

⑵厥證昏迷

雖也有突然昏倒、不省人事，但多在短時間內逐漸甦醒，且無手足偏廢、口眼歪斜、失語等後遺症。四肢逆冷是其常伴主症，不難與中風昏迷鑒別。臨床要詳細區分食、痰、氣、血以及因暑致厥的昏迷。

①氣厥性昏迷：可有口噤握拳、呼吸氣粗、苔薄白、脈伏或沉弦，屬實。若兼見面色蒼白、呼吸微弱、肢冷汗出、舌淡、脈沉微，是氣厥虛證。

②血厥性昏迷：實證兼見面赤唇紫、舌紅、脈沉弦。虛證兼見面色蒼白、口唇無華、四肢震顫、目陷口張、自汗肢冷、呼吸微弱、舌淡、脈芤或細數無力。

③痰厥性昏迷：喉間痰鳴，或嘔吐痰涎、舌苔白膩、脈沉滑。

④食厥性昏迷：氣息窒塞、脘腹脹滿、舌苔厚膩、脈滑實。

⑤暑厥性昏迷：發作前頭暈頭痛、胸中煩悶、身熱面紅，昏迷出現後或有譫妄者，舌質紅乾、脈洪數，或虛弦而數。

⑶癇證昏迷

發作時常伴有異常聲音如豬羊畜叫、肢體抽搐、口吐涎沫、牙關緊急、口眼相引、目睛上吊，醒後多頭暈頭痛、精神疲困，其他一如常人。

⑷小兒急驚風昏迷

先有壯熱，之後驚搐抽掣、啼哭無淚，繼而轉入昏迷、頸強直、角弓反張、牙關緊閉、兩目直視、指紋青紫。可因驚、風、痰、熱等發病。

⑸痰證性昏迷

凡痰證出現昏迷者，或因痰鬱氣結，或因痰鬱化熱。痰鬱氣結者，兼見嘔吐痰涎，或進食發噎，或咽喉如物梗塞不利，舌紅苔厚膩、脈弦滑。若因鬱而化熱者，兼見喉中痰鳴、苔厚膩、脈弦滑。

⑹癃閉證昏迷

一般出現於本證末期，小便點滴難下、浮腫、噁心嘔吐、視物模糊，或伴有神志異常改變。

⑺消渴證昏迷

素有三多症，即多飲、多食、多尿。俟到後期陰竭陽亡之際，常轉入昏迷。

⑻臌脹性昏迷

腹脹大、皮色蒼黃、脈絡暴露。晚期多發昏迷。二便不通，或嘔血、口鼻出血，為難治重病。

⑼疫毒痢證昏迷

伴壯熱、口渴、頭痛煩躁，腹痛劇烈，裏急後重，痢下鮮紫膿血，舌質紅絳、苔黃燥、脈滑數。小兒可無明顯腹痛下痢就已處於昏迷狀態，病情危重，尤當注意。

⑽瘴瘧證昏迷

熱多寒少，或為寒多熱少。每日發作或間日發作，煩悶身重、昏沉不語，或狂言譫語。

⑾外感證昏迷

多在溫病或傷寒化熱病程中出現。若熱犯陽明，則日晡熱劇、煩躁不安、時而譫語。邪犯心包，則舌尖紅絳、撮空理線、循衣摸床。熱入營血，常伴有皮膚發斑，其色紫黯，舌質紅絳或紫黯無苔、脈沉細數。若血熱互結下焦，則為下焦蓄血證，必兼小腹急結、神志如狂、小便自利。

⑿濕溫證昏迷

在透發疹時期常有昏迷，但多似明似昧，或時清時昧，時或譫語，舌苔黃膩、脈濡滑或數。

⒀突然頭暈仆倒、不省人事、面色蒼白、自汗出，稱為暈厥。

多因肝腎兩虧，風陽上擾。輕者數分鐘內可自然甦醒，重者汗出不止、肢冷脈伏。

六、抽　搐

四肢筋脈不自主地拘急弛縱，謂之抽搐。古稱「瘈瘲」，俗稱抽風。抽搐的形成，主要是筋脈失養所致；或由外邪壅塞經脈；或為內傷津血虧耗，總不外陰虛血少，筋脈失去濡養。蓋心主血、肝主筋，故以心、肝為主要病理基礎，邪氣外侵發病者多實，內傷津血不足者當虛。

抽搐是某些疾病的一個重要症狀，同時頸項強直、角弓反張、牙關緊急等症又常一同出現，所以臨床應注意辨別。

鑒別要點

詳細詢問病史，辨發病屬何原因？抽搐時狀態以及哪些病證可出現抽搐症。

1. 注意抽搐時的狀態

⑴四肢呈強直性抽搐、發作突然、頸項強直、角弓反張，屬實。見於外感風毒寒濕之邪或火熱內鬱。

⑵內傷久病、失血、熱性病後期抽搐一般逐漸發生，發作時也較和緩，呈蹋蹋而動狀，屬虛。

2. 詳查病史

⑴小兒有明顯高熱，出現抽搐的是小兒急驚風證。小兒在吐瀉後或佝僂體弱四肢抽搐的為慢驚風，又稱慢脾風。嬰兒臨產如有斷臍不潔，可產生小兒破傷風性抽搐。

⑵有惡寒發熱、脈浮等外感表證，或發熱，或慢性久病素體虛弱、產後失血等病史的，若四肢抽搐統稱痙證。

⑶妊娠六、七月後，或臨分娩時出現抽搐，叫子癇。

⑷有反覆抽搐發作史，常為癇證。

⑸抽搐前有外傷史，狗咬傷史的是破傷風和狂犬病。

3.抽搐發病原因

抽搐作為一個臨床症狀可見於多種疾病中，所以發病原因比較複雜，現歸納如下：

⑴風寒濕邪外侵，阻滯經絡。

⑵濕熱之邪入絡，經氣不暢。

⑶熱熾陽明，津傷燥熱內結。

⑷溫熱邪氣內傳營血，風陽內動。

⑸慢性久病、重病或失血之後使氣血兩虛；或瘀血內停，血行不暢。

⑹傷口污染，瘋狗咬傷以及一些外因性如農藥、植物類、工業毒物類、藥物中毒等。

4.抽搐時伴隨的其他症狀

⑴四肢抽搐，同時項強背直、角弓反張，是痙證。

①外感痙病

・剛痙：同時伴有發熱惡寒、頭痛無汗、苔白、脈浮緊。

・柔痙：兼伴發熱不惡寒、頭痛汗出、苔薄白、脈沉細而遲。

・濕熱致痙：兼伴身熱、胸脘痞悶、渴不欲飲、小便短赤。

・熱結痙病：同時伴有發熱胸悶、口噤齧齒、腹脹便秘，甚角弓反張、頭痛如劈、嘔吐、神昏、苔黃膩、脈弦數。

②溫熱內傳營血痙病：同時伴有壯熱神昏、頭暈眼痛、牙關緊閉、舌紅絳、苔黃燥、脈弦數。

③氣血雙虧痙病：同時伴有頭暈目眩、自汗短氣、神疲乏力、舌質淡紅、脈弦細。
④瘀血致痙：伴形體羸瘦、項強背直、舌質暗或紫斑、脈細澀。
⑤熱病後期致痙：伴午後低熱、舌絳苔少、脈細弱。
⑵四肢抽搐，又症見牙關緊閉、項背強直、面呈苦笑貌，是破傷風。
⑶四肢抽搐，又口吐涎沫、兩目上吊、昏不識人，或口中如作豬羊叫聲，醒後一如常人，是癲證。
⑷四肢抽搐，伴厥冷、昏不識人，為陽氣衰微。
⑸四肢抽搐，伴肢體偏廢、語言不利、口眼歪斜後遺症的是中風。
⑹四肢抽搐，但神志清楚、躁動不安、恐怖、高熱，尤其恐水、恐風，是狂犬病。
⑺四肢抽搐，在小兒若伴高熱不退，是急驚風。若伴見肢冷、脈細微者，為慢驚風證。

七、失　血

失血是指血不循經而妄行，溢出脈道，流泄體外的症狀，即出血症。由於出血部位不同，臨床上有吐血、咳血、便血、尿血、婦女崩漏下血等。

失血原因多由火、熱、灼傷脈絡而出血，氣逆血隨之逆亂，氣虛不攝血，瘀血內停均可使血不循經而致失血。

㈠咳　血

凡是喉部及喉以下呼吸道任何部位出血，隨咳嗽而出者稱為咳血，不咳而咯出者稱為咯血。咳血是肺絡受傷所引起的病症。臨床上以風熱傷肺，肝火犯肺、陰虛火旺為多見。

鑒別要點

咳血常因肺陰素虛，復感風熱燥邪，或木火刑金，肺失肅降而致。應從以下幾點鑒別：

⑴咳血情況，咳嗽喉癢、痰中帶血者為風熱傷肺。咳嗽陣作、痰中帶血、純血鮮紅為肝火犯肺。咳血反覆量多、色鮮者為陰虛火旺。咳吐膿血、其味腥臭為肺癰。

⑵兼症

①風熱傷肺型咳血多伴有頭痛發熱、口乾鼻燥、舌苔薄黃、脈浮數。

②肝火犯肺咳血多伴有煩躁易怒、胸脅牽痛、大便乾燥、小便舌苔薄黃、脈弦數。

③陰虛火旺咳血多伴有咳嗽無力或有白痰、自汗盜汗、五心煩熱、顴紅潮熱、食少消瘦、舌紅而乾、脈細數。

⑶咳血與嘔血鑒別

①出血的狀態：咳血是咳出的；嘔血是嘔出的。

②出血的色澤：咳血呈泡沫狀、色鮮紅；嘔血無泡沫、呈暗紅或棕色。

③出血的混合物：咳血常混有痰；嘔血常有食物及胃液混雜。

④病史：咳血有肺和心病史；嘔血有胃和肝病病史。

⑤出血前先兆：咳血前常有喉部搔癢，並有呼呼聲音；嘔血前常有腹上部不適及噁心感覺。

⑥大便情況：咳血糞便無改變；嘔血糞便帶黑色、呈柏油狀。

㈡衄　血

凡是不同外傷所致的某些外部出血的症狀稱為衄血。如：鼻衄、齒衄、肌衄、舌衄、耳衄、眼衄等。衄血是血不循常道，上逆於口鼻諸竅，滲於肌膚所致。

鑒別要點

衄血以鼻衄、齒衄、肌衄為臨床常見的疾病，其鑒別如下：

⑴出血的部位

血從鼻出者為鼻衄；血從齒縫或齒齦中出者為齒衄；血從肌膚出者為肌衄。

⑵出血的色澤

鼻衄血色多為鮮紅。齒衄因胃火熾盛者血色鮮紅，因陰虛火炎者血色淡紅。肌衄多為紫紅色，並成點狀或瘀斑。

⑶出血的原因

①鼻衄多為濕熱病邪傷肺，或熱蘊於胃，或肝火上擾，迫血妄行，上循其竅所致。

②齒衄多為胃火熾盛，或腎陰不足，虛火上炎，循經脈（陽明入下齒，少陰入上齒）迫血妄行而齒齦出血。

③肌衄多為氣血虧虛，氣虛不能攝血，血虛無所主而外溢或熱邪熾盛，迫血妄行所致。

⑷兼症

①鼻衄

- 鼻衄因肺熱所致者多伴有鼻燥、口乾咽燥、咳嗽少痰、舌紅脈數。
- 鼻衄因胃熱所致者多伴有口渴引飲、鼻燥口臭、煩躁、舌紅苔黃、脈洪數。
- 鼻衄因肝火上擾所致者多伴有頭痛、眩暈、口乾、善怒、目赤有眵、舌紅、脈弦數。

②齒衄

- 齒衄因胃火熾盛者多伴有齒齦紅腫疼痛、頭疼口臭、大便秘結、苔黃、脈洪數。
- 齒衄因腎陰不足、虛火上炎者多伴有齦浮齒搖而微痛、舌紅、脈弦數。

③肌衄：肌衄多伴有面色㿠白、神疲乏力、頭暈、心悸、舌淡、脈細無力。

㈢吐　血

吐血是血自胃而來，從口而出。吐血隨嘔吐而出，血色紫黯，夾有食物殘渣，亦稱嘔血。

本病多因胃中積熱，肝鬱化火，脈絡瘀滯，逆乘於胃，陽絡受損或脾失統攝所致。

鑒別要點

⑴吐血的顏色

胃中積熱，吐血的血色鮮紅。肝火犯胃，血色紅或暗。脾失統攝，血色黯淡。

⑵吐血的性質

胃中積熱，血中夾雜食物。肝火犯胃，吐血，暴吐如湧。脾失統血，吐血反覆發作。

⑶病因

胃中積熱，多因嗜酒和多食辛燥致使胃熱損傷陽絡所致。肝火犯胃，是由精神刺激，暴怒傷肝，肝火橫逆傷胃，胃絡受傷所致。脾失統血，思慮煩勞傷及脾陽，脾不統血所致吐血。

⑷兼症

①胃中積熱，多伴有脘腹脹滿，甚則作痛，便秘或大便色黑，舌紅苔黃膩、脈滑數。

②肝火犯胃，多伴有心煩急躁、口苦脅痛、躁擾不寧、舌質紅絳、脈弦數。

③脾失統血，多伴有面白唇淡、消瘦乏力、心悸氣短、腹脹便溏、肢冷脈細、舌淡少苔。

⑸吐血與咳血相鑒別

①病因鑒別

・咳血是咳嗽損傷肺絡，絡傷血溢，血出於肺。

・吐血是胃有積熱，肝火犯胃，脾失統攝所致，血出於胃。
・咯血是腎虛火旺，灼傷絡脈所致，血來自咽喉。

②血的狀態

・咳血是每隨咳嗽而出，痰中夾血。
・吐血是隨嘔吐而出。
・咯血是不咳而咯出小血塊。

③兼症

・風熱犯肺咳血者，兼見鼻乾口燥、脈浮數。
・肝火灼肺者，兼見脅痛易怒、脈弦數。
・陰虛內熱者，兼見潮熱、氣短、脈虛數。
・吐血兼見胸悶作痛、嘈雜便秘、舌苔黃膩、脈滑數。
・咯血兼見潮熱頰紅、咽喉乾燥、舌質絳、脈細數。

㈣便　血

血自肛門排出體外，糞便帶血或單純下血，色鮮紅或暗紅，統稱為便血。

便血多因脾虛不能統攝或飲酒嗜辛，濕熱蘊結，下注大腸，損傷陰絡所致。

鑒別要點

大便下血，須分血色鮮、黯及血在便前、便後。先血後便稱為近血。血色鮮紅，也有血下如濺者為腸風；先便後血稱為遠血，臨床上需要鑒別。

⑴血與便的先後鑒別

先便後血為遠血，先血後便為近血。

⑵便血的顏色鑒別

下血紫暗者為遠血，下血色淡為脾胃虛寒，下血鮮紅者為近血，下血色瘀晦為氣滯血瘀，下血鮮紅、血下如濺為腸風，血濁而色暗是濕熱蘊毒，酒毒釀濕熱下血為臟毒。

⑶與痢疾和痔血鑒別

痢疾便血為新病，便中兼有膿血，有裏急後重、腹痛等症。痔血是肛門血射如線，或點滴不止，肛門搔癢疼痛。

⑷兼症鑒別

①遠血：面色少華、神疲體倦懶言，或兼腹痛、舌淡、脈細。

②近血：大便不暢、口苦、舌苔黃膩、脈濡數。

③腸風：血下如濺、舌紅、脈數。

④臟毒：血下污濁、舌紅、苔黃膩、脈濡數。

㈤尿　血

小便中混有血液，或間雜有血絲、血塊，但無明顯排尿疼痛微熱脹感，稱為尿血。又稱溺血、溲血。或僅有輕度尿血症多由熱蓄膀胱與腎引起，其他一些臟腑，如心、肝、膽乃至小腸之火也常累及下迫腎與膀胱，損傷血絡而發病。因勞傷脾腎，氣虛不能攝血者也多有之。臨床以虛實分證，可有：陰虛火動、心火亢盛、肝膽火旺、濕熱下注、脾腎氣虛等證型。

鑒別要點

除從尿色認症外，還常需仔細詢問起病和兼症情況。

⑴辨尿血真假

由於月經、子宮、陰道出血，或痔出血污染尿液以及其他原因，如藥物等常使尿液變紅。如不經仔細檢查每誤以做真尿血症，所以應注意排除。

⑵辨尿血顏色深淺

①尿血顏色鮮紅：多屬心經實熱下移小腸，灼傷脈絡所致。

②尿血顏色淡紅：多屬久病脾腎兩虧，氣虛不攝。

③尿白混濁如米泔，甚轉為白色凝塊：多是濕熱之邪下注膀胱。

④尿色紅紫或雜血絲血塊：是內有瘀血或砂石久積，血不循經之故。

⑤外傷尿道出血：尿色鮮紅，多有明顯外傷史可查。

⑶詢問病程久短及起病情況

①發病暴急，病程短：多屬火熱實證。

②發病緩慢，病程長，纏綿不癒：多是陰虧虛火，或久病氣虛證。

⑷辨尿血伴隨症

①排尿時伴隨症：排尿時尿道熱痛、尿意急迫，是火熱內結膀胱或濕熱下注尿血。排尿時尿道熱澀刺痛，或尿來中斷、小腹滿急難當，是淋證尿血。小便頻數，但不痛者，屬脾虛不能統血，腎虛不能攝納，血不歸經尿血。如僅小便短少，多是虛火為患，灼傷脈絡尿血。

②全身伴隨症

- 面赤口渴、心煩不寐、舌尖紅、脈數，為心經火熱下移膀胱尿血。
- 頭痛、眩暈、口苦者，為肝膽火旺累及腎與膀胱，熱蓄下焦之故。
- 潮熱盜汗、五心煩熱、腰膝痠軟、舌紅、脈細數。為腎陰虧損，脈絡灼傷尿血。
- 神疲納呆、腰脊痠軟、面色萎黃、舌淡、脈弱，為久病體虛，脾腎虧損，氣少攝納所致。

㈥崩漏下血

行經期間，或不在行經期內，大量出血和持續不止者，稱為崩漏。崩是言其勢急，血流如注；漏是指勢緩而淋漓不止。但漏不止可發展為崩，崩後又多為漏，故不能絕對區分，臨床崩漏又常並稱。

崩漏下血總由血熱，衝任受損或氣虛不攝所致。崩漏除上述原因外，又可由肝腎虧虛和血瘀造成。

鑒別要點

⑴月經情況

①月經量多、色深紅、質稠粘或夾有血塊，為血熱妄行之血熱證。

②月經量多、色淡、質稀無塊，多延期不止，為氣虛證。

③月經淋漓、色鮮紅，為肝腎陰虛之崩漏證。

④經血淋漓，量多少不定，色紫黯有塊、質稠，為血瘀崩漏證。

⑵兼見症

①伴有心煩、口乾渴、尿黃、舌紅苔黃、脈滑數，為血熱證。

②伴心悸氣短、小腹空墜、面色㿠白、神疲氣弱，為氣虛證。

③伴五心煩熱、頭暈耳鳴、腰膝痠軟，為肝腎陰虛證。

④伴小腹疼痛拒按，血塊下後疼痛緩解，為血瘀證。

八、咳　嗽

咳嗽是臨床常見症狀，咳者有聲無痰，嗽者有痰無聲，臨床上咳和嗽常同時出現，故稱咳嗽。

肺主呼吸，呼出濁氣，吸入清氣，以肺氣宣通和下降為正常，如外邪襲於肺，或其他臟腑病變累及於肺，影響肺氣下降皆可發生咳嗽。所以咳嗽一症多因肺臟受病而發生。

但也有因其他臟腑病變影響到肺而出現咳嗽。故常見的臨床證型為：一是以咳嗽為主的外感咳嗽，包括風寒咳嗽、風熱咳嗽、燥熱咳嗽。以咳嗽為主的內傷咳嗽，包括痰濕犯肺咳嗽、肺虛咳嗽、脾虛咳嗽、肝火犯肺咳嗽、腎虛咳嗽。二是其他病證兼見咳嗽，有痰飲咳嗽、肺癰咳嗽、肺痿咳嗽、外傷咳嗽、產後咳嗽、小兒百日咳、肺內腫物咳嗽、小兒咳喘等。

鑒別要點

1.發病情況

外感咳嗽起病急驟，病程較短，邪在肌表可見鼻塞流涕、頭痛等症，多屬實證。內傷咳嗽則起病緩慢，病程較長，邪已入裏而無表證，多屬虛證或虛中夾實之候。其他疾病兼見咳嗽者除外傷性咳嗽，小兒咳嗽發病急，病程可長可短外，其餘發病緩慢，如肺癆咳嗽、痰飲咳嗽，肺內腫物引起的咳嗽常纏綿不癒。

2.咳嗽情況

⑴咳嗽的時間

咳嗽的時間可分為咳嗽發作的時間和咳嗽持續的時間。

①咳嗽發作的時間：一般外感咳嗽日間咳嗽較劇，唯風痰咳嗽夜間較劇。內傷咳嗽的痰濕咳嗽、腎虛咳嗽夜間較劇。平日咳甚是胃氣虛或宿疾留飲。午後咳甚是肺陰不足咳嗽。夜半咳甚是肺火不寧。肺癆咳嗽夜咳較劇。肺癰咳嗽、痰飲咳嗽晨咳較劇而且多痰。

②咳嗽持續的時間：外感咳嗽持續時間短，內傷咳嗽則持續時間長，可達數日不癒。

⑵咳嗽的性質

外感咳嗽聲高有力，聲重濁而急。內傷咳嗽聲低無力，時斷時續。痰濕犯肺咳嗽聲如甕中出，燥火內燔咳嗽咳聲高亢。肺內腫物咳嗽多屬嗆咳。百日咳多為痙攣性咳嗽。

⑶痰

①痰量：痰量是指病人咳嗽痰的多少。脾虛咳嗽、腎虛咳嗽、痰濕犯肺咳嗽、痰飲咳嗽、肺癰咳嗽咳痰多，甚至可聽到痰鳴聲。風寒咳、熱咳及肺陰虛咳嗽痰量較少，燥咳則無痰。

②痰的性質：痰的性質是指痰的稠度，顏色及氣味而言。

・痰清稀屬寒、屬濕；粘稠屬熱。

・泡沫樣屬脾腎虛。

・痰色白的多屬風、屬寒、屬濕性咳嗽；痰黃的多屬熱性咳嗽。

・痰中帶血的多見熱咳、肺癆，或肺內腫物引起的咳喘。

・病人咳痰無味的多見寒性、虛性咳嗽；咳痰苦臭味的多見熱性咳嗽。

・咳嗽痰腥臭的是肺癰。

・脾虛上遏於肺則咳痰有甜味；肝火犯肺則咳痰酸辣味；腎虛咳痰鹹味，咳而口苦是心火上炎。

③咳嗽的誘因

・風痰咳嗽迎風或受氣體刺激時常易引起咳嗽加劇。

・痰濕咳嗽在食入生冷和飲水過多時咳嗽加劇。

・腎虛咳嗽遇勞則加劇。

・飲食和寒濕為痰飲咳嗽的誘因。

・嗜酒不節，過食辛辣厚味是肺癰咳嗽的誘因。

⑷兼見症狀

①咽喉部症狀

・夾風咳嗽多見喉癢，風痰咳嗽喉癢最甚。

・風熱咳、燥咳、肺陰虛咳多覺咽乾、咽痛。

②咳血

・肺陰虛咳嗽常見痰帶血絲。

・大量痰帶膿血有腥臭味是肺癰的特點。

・風熱咳嗽、熱咳、燥咳偶爾亦可見咳血，但多見於晨起之時。

・風溫熱邪困肺，痰可見暗紅色。

⑸氣喘：哮喘病以氣喘為主症。風溫熱邪困肺時喘甚於咳，腎不納氣時常因喘甚而引起咳嗽，脾虛咳嗽則僅有少氣感。

⑹胸脅痛：風濕病熱邪困肺、痰飲病、肺癰及肺癆在不咳嗽時也覺得胸脅隱痛。

而燥咳、熱咳、肝火犯肺咳在咳嗽時引起胸脅痛。

(7)其他兼症

①風痰咳嗽具有喉癢、頭重、頭暈、咳嗽痰多、舌苔白膩、脈弦滑。

②燥熱咳嗽具有鼻燥、咽乾、惡風發熱，甚或有痰中帶血、舌尖紅苔薄黃而乾、脈細略數。

③痰濕犯肺咳嗽具有胸悶痰多、乏力、胃納不佳、苔白膩、脈濡滑。

④肝火犯肺咳嗽是氣逆咳嗽，咳時引脅作痛，與情志有關，苔薄黃少津、脈弦數。

⑤脾虛型咳嗽是痰多色白、體倦怕冷、食慾不振、苔薄白、脈細緩。

⑥腎虛型咳嗽，咳時氣短，動時加重，甚則伴有肢體浮腫、舌淡苔白、脈細。

⑦肺陰虛咳嗽具有久嗽不止，痰少而粘甚帶血絲，消瘦、盜汗、潮熱、舌紅少苔、脈細數。

⑧痰飲咳嗽，飲停胸脅則咳唾轉側，呼吸時疼痛加重，肋間飽滿、舌苔白、脈沉弦。

⑨肺痿咳嗽具有咳吐涎沫，形體消瘦、皮毛乾枯、舌紅而乾、脈虛數。

⑩肺癰咳嗽，咳膿痰味腥臭，伴有胸悶轉側不利、苔黃膩、脈滑數。

⑪肺癆咳嗽，乾咳少痰或痰中帶血，潮熱盜汗、神疲等症。舌質光紅、脈細數。

⑫外傷性咳嗽，具有外傷史。肺內腫物咳嗽，咳時常痰中帶血，低燒胸痛。

九、哮　喘

哮喘是一種發作性或非發作性哮鳴，氣喘疾患。哮是指喉中有哮鳴音，喘是呼吸困難，合稱哮喘。但在臨床上是應予區別的。

肺為氣之主，腎為氣之根。肺主出氣，腎主納氣。肺腎受病，升降失常，呼吸不利，邪在肺者為實喘，氣不歸腎者為虛喘。受寒或當風或因飲食而發者為寒哮；因痰熱素盛肺氣鬱滯不宣，喉中哮鳴者為熱哮。

鑒別要點

一般以胸滿氣粗，邪在於肺者為實喘，呼長吸短，氣不歸腎者為虛喘，具體鑒別如下：

1. 喘促聲音的強弱

喘促聲高氣粗者多為風寒，喘促氣粗痰湧者為痰濁，喘促聲低者為肺虛，喘促氣不得續者為腎虛。

2. 喘促時的狀態

喘促咳嗽突然發作者多為實喘，喘促短氣、語言無力為肺虛，喘促息微、動則喘甚者為腎虛。

3. 喘的兼症

⑴喘兼初起惡寒頭痛、痰稀起沫、舌苔薄白、脈浮而緊者為風寒喘證。

⑵喘兼胸中滿悶食減消瘦、痰多而粘稠、苔白膩、脈滑者為痰濁喘證。

⑶喘兼痰少不爽、自汗畏風、心悸肢冷、舌淡苔少、脈沉細為肺虛型喘證。

⑷喘兼痰白清稀動則喘甚，肢冷面青舌淡、脈沉弱為腎虛型喘證。

哮應從冷哮和熱哮兩方面來鑒別，具體如下：

⑴狀態：喘息頻作、喉中哮鳴者為冷哮，多喘促氣粗喉中痰鳴者為熱哮。

⑵哮兼症

①兼痰白清稀、多泡沫、胸悶氣憋、心悸肢冷、舌淡潤、脈緊為冷哮。

②兼痰黃稠粘、咳嗽陣作、口渴喜飲、尿黃便秘、脈滑數為熱哮。

十、嘔　吐

胃失和降反而上逆，有聲有物為嘔，無聲有物為吐，臨床上嘔與吐同時出現故稱嘔吐。

胃主受納和腐熟水穀，其氣主降，以下行為順。若邪氣擾胃，飲食不節、情志不和、脾胃虛弱均能導致胃失和降，氣逆於上產生嘔吐。臨床上多見外邪犯胃、食積胃脘、寒飲停胃、痰瘀阻胃、肝胃不和的實證嘔吐，又可見胃氣虛弱、胃陰不足的虛證嘔吐。

鑒別要點

嘔吐原因較多，證型較為複雜，但不外虛實兩類，現鑒別如下：

1. 病因鑒別

⑴溫熱之邪，侵犯胃腑，致使濁氣上逆為外邪犯胃所致的嘔吐。

⑵消化不良，飲食停積，胃氣上逆者為食積胃脘嘔吐。

⑶脾胃虛弱，寒飲內停，胃氣不降者為寒飲停胃所致嘔吐。

⑷由於情志內傷，痰聚血瘀，凝阻胃口，所致痰瘀阻胃嘔吐。

⑸肝氣不舒，橫逆犯胃，胃失和降為肝胃不和所致嘔吐。

⑹胃病時久，中氣虛弱，飲食不化為胃氣虛弱型嘔吐。

⑺胃病時久，陰液耗傷，胃失濡養為胃陰不足所致嘔吐。

2. 嘔吐物的區別

⑴外邪犯胃是突然嘔吐，嘔吐物為食物。

⑵食積胃脘是嘔吐不消化食物，有酸腐味。

⑶寒飲停胃是嘔吐清水痰涎。

⑷痰瘀阻胃是嘔吐食物、粘液或有褐色瘀血。

⑸肝胃不和嘔吐酸苦黃水。

⑹胃氣虛弱泛吐清水。

3. 嘔吐狀態

⑴外邪犯胃為突然嘔吐或呈噴射狀。

⑵痰瘀阻胃多進食即吐。

⑶肝胃不和多因情志變化而嘔吐。

⑷胃氣虛弱嘔吐是食多即吐。

⑸胃陰不足多呈乾嘔。

4. **嘔吐兼症**

⑴外邪嘔吐多伴有寒熱、頭痛。嚴重時起病急，有高熱、神昏等症。

⑵食積胃脘嘔吐多伴有噯氣厭食、脘腹脹痛、苔濁膩、脈滑。

⑶寒飲停胃嘔吐多伴有脘部痞滿，有振水音，頭眩、心悸、苔白膩、脈滑。

⑷痰瘀阻胃嘔吐多伴有胸膈阻塞疼痛，逐漸不能進硬食，後期明顯消瘦。

⑸肝胃不和嘔吐多伴有胸脅脹滿疼痛、噯氣食少、苔薄、脈弦。

⑹胃氣虛弱嘔吐多伴有胃痛空腹則劇、得食則減、喜熱喜按，苔薄白、脈細。

⑺胃陰不足嘔吐多伴有病程長，似饑而不欲食，舌紅少津、脈細數。

妊娠嘔吐的區別：妊娠早期孕婦常有輕度噁心嘔吐，多發生妊娠六週前後，症狀逐漸加劇。孕婦不能進食甚至空腹時也有嘔吐，如嘔吐嚴重以致妨礙飲食而使孕婦發生營養不良，甚至危及生命，與上述嘔吐從病史、症狀上不難區別。

十一、泄　瀉

排便次數增多、糞便稀薄、腹痛或不痛，但無裏急後重或膿血的病變稱為泄瀉，又稱腹瀉。泄和瀉的含義有所不同，大便稀薄，時作時止叫泄，大便直下如水傾注叫瀉。但因二者病因病機相同，所以臨床多合稱為泄瀉。

泄瀉的主要病變部位在脾、胃、大、小腸，但以脾為主。病因主要是脾胃功能失調。胃主受納水穀，脾主運化精微。若脾胃功能障礙則升降失常，不能正常消化和吸收，以致小腸清濁不分、水穀不別，並走大腸而致泄瀉。

鑒別要點

泄瀉的臨床辨證，從病邪的性質歸納可分寒熱兩類，從邪正相爭的不同反應可分為虛實兩個類型，從發病的具體情況分析可分為急性和慢性兩種。

1. 寒熱虛實的鑒別

⑴寒熱的鑒別

寒與熱是致病因素侵入機體後的病理反應，感受熱邪則表現為熱證，感受寒邪則表現為寒證。

①寒證：糞便清稀，全身有怕冷感。

②熱證：糞便黃褐穢臭，肛門有灼熱感。

⑵虛實的鑒別

虛與實是邪正矛盾鬥爭的反應，邪盛而正氣抗病力強則為實證。反之則為虛證。

①實證：病勢急驟，腹部脹滿拒按，瀉後痛減。

②虛證：病程較長，腹痛隱隱，大便次數增多。

2. 急性與慢性的鑒別

一般來說急性泄瀉大多屬實屬熱；慢性泄瀉大多屬虛屬寒。

⑴急性泄瀉

發病急驟，病起突然。

①外感六淫：臨床上常出現表證，如惡寒、發熱、頭痛、四肢痠楚等。以泄瀉清稀、腸鳴為主症。

②內傷食積：可見脘腹痞悶、噯氣不食等。以腹痛、腸鳴、糞便臭如敗卵或完穀不化、瀉後痛減為主症。

⑵慢性泄瀉

病程較長，體質差，抗病力弱。

①脾胃虛弱：臨床可見面色萎黃、神疲肢倦、脈緩而弱等。以大便時溏時泄，瀉下不消化食物為主症。

②肝氣乘脾：多因情志抑鬱或惱怒而發，臨床可見胸脅痞滿噯氣、脈弦等。以

腹痛而瀉、便色有時帶有青色為主症。

③命門火衰：腹瀉多在黎明之前，臍下作痛、腸鳴即瀉或完穀不化、瀉後即安為主症，故又稱黎明瀉、雞鳴瀉、五更瀉。臨床常兼有腹部畏寒、下肢覺冷、舌淡苔白、脈沉細或無力。

此外，如排糞次數雖有增加而糞便依然成形則稱為假性腹瀉。不屬泄瀉，應予以區別。泄瀉與痢疾不同，痢疾有明顯的裏急後重且有粘液和粘液血便，這是兩者的鑒別要點。

十二、便　秘

便秘是指糞便在腸內滯留過久、排便時間延長、排便次數減少、糞塊堅硬乾燥，或雖有便意而排出困難而言。

中國醫學認為飲食入胃，經過脾胃運化，吸收其精微之後，所剩糟粕由大便傳送出去。若脾胃運化和大腸傳導功能正常則大便通暢；若胃腸受納或其他原因影響胃腸功能致使傳導失職，糟粕內停，不得下行而形成便秘。便秘在臨床中常見有熱秘、氣秘、虛秘、冷秘四種。

鑒別要點

1. 病因鑒別

體質肥胖者，嗜食辛辣厚味，或飲酒過多胃腸積熱，耗傷津液，不能下潤大腸而致熱性便秘。精神刺激、或思慮過度致使氣機鬱滯，通降失常而形成氣滯性便秘。過度勞累，或病後及老年體虛之人，氣血不足，氣虛則傳導無力，血虛則津枯而致虛性便秘。體弱年老，陽氣不足寒自內生，凝滯腸胃而致寒性便秘。

2. 便秘的特點

熱秘是大便乾燥、硬結如球。氣秘則腹脹欲便、糞便不爽。冷秘則腹中攻痛、大便澀。虛秘，氣虛便不乾硬、無力排出，便後疲乏。血虛則見大便乾燥、努掙難下。

3. 便秘的兼症

⑴熱秘

面赤身熱、口臭溲赤、苔黃燥、脈滑實。

⑵氣秘

胸脅滿悶、噫氣頻作，甚則腹脹而痛、苔黃膩、脈弦。

⑶冷秘

多見於老年，多面青、肢冷，輕微腹痛、得溫減輕，小便清長、舌淡潤、脈沉遲。

⑷虛秘

神疲氣怯、自汗短氣、舌淡嫩胖、脈虛或沉細無力。

⑸血虛

面色皖白、唇甲色淡、眩暈、心悸、舌淡白、脈細澀。

此外，經常便秘患者，常因糞便燥結引起痔核和肛門燥裂，便時夾血，要與便血區別。產後多大便難，為產後血虛便秘。

十三、小便不利

小便澀滯，量少或點滴難出，小腹墜脹或尿道疼痛，稱為小便不利。可見膀胱氣化不利，是直接原因。然膀胱為藏溺之所，其氣化之出，又有靠三焦資助，而尤以下焦最為重要。若三焦氣化不及州都，則水道不得通利，於是出現排尿困難。由此，雖病位在膀胱，但與肺、脾、腎三臟關係又至為密切。其他如尿道機械阻塞引起的，亦是常見原因。排尿困難在臨床除可單獨出現外，又常為一些疾病的兼見症狀。

鑒別要點

1. 病因分類

⑴肺熱

尿少，或點滴不爽，伴見咽乾煩躁、呼吸短促。

⑵脾虛（中氣下陷）

排尿無力、欲解不得，或量少不爽，病程較長。可兼見面色皖白、氣短神疲、小腹墜脹感。時作時止，遇勞加重。

⑶腎陽虛

小便排出無力，伴見神衰怯冷、腰膝痠軟、手足欠溫。

⑷腎陰虛

排尿無力，伴見五心煩熱、舌質紅、脈細數。

⑸膀胱濕熱

排尿困難、色赤，或尿血，或混濁如米泔，以尿頻、尿急、尿痛為其特點。伴小腹脹急、舌紅苔黃、脈數。

⑹心熱下移小腸

排尿困難、小便熱赤、尿道澀痛。伴心煩口渴、舌紅生瘡、脈數。

⑺氣滯

小便澀滯難出、少腹滿痛、脈沉弦。

⑻膀胱尿路阻塞

可因瘀血、結石、腫瘤等引起。排尿點滴不暢，或突然中斷不出，甚點滴全無。伴見尿道刺痛、小腹脹急，甚腰腹疼痛難當。

⑼外傷

意外的跌打損傷可引起排尿不同程度困難，因有明顯外因，故不難鑒別。

2.病證分類

⑴癃閉證

小便點滴不爽為癃，小便不通為閉。凡小便閉止，或頻數點滴難出，伴小腹脹滿而痛的，統稱為癃閉。本病臨床分證大致有濕熱、肺熱、氣虛、氣滯，以及陽虛、尿路阻塞等，參閱病因分類有關內容。

⑵淋證

小便頻數短澀、滴瀝刺痛、欲出未盡，小腹拘急，或痛引腰腹，為淋證。臨床多習以五淋分證，即石淋、氣淋、血淋、膏淋、勞淋。分別參閱病因分類的膀胱尿路阻塞、氣滯、濕熱、心火下移小腸，以及脾腎不足等內容。

⑶水腫

排尿困難是水腫的常見症狀。認證當以頭面、目窠、四肢、腹部以及全身浮腫為主症，其小便不利為肺、脾、腎、膀胱等臟腑功能失常所致。

⑷臌脹

臌脹是以腹脹大、皮色蒼黃、脈絡暴露為特徵的一種疾病。排尿困難多出現於本證末期。臨床分證有虛實不同，氣、血、水臌脹之分。

⑸積聚

積聚是指腹內結塊，或脹或痛的一種病證。病至晚期多有排尿困難症狀出現。

⑹妊娠排尿困難

①轉胞：妊娠期間（多在七、八個月時）飲食如常、小便不通，甚小腹脹急、心煩不得臥。以濕熱與胎氣互結為多見。

②子淋：妊娠期小便頻數、點滴而下，伴排尿疼痛，濕熱下注多見。

③胎氣下墜：常因飽食用力或忍尿持重引起，壓迫膀胱，排尿困難。

以上病證出現排尿困難時，臨床病因和表現的證候特點都較為複雜，因此需要參考有關各病專著。

十四、黃　疸

以目黃，一身皮膚發黃，小便黃為主要症狀的疾病為黃疸。主要為脾胃虛寒，內傷不足再感受時邪或飲食失節，致使濕熱鬱蒸，影響肝膽疏泄不利，發為黃疸。

鑒別要點

黃疸臨床常分陽黃和陰黃兩大類，其鑒別如下：

1. 病史鑒別

⑴年齡

陽黃多發生於 30 歲以下的病人，陰黃多發生於 30 歲以上的病人。

⑵性別

陽黃多發生於女性，陰黃多發生於男性。

⑶發病

陽黃多為新病，病程較短，發病較急；陰黃多為久病，病程較長，發病多緩慢。

⑷腹痛

陽黃和陰黃均伴有腹痛。陽黃腹痛多不顯著，但熱重於濕型黃疸腹痛顯著多呈絞痛。陰黃腹痛呈持續性。

2. 黃疸的色澤鑒別

陽黃，身目黃染色澤鮮明如橘子色；陰黃，身目黃染晦暗如煙熏。

3. 兼症鑒別

⑴陽黃

熱重於濕多伴有腹滿、胸悶、便乾尿赤、身熱煩渴、苔黃膩、脈數有力。濕重於熱多伴有胸悶納減、腹脹便溏、口不渴、身重乏力、苔白膩、脈濡緩。

熱毒內陷伴有高熱神昏、煩躁譫語、發斑或吐衄便血、舌質紅絳、脈弦實有力。

⑵陰黃

寒濕型多伴有神倦食少、腹脹如鼓、小便自利、大便不實、舌淡潤或紫、脈沉細。瘀血凝滯型多伴有脅下痞積，按之硬痛、腹大有水，舌質紫或有紫斑、脈沉澀。

4. 病因鑒別

⑴陽黃

濕熱蘊脾，熏蒸肝膽，膽汁泛溢，所致黃疸。如濕邪熱毒，內陷營血，膽汁泛溢則形成急黃。

⑵陰黃

寒濕困脾，一般是脾陽虛弱，寒濕內阻，膽汁泛溢所形成。瘀血凝滯是久病黃疸，瘀血凝滯，膽汁泛溢所致。

十五、眩　暈

眩是眼花，暈是頭暈。眩與暈多同時並見，故統稱為眩暈。輕者僅有頭昏、頭重腳輕感，重者如坐舟車，自覺周圍景物或自身旋轉不定，站立不穩，甚或伴有噁心、嘔吐、汗出、昏倒等症狀。

頭為諸陽之會，耳目乃清空之竅。眩暈多由肝腎陰虧，虛陽化風上擾，或為精虧血少，髓海不足，所以虛者居多。亦有因痰濁上壅，蒙蔽清陽者，它如外傷、藥物中毒以及癃證等也常有眩暈發生。

鑒別要點

辨別眩暈主要從引起眩暈的原因以及誘發因素入手，對眩暈症狀又要注意其發作時的性質和繼發症狀，其次是舌象和脈診。

1. 眩暈的發病原因

眩暈的發病原因是多方面的，作為一種證候，以內傷虛證為多見，亦可表現於其他多種疾病過程中或別的因素引起，現歸納如下：

⑴肝陽上亢

素體陽盛，肝氣鬱結化火，腎陰虧虛。若婦女妊娠六個月以後出現，是子癇的先驅症狀。

⑵氣血虧虛

慢性久病，失血如外傷、產後等，脾胃虛弱。

⑶腎精不足

先天不足、發育遲緩、年老體弱、房勞過度。

⑷痰濕阻遏

嗜食肥甘、勞倦太過，或痰鬱化火。

⑸其他原因

藥物中毒、頭外傷、乘車坐船、近視以及癇證等疾病為其他原因眩暈。

2. 眩暈誘因

⑴每因煩勞或鬱怒等七情過極而眩暈，見於肝陽上亢。

⑵勞累後即發，活動後加劇見於氣血不足眩暈。

3. 眩暈輕重程度

⑴眩暈較劇的，見於肝陽上亢眩暈，特別偏肝風上擾者較甚。

⑵氣血不足，腎精虧損，一般眩暈較輕。

⑶眩暈時輕時重，多為肝氣鬱結和痰濕中阻。

4. 眩暈伴隨症

⑴眩暈伴頭脹頭痛

①肝陽上亢的伴頭痛且脹，且隨眩暈加重而增劇。

②痰濕的多伴頭重，如物裹纏一般。

③癎證頭昏頭痛一般在發作後持續一段時間。腦外傷頭痛時重時輕。

⑵眩暈伴耳聾耳鳴

①肝陽上亢眩暈多伴有不同程度耳聾耳鳴。

②肝火偏盛者，耳鳴如潮，嚴重能使耳聾失聰。

③腎精虧損一般耳鳴如蟬，多兼聽力減退。

⑶其他伴隨症

①性情急躁、面時潮紅、少寐多夢、口苦，見於肝陽上亢眩暈。

②欲吐、四肢麻木，為肝陽上擾。

③若面色蒼白、唇甲不華、心悸失眠，為血虛眩暈。

④氣虛眩暈一般有神疲懶言、食慾不振等症。若神疲倦怠、食少便溏，為中氣不足。

⑤腰膝痠軟、遺精健忘，為腎精不足。伴五心煩熱，偏腎陰虛。

⑥伴四肢欠溫，為腎陽不足。

⑦胸悶嘔噁、食少、多寐，是痰濕中阻。

⑧伴目赤脹痛、心煩心悸，是痰鬱化火證。素體肥胖，時時眩暈，要防中風。

⑨藥物中毒，如鏈黴素眩暈呈持續性或進行性，常有口唇舌麻木。癎證眩暈多在發作前出現，發作時的典型表現不難辨認。

5. 舌診與脈象

⑴舌質紅、苔黃、脈弦，為肝陽上亢。苔黃糙、脈弦數，為肝火偏盛。

⑵舌質淡白、脈細弱，是氣虛。舌質淡紅、脈細澀，是血虛。

⑶舌紅無苔、脈細數，為腎陰不足。舌淡、脈沉細，是腎陽不足。

⑷苔濕潤、脈濡滑，是濕痰中阻。苔黃膩、脈弦滑，為痰濕鬱而生熱。

總之，舌象與脈象常可較真實反應出不同眩暈症情。

十六、心　悸

心悸是自覺心跳異常，心慌不安，並有心前區不適的一種症狀。

心悸因受驚而發的稱為驚悸，病情較輕。嚴重的心悸稱為怔忡，與受驚無關，病情較重，病程較長。心悸的形成常與精神因素，心血不足，心陽衰弱，水飲內停，瘀血阻絡等原因有關，致使心神被擾或心失所養，神不守舍而發病。

鑒別要點

心悸的形成原因複雜，臨床表現是多方面的，現從以下幾點進行鑒別：

1. 心悸的特點

⑴心悸善驚、易恐者為心神不寧。

⑵心悸不安、頭暈者為心血不足所致。

⑶心中空虛、惕惕而動者為心陽不足。

⑷心悸不寧、心煩少寐者為陰虛火旺。

⑸心悸眩暈、胸脘痞滿者為飲邪上犯。

⑹心悸不安、胸滿不舒、心痛時作者為瘀血阻絡。

2. 心悸的兼症

⑴心神不寧

心悸善驚易恐兼見坐臥不安、舌苔薄白、脈虛數或結代。

⑵心血不足

心悸頭昏、面色無華、夜寐不寧、舌淡紅、苔薄白、脈細弱。

⑶陰虛火旺

心悸不寧、心煩少寐、頭暈目眩、手足心熱、耳鳴腰痠、舌質紅、脈細數。

⑷心陽不足

心悸伴有面色蒼白、胸悶氣短、形寒肢冷、舌質淡紅、脈虛弱或沉細而數。

⑸瘀血阻絡

心悸伴有胸悶不舒、心痛時作或唇甲青紫、舌質紫暗或有瘀斑、脈澀或見結代。

十七、不　寐

經常不能獲得正常睡眠，謂之不寐，又稱失眠。正常成年人一般需 8 小時睡眠時間，老年人則少些。

睡眠是機體氣機活動的一種表現，直接受陰陽二氣盛衰影響。陽氣自動而之靜則寐，陰氣自靜而之動則寤。不寐者，病在陽不交陰。因此，陰陽的動態平衡失調是不寐的基本病理過程，其損傷則在心、脾、肝、腎等臟。不寐臨床分證以虛者居多，總與上述各臟的陰血不足有關，實證多由食積、痰濁、氣火所致。

鑒別要點

不寐的臨床表現症情不一，輕者入睡較難，或寐而不實，後再不易入睡，嚴重者徹夜不眠。主要從以下幾方面鑒別：

1. 入睡情況

⑴不易入睡

輕易睡不著，甚至輾轉反側多時。可因不同原因引起：

①心腎不交，陰虧火旺：如素體虛弱，或久病之人。

②宿食痰火內停，胃氣不和：多發於飲食失節，腸胃受損病人。

③肝氣素盛，性情急躁：每因鬱怒而發。

④心脾不足：多因憂愁思慮太過，勞傷心脾。

⑤痰火擾心：如癲狂病，甚徹夜不眠。

⑥小兒入睡困難：可能是饑餓、疼痛、搔癢等原因。

(2)睡眠易醒

雖可較快入睡，但易再醒，嚴重者一夜反反覆覆。

①心脾兩虛：睡中常自然醒來，稍時又可入睡。多因思慮勞倦，或婦人產後等原因發病。

②心膽氣虛：睡中每突然驚醒，醒後還感餘悸，較長時間不能入睡。如暴受驚駭、情緒過度緊張後尤易出現。

③氣血不足：夜寐早醒，整個睡眠時間較短。如病後、老年體弱每多有之。

2. 睡眠多夢

夢本是睡眠過程中的一種正常現象，據現代生理學研究，在睡眠過程中，一般 90 分鐘就可有一次夢境。有一些夢對人的心理和精神還能起到調節和平衡作用，有益於身體健康。但過多的夢，惡夢則會影響睡眠效果。

(1)心膽氣虛，多有惡夢，險夢。

(2)心脾不足，血虛證，睡中多夢，甚徹夜夢擾紛紛。

3. 其他伴隨症

不寐常使人感到頭暈、頭痛、心悸、健忘等，臨床表現不一。

(1)肝鬱氣滯

性情多急躁易怒、胸脅脹悶。

(2)氣鬱化火

失眠且頭暈、頭脹、驚悸不安、目赤口苦。

(3)心腎不交

失眠又兼五心煩熱、健忘、耳鳴、夢遺、腰膝痠軟等陰虧不足證。

(4)心脾兩虛

失眠、神疲乏力、健忘心悸、頭暈目眩。

(5)心膽氣虛

常感心悸膽怯、易驚善恐。

⑹胃氣不和

因宿食內停、脘腹脹痛、噯腐吞酸而不得眠。

⑺痰濕內阻

胸脘痞悶、頭重目眩、痰多嘔噁。

⑻痰火擾心

見於癲狂證，精神亢奮、語無倫次。

⑼水氣凌心

失眠、心悸咳喘、水腫。

4.辨舌與脈象

⑴心脾兩虛

舌淡、苔薄、脈細弱。以婦人產後、久病及老年體弱氣血不足為多見。

⑵心膽氣虛

舌淡、脈弦細。

⑶陰虧火旺

舌質紅、脈細數。

⑷宿食內停

舌苔厚膩、脈滑。

⑸痰火擾心

舌苔厚膩而黃，甚燥裂起刺，脈弦滑而數。

⑹肝氣鬱結

舌紅、苔黃、脈弦數。

⑺水飲內停

舌苔白膩、脈弦緊。

5. 辨不寐的其他原因

不寐又常為許多疾病的伴隨症狀，如各種原因的疼痛、高燒、咳喘等，應詳察細辨。

十八、煩　躁

自覺胸中發熱、心神不寧，謂之煩。手足時時欲動而不寧的，謂之躁。雖然煩與躁並不是一種相同的症狀，但因二者常同時出現，故臨床多習稱為煩躁。

煩躁形成機理，大多數因熱而致，且分外感與內傷兩大類證候，亦有少數見陰寒者，其所損在肺腎兩臟，臨床表現亦較複雜。對此《類證治裁》有一段較好說明，節選如下：內熱為煩，外熱為躁，煩出於肺，躁出於腎，熱傳肺腎，則煩躁俱作。同時從陰陽屬性又對煩與躁的治療效果作了探討。煩為陽，屬有根之火，故但煩不躁，及先煩後躁者，皆易治；躁為陰，係無根之火，故但躁不煩，及先躁後煩者皆難治。

鑒別要點

煩躁要明辨外感與內傷，根據陰陽盛衰以辨煩躁的不同發病機理。

1. 辨煩躁的不同病位

⑴邪熱在表

煩躁、發熱頭痛、汗出惡風、脈浮緩，或發熱身痛、無汗、脈浮緊。

⑵邪熱在半表半裏

煩躁、寒熱往來、頭暈目眩、口苦咽乾、脈弦數。

⑶邪熱在裏

煩躁、潮熱便秘、腹滿硬痛、脈弦實有力。

⑷邪熱在上

煩躁、身熱不盛、胸脘痞悶、舌紅苔微黃、脈數。

2. 辨煩躁陰陽盛衰情況

⑴陰寒煩躁

煩躁、惡寒蜷臥、吐利、四肢厥冷，或吐衄。

⑵陽虛煩躁

身無大熱、晝間煩躁、入夜安靜、脈沉微，又稱躁煩。

⑶陰中伏陽煩躁

頭痛、身溫指末清冷、胸滿噁心、脈沉伏。

⑷陰盛格陽煩躁

不煩而躁、肢體厥冷、手足躁動，但神態安靜，脈沉細。

⑸陰虛煩躁

煩躁不得臥、潮熱盜汗、舌紅、脈細數，又稱虛煩。

3. 辨煩躁內傷原因

⑴病後餘熱未清

虛煩不安、胸悶欲吐、虛羸少氣。

⑵痰熱內蘊

虛煩不得眠，其人素體肥盛。

⑶血虛津虧

煩躁、口乾渴，入夜躁熱尤甚，舌淡紅、脈細數無力。

⑷胃中虛熱

煩躁、嘔噦、舌嫩紅、脈虛數。

⑸膀胱蓄水

煩渴欲飲、水入即吐、小便不利、脈浮。

十九、疼　痛

疼痛是患者的一種自覺症狀。多因氣機不暢，血脈瘀阻，寒邪凝滯，熱邪蘊結，氣血不足所致經行不暢，不通則痛所致。臨床常見疼痛為頭痛、胸痛、腹痛、腰痛、四肢痛等。茲分述如下：

㈠頭　痛

頭痛是患者自覺頭部疼痛的一種症狀。頭為諸陽之會，清陽之府，又為髓海所在，多當外邪侵襲，上犯巔頂，清陽被阻或內傷諸疾導致氣血逆亂，致使腦失所養而產生頭痛。常見的頭痛分證方法有：

⑴外感內傷分類

風寒頭痛、風熱頭痛、風濕頭痛、肝陽頭痛、痰濁頭痛、瘀血頭痛、腎虛頭痛、氣虛頭痛、血虛頭痛。

⑵六經分類

太陽經頭痛、陽明經頭痛、少陽經頭痛、太陰經頭痛、少陰經頭痛、厥陰經頭痛。

鑒別要點

⑴頭痛的分類

①後頭痛牽引項部：太陽經頭痛。

②前額頭痛：陽明經頭痛。

③兩側頭痛：少陽經頭痛。

④巔頂頭痛：厥陰經頭痛。

⑤痛有定處：血瘀頭痛。

⑥偏頭痛：肝陽上亢頭痛。

⑵頭痛的時間

①風寒頭痛多持續而明顯，起病急、病程短。

②內傷頭痛多時作時止，起病緩慢，病程較長。

③氣虛頭痛上午重。

④血虛頭痛下午重。

⑶頭痛的性質

①頭痛項強，遇風寒加重、得熱稍緩：風寒頭痛。

②頭目脹痛，遇熱加重、得寒稍緩：風熱頭痛。

③頭痛如裹而重：風濕頭痛。

④偏頭痛、脹痛攻逆為主與情志有關：肝陽上亢頭痛。

⑤頭痛昏蒙：痰濁頭痛。

⑥頭痛如針刺、固定不移者：血瘀頭痛。

⑦頭空痛重者，腦鳴：腎虛頭痛。

⑧頭痛綿綿，遇勞則甚：氣虛頭痛。

⑨頭痛如細筋牽引：血虛頭痛。

⑷病史

①有發熱惡寒感冒病史者，頭痛無先兆、突然發作：外感頭痛。

②頭痛有先兆、緩慢出現頭痛者，無發熱惡寒表證者：內傷頭痛。

③有外傷病史，出現頭痛者：血瘀頭痛。

④平時情緒易於激動者：肝陽上亢頭痛。

⑸兼症

①全身症：具有發熱惡寒、全身不適者為風寒頭痛。發熱重、惡風輕為風熱頭痛。體倦乏力、畏寒少氣者多為氣虛頭痛。

②頭部症

- 風寒頭痛兼有鼻塞流涕、口不作渴。

・風熱頭痛兼有口渴、咽痛。

・肝陽上亢頭痛兼有舌紅口苦。

・痰濁頭痛兼有眩暈、煩亂。

・血虛頭痛兼有面色蒼白、目眩。

・腎虛頭痛兼有眩暈、耳鳴、耳聾。

③胸部症

・風濕頭痛兼有納呆、胸悶。

・痰濁頭痛兼有胸脘滿悶、嘔噁、痰涎。

・血虛頭痛兼有心悸、怔忡、易驚。

④二便情況

・風熱頭痛則尿黃。

・風濕頭痛則大便溏、小便不利。

・腎虛頭痛則遺精、帶下。

⑤舌苔脈象

・風寒頭痛苔薄白、脈浮緊。

・風熱頭痛苔薄黃、脈浮數。

・風濕頭痛苔白膩、脈濡。

・肝陽上亢頭痛脈弦有力。

・痰濁頭痛舌苔白膩、脈弦滑。

・氣虛頭痛舌胖質淡白、脈細無力。

・血虛頭痛舌質淡、脈虛澀。

・腎虛頭痛舌紅或淡、尺脈沉無力。

・血瘀頭痛舌質紫暗、有瘀點，脈澀。

㈡胸　痛

胸痛是胸部疼痛的一種自覺症狀。胸部為清陽所聚，諸陽受氣於胸中，常由肺癰、肺癆、胸痹、懸飲、外傷、咳嗽等原因閉塞氣機所引起。

鑒別要點

⑴胸痛部位

①許多病變發生疼痛常有一定的部位。

②心窩部及左肩背疼痛為胸痹。

③前胸和兩側疼痛多為懸飲。

④胸局部疼痛按之加重多為外傷所致的瘀血證。

⑵疼痛時間

①胸痹疼痛常發生於用力和興奮之後。

②懸飲胸痛多發生在深呼吸和咳嗽之時。

③肺癰、肺癆多在咳嗽時牽引胸痛，咳嗽胸痛加重。

⑶疼痛性質

①胸痹疼痛伴有壓榨及窒息感。

②外傷性胸痛常呈錐痛或擊痛。

③肺癆的胸痛常綿綿作痛。

⑷兼症

①咳嗽

- 肺癰初期，乾咳無痰或痰黃而粘、不易咯出。肺癰成膿期，咳吐膿痰有臭味。肺癰氣陰雙虛時，乾咳少痰、咳血時作。
- 胸痹寒氣凝滯時，喘息短氣、咳吐稀痰。胸痹痰濕內鬱時，胸懣喘促、咳吐痰涎。
- 外傷性胸痛，咳嗽時加重。

②全身症

- 肺癰初期，鼻燥咽乾伴寒熱。肺癰成膿期，壯熱、胸痛、口乾咽燥；肺癆為五心煩熱、顴紅、盜汗。
- 胸痺寒氣凝滯時，形寒肢厥，痰濕內阻則心悸、食減、不能平臥。

③舌苔脈象

- 肺癰初期舌尖紅苔黃燥、脈小數。成膿期舌紅苔黃、脈滑數。
- 肺癆舌淡少苔、脈細數。
- 胸痺寒氣凝滯舌淡白而潤、脈沉、遲或緊。
- 若痰濕內阻，則見舌淡苔滑、脈濡。
- 外傷性胸痛則舌暗脈澀。

㈢胃脘痛

上腹部疼痛，一般稱為胃脘痛，簡稱胃痛，古人稱心痛。本病發生原因甚多，其病變部位在胃，但與肝脾有密切關係。飲食損傷脾胃，鬱怒傷肝，氣滯血瘀，胃陰不足，均能使胃失和降或胃絡失養或氣滯血瘀作痛。在臨床上以寒痛、熱痛、虛痛、瘀痛、食痛、蟲痛較為常見。

鑒別要點

⑴病因、病史鑒別

①因飲食生冷和吸受冷氣直接引發的胃脘痛為胃寒疼痛。

②因精神刺激或有情志不遂的病人多發氣滯型胃脘痛。

③有便蟲或吐蛔病史者多為蟲積胃脘痛。

⑵從胃痛的性質上鑒別

①胃部喜手按及飲熱湯緩解、畏寒、手足不溫者為胃寒型胃脘痛。

②胃脘脹痛攻沖者為氣滯型胃脘痛。

③胃脘痛如針刺，且有定處，或有積塊者為瘀血所致胃脘痛。

④胃痛，痛時不喜按，遇熱加重、得寒則緩者為熱型胃脘痛。

⑤胃痛呈陣發性加劇者為蟲積胃脘痛。

⑶發病鑒別

①寒型胃脘痛：胃部突然作痛者多見。

②氣虛型胃脘痛：胃痛多在空腹時疼痛，得食緩解。

③氣虛胃痛：多伴畏寒、喜暖、舌質淡、苔薄白、脈沉細無力。

④瘀血胃痛：多伴有大便色黑，痛有定處，脈澀，重按有力。

⑤熱型胃痛：多伴有口渴、尿赤、便秘、舌苔黃膩、脈數大。

⑥蟲積胃痛：多疼痛較劇、嘔吐食物或苦水、面黃擇食、苔白膩或黃、脈弦細。

㈣腹　痛

腹痛是指患者腹部疼痛的一種自覺症狀。腹部有許多臟腑又是經絡循行之處，當外邪侵襲，蟲積，食滯，氣血運行受阻致使經行不暢，不通則痛，而導致腹痛。臨床上常見的腹痛分為寒實、虛寒、實熱、食滯、氣滯、血瘀、蟲積等證型。

鑒別要點

⑴與年齡性別有關

①兒童時期的腹痛多為蟲積。

②壯年時期的腹痛多為胃脘痛和腸癰。

③婦女腹痛多為異位妊娠或痛經等。

⑵腹痛的性質

①腹痛遇寒尤甚、得溫則舒為寒實腹痛。

②腹痛綿綿時作時止、痛時喜按、喜熱惡冷多為虛寒性腹痛。

③腹痛脹滿、喜冷拒按為實熱型腹痛。

④脘腹脹滿、拒按、惡食為食滯性腹痛。

⑤腹部脹痛、矢氣痛減為氣滯型腹痛。

⑥腹部刺痛固定不移、按之有塊者為瘀血型腹痛。

⑦臍腹疼痛時發時止為蟲積。

⑶腹痛的發作時間

①寒實腹痛突然發作，來勢較急，而無間斷。

②飲食後腹痛者為實證。

③饑餓空腹時腹痛為虛證。

④腹脹痛時聚時散，痛無定處者為氣滯。

⑤腹痛時發時止為蟲積。

⑷腹痛部位

①右上腹疼痛多屬肝膽之病。

②臍以上疼痛多屬脾胃之病。

③臍以下痛者多屬厥陰肝經之病。

④蟲積病多見繞臍疼痛。

⑤右下腹疼痛多是腸癰。

⑥小腹疼痛多為膀胱、腎、胞宮疾病。

⑦痛有定處，痛如刀割多為血瘀。

⑸兼症

①全身症

・寒實型腹痛口不渴、腸鳴泄瀉，甚則惡寒肢冷。

・虛寒型腹痛疲勞時加重，大便溏瀉。

・實熱型腹痛身膚灼熱，甚則煩躁不寐、口苦溲赤、大便燥結。

・食滯型腹痛噯氣噯腐吞酸或腹痛欲瀉。

・氣滯型腹痛胸腹脹痛，或噫氣嘔逆。
・大便間有黑色或月經有血塊為瘀血型腹痛。

②舌苔脈象

・寒實證苔白、脈沉遲或緊。
・虛寒證舌淡白潤、脈沉弦。
・實熱證舌紅苔黃、脈弦數。
・食滯型苔垢膩、脈弦滑。
・氣滯脈沉弦。
・瘀血型舌質紫暗、脈弦澀。

㈤腰　痛

腰痛是指腰部疼痛為主的一種症狀，可發生在一側或兩側。

腰為腎之府，所以腰痛與腎的關係密切。當寒濕、風濕、瘀血致使經脈受阻，氣血運行不暢或腎虛不能榮養所致腰痛。因此，臨床常見的腰痛多為風濕、寒濕、濕熱、瘀血、腎虛等證型。

鑒別要點

⑴腰痛的部位

①腰背痛牽連下肢為風濕性腰痛。

②腰髖弛痛者為濕熱型腰痛。

③腰痛痛有定處為瘀血腰痛。

⑵腰痛的發病

①風濕、寒濕、濕熱所致的腰痛，發病急。

②腎虛者起病緩慢並反覆發作。

⑶腰痛的性質

①風濕腰痛為腰背重痛，遇冷加重、得熱則痛減。

②濕熱腰痛伴有熱感。

③瘀血腰痛，痛如針刺，按之加重，轉側俯仰不便。

④腎虛腰痛，痠軟綿綿不斷，遇勞加重。

⑷兼症

①全身症

・寒濕型腰痛伴有精神疲倦、周身痠困、四肢欠溫。

・濕熱型腰痛伴有煩熱、自汗、尿頻、尿急、尿痛等症。

・瘀血型腰痛伴有俯仰不便，重則轉側不利，便秘或大便色黑。

・腎陰虛型腰痛伴有心煩失眠、口燥咽乾、面色潮紅、五心煩熱。

・腎陽虛型腰痛兼有少腹拘急、面色皖白、手足不溫、遺精陽萎。

②舌苔脈象

・風濕腰痛見舌苔薄白、脈濡緩。

・寒濕腰痛見舌苔白膩或滑、脈沉。

・濕熱腰痛則見舌苔黃膩、脈滑數。

・瘀血腰痛則見舌紫暗、脈澀。

・腎陰虛腰痛則見舌紅而乾、脈細數。

・腎陽虛腰痛舌質淡白、脈沉細。

㈥四肢關節痛

凡是四肢關節疼痛，局部腫脹或變形的稱之為四肢關節痛。

本病的成因是在正氣不足，風寒濕邪乘虛侵入，流竄經絡，阻滯氣血，不通則痛而形成此症。或素體肝腎虧虛，氣血不足，邪氣留滯經絡，氣滯則津液結聚而成痰，血行不暢而成瘀，痰瘀凝滯則可引起關節腫大、畸形、強直以及筋脈拘急等現象，最後活動功能喪失而形成四肢關節痛。臨床常見風濕熱痹、大骨節病。

鑒別要點

⑴病史

風寒濕痹是受風寒濕三氣雜至而形成，發病較慢。風濕熱痹是感受風濕熱邪或風寒濕邪鬱而化熱所形成，此型發病較急。

⑵四肢關節疼痛的部位

①關節疼痛游走不定的為行痹。

②關節疼痛固定不移為痛痹。

③關節疼痛固定不移、局部腫脹為著痹。

④關節紅腫疼痛、呈游走性為風濕熱痹。

⑤關節局部疼痛腫大、強直、畸形、活動不便為痰瘀痹阻證。

⑶四肢關節疼痛的性質

①四肢關節疼痛較重，遇寒尤甚不可屈伸為痛痹。

②四肢關節疼痛重著或腫脹，手足沉重、肌膚麻木不仁為著痹。

③四肢關節局部灼熱紅腫，遇冷則舒為熱痹。

⑷舌苔脈象

①行痹，舌苔薄白或膩、脈浮。

②痛痹，舌苔薄白、脈弦緊。

③著痹，舌苔白膩、脈濡緩。

④熱痹，舌苔黃燥、脈滑數。

⑤痰瘀痹阻證，舌苔薄白或黃膩、脈濡澀。

第十五章

病案書寫

第十五章　病案書寫

病案，古稱診籍，後來隨著歷史的發展，又稱醫案或病歷，它是臨床辨證論治的客觀記錄。

我國早在二千多年前，名醫淳于意就注意診籍的編寫。宋代後出版了許多名醫醫案，豐富了中國醫學寶庫。近代，由於自然科學的不斷發展，學科研究的需要，對中醫病案的要求更高和更嚴格，它不但要求客觀真實，而且要求不斷增強科學技術性，反映醫療、教學、科研質量的高低，成為臨床醫學不可缺少的重要資料。

一、病案書寫的重要意義

病案是醫務人員對病人進行調查研究和診治的科學記錄，是保證病人得到正確診斷和適當治療的先決條件之一。不可靠的病歷資料，常可導致錯誤的診斷和治療，甚至造成醫療事故。病案是臨床記實，不僅反映病人的病情及有關的全部情況，也反映出醫生在觀察診斷和治療過程中的思維和判斷。體現出醫生的診治水平和特點，它是考核醫院和醫生工作質量和技術水準的重要依據。

病案不僅是醫生對病人病情的具體記錄，同時又是轉診、病案討論及會診的資料依據。並且還可提供院外醫生或保健機構，行政司法部門作業務或司法的重要參考資料，對加強學生理論聯繫實際，培養獨立思考、分析解決問題的能力起著指導作用。

病案是臨床科學研究中一個重要組成部分，能給病案分析統計、經驗總結、醫院管理等科學研究提供重要資料。

因此，要求各級醫務人員，必須以認真負責的精神和實事求是的科學態度，完整而正確地寫好病歷。

二、書寫病案的注意事項

㈠反映真實

書寫病歷時，必須嚴肅認真，實事求是，力戒敷衍了事、簡單疏忽和主觀臆斷。

㈡表達確切

中醫病歷，一定要反映中醫的理論和實踐特點，因此必須使用中醫術語進行病歷書寫，但所使用的術語必須準確恰當，力戒文字與病情不符。

㈢內容全面

病案內容務求全面系統，要求主次分明，條理清楚，切忌內容繁瑣混亂，甚或支離破碎、片面不全。

㈣文字整潔

書寫病案，必須文字簡練，字迹清楚，行文整齊，字面清潔，切忌任意塗改撕補，如有個別修改，必須簽名蓋章，表示負責。

三、病歷的內容

根據中醫的理論和臨床特點，病歷的基本內容以診法、辨證、治法為重點，其具體書寫內容如下：

㈠住院病歷

住院病歷是對病人住院期間的病情、診治全過程所做的記錄。包括完整病歷、入院病歷以及住院期間的各種記錄。

1. 完整病歷

⑴診法

①詢問察病

・主訴

病人就診的主要原因或痛苦即為主訴。其內容包括症狀或體徵所反映的病位、病性和病勢（程度及時間）三部分，三者缺一不可。如果是久病，則應按症狀、體徵發生的先後時間順序加以記錄，時間可反推追溯。例如：脘部斷續脹痛 3 年，復發加重 3 天。

・現病史

主訴發生、發展、變化的歷史，稱為現病史。寫作方式由遠及近，依時間順序倒推。其內容為：疾病發病的情況，如起病的時間、原因或誘因、當時的主要症狀和兼症；病情演變，如各種症狀、體徵的出現、加重、減輕或消失以及與類似病證的鑒別，診治經過，如發病以來所做過的檢查和診斷、治療及所用過的中、西藥物名稱、劑量，使用時間，療效，其他特殊療法等。例如以上述的病人為例：3 年前，因飲食不節，漸感脘部不適，間或隱痛，伴噯氣、泛酸。因病情不重，未予重視。2 年前，出差途中飲食不慎，脘脹痛，持續不解，痛連兩脅，夜間尤甚，伴泛酸、嘔吐，吐出清水及食物殘渣，無血液及咖啡色液體，噯氣頻作，噯氣後可使疼痛暫時減輕。求治某醫院診為潰瘍病，給服中西藥物（藥名不詳）治療，病情逐漸減輕，此後每因情緒不好或飲食不節，病即有所發作。3 天前，因工作與人發生爭議，情緒不好，上病復發，胃脘攻撐作痛伴胸脘悶脹煩熱，善太息。又到某醫院就診，仍診為潰瘍病，給服維生素、注射阿托品，未感病情好轉，特來我院診治。

・現病症

指病人就診時的全部自覺症狀，包括主症和兼症。為全面系統而不遺漏病人症狀，可按《十問歌》的詢問為序進行。一般應包括寒熱、汗液、疼痛、飲食口味、二便、經帶胎產、睡眠以及頭、目、耳、咽、胸、心、腹、脅等的不適情況。記錄時，可先將主症及體徵描述清楚，然後描述與主症相關的症狀，最後記錄與主症無直接關係，但有辨證意義的其他情況。

・既往史

指病人過去罹患其他疾病的歷史。應記錄患者的一般健康狀況，過去患病名稱及時間、治療情況，預防接種的名稱、時間、外傷、過敏、手術史等。

・個人史

指病人生活的全部歷史。包括患者出生地、居住地、經歷地、居住環境、生活情況、飲食習慣、特殊嗜好、性格、精神狀態、文化程度、職業、勞動條件、婚姻狀況等。小兒患者尚應記錄胎次、產況、生長發育和餵養史。

經帶胎產史：女病人增加這一項，記錄月經情況為：

$$\text{初潮年齡（歲）}\frac{\text{月經天數}}{\text{月經週期}}\text{末次月經時間或絕經年齡}$$

同時記錄月經量、顏色、質地；帶下的量、顏色、質地；結婚年齡、孕次、產次、妊娠反應、分娩情況及計劃生育措施等。

・家族史

記錄病人的父母、配偶、孩子及與病人生活密切接觸的親友健康狀況、發病情況。特別要注意記錄與患者有無類似的疾病，如遺傳病、傳染病等。家族史中的人員如有死亡者，則應記錄其死因和年齡。

②察體識病

A.全身狀態診察：

・神

重點記錄目光、表情及動態，可分別用目光明亮、晦暗、呆滯，表情自然、淡漠、痛苦，反應靈活、亢進、遲鈍等表示。

・色

記錄面部色澤變化，如白、黃、紅、紫等，並記述其鮮明或晦暗等變化。

・發育，營養

記錄發育正常或異常，營養好或差。

・形態

記錄形體的高矮、壯弱、胖瘦等體型和體表的潤燥及姿態的動或靜，體位情況等，如安靜、躁動、癱瘓、震顫、活動受限等。

B.分部診察：按下列部位的先後順序進行記錄：

・皮膚

記錄其形態、潤燥、感覺等，是否有斑、疹、痘、和癰、疽、疔、癤等異常發現。

・頭面

記錄頭形、頭態、頭髮的正常或各種異常變化，面形、面部色澤、粉刺、斑點等異常情況，目的神、色、形、態的變化及視力情況，耳的形、色，耳內異物及聽力等，鼻的形色、鼻孔潤燥、形狀及排出物性狀，鼻翼動態及嗅覺情況，口形及動態，唇的色澤及形態，口腔粘膜的情況，口角是否漏涎等，齒數及色澤，齦的色澤及腫脹，齒縫出血等，咽喉的色澤及腫爛，是否有乳蛾及白膜等。

・胸脅

記錄其外形及乳房、肋骨、肋間及虛裏搏動狀態。

・腹部

記述胃脘、臍腹、小腹、少腹的診察情況。

・下竅

記錄前陰和後陰的診察情況。

・腰背

記錄肩背部及腰部的正常或異常情況。

・四肢

記錄其外形、動態、厥逆及爪甲形色。

・察舌

分部記述舌質的色、形、態及舌苔的色、質變化。

・察脈

寸口脈的單一脈象及複合脈象，左右寸口三部的差異。

・聽聲音、嗅氣味

聽聲音包括語言、呼吸、咳嗽、嘔吐、噯氣、呃逆、哮鳴、腸鳴等聲音的音響、程度、頻率的變化。

嗅氣味包括病室和病人的口、鼻、身體的異常氣味以及病人二便、經帶等的氣味。

③其他診法：如耳診、尺膚診等。記述其陽性徵象。

⑵諸診摘要

將診法收集的病情資料，尤其是與辨證辨病關係密切的症狀、體徵，進行系統、全面、扼要地歸納，為辨證提供依據。

⑶辨證分析

①病機分析：在中醫基礎理論指導下，根據病情資料，分析病證發生的原因及病理機制。

②證候分析：對主要臨床表現進行分析歸納。

③綜合歸納：運用八綱、氣血津液、臟腑、六經、衛氣營血、三焦等相關的辨證方法，對病機、證候進行分析綜合歸納。

⑷診斷

病名診斷可有一個或數個，應按主次排列，證候名稱可單獨列出，亦可放在病名後的括號內。

⑸治法

①總治法：根據證型診斷確定相應的治則治法。如扶正祛邪中具體治法的溫中散寒等。務使治則治法與辨證吻合，切忌相互矛盾。

②治療計畫：根據治療法則和病證標本先後緩急，擬定治療計畫及相應治療措施。治療計畫可分步進行。每一步應說明以什麼手段為主，輔以哪些手段。

③方劑藥物：用成方的要寫出方名及藥物加減的名稱，自擬方應直接寫出藥名，排行要整齊，有特殊煎法的藥物要在該藥的右上角註明，每味藥物的右下角寫劑量（克），最後寫明劑數、服法。

④護理：適當的治療必須配合相應的護理，才能提高療效。對於護理應提具體要求，包括護理級別、飲食種類、常規給藥時間及方法。

⑹西醫檢查

①體格檢查：記錄望、觸、叩、聽中發現的陽性體徵及有鑒別診斷意義的陰性體徵。

②理化檢查：記錄血、尿、糞等常規檢查結果。還要記錄有關的生化指標等檢查結果。

③診斷意見：可能時，作出西醫病名診斷，並列出先後主次。

以上完整病歷，要求內容系統完整，在病人入院 24 小時內完成，一般應由住院醫師書寫。亦可由實習醫師書寫，但後者需經主要診治醫師檢查修改簽字後方可。

2. 入院病歷

入院病歷又稱入院記錄，是完整病歷的書寫。一般由住院醫師和值班醫師書寫。

3. 住院期間的其他記錄

⑴病程記錄

病程記錄又稱病程誌，是對病人住院期間的病情演變、診治經過所作的記錄。其內容包括：

①首次病程記錄內容較詳，類似門診初診病歷。

②病情轉變：症狀的變化、新症狀的出現、體檢、理化檢查及其他特殊檢查的結果等，都應按時間記錄。

③診治情況：病名和證名的改變、修改和補充的依據、治療方法、用藥及其效果、醫囑變更的理由等。

上級醫師查房對病情的分析和處理意見。

④會診意見：本科其他醫師或他科醫師會診的分析和處理意見等。

病人家屬或有關人員的反映或要求，醫師對他們談話的重要內容，病人的思想動態和要求，診療中的差錯、事故等。

⑤階段小結：住院較長的病人，應定期作出小結。

病程記錄應按時間順序編寫，病情穩定的病人應 3 天記錄一次，慢性病者可 3～7 天一次，對於危重病人或搶救病例，則應及時而詳細的記錄，數小時甚至數分鐘記錄一次。記錄時應重點突出，一般由經治醫師或實習醫師書寫。

⑵交接班記錄

交接班記錄是變動經治醫師時，交班或接班的醫師對病人病情所作的小結和檢查記錄。

①交班記錄內容：病人住院以來的診治簡要、當前的診治注意事項、用藥及檢查等。

②接班記錄內容：復習病歷的小結，復查病人的結果，對病情的新發現及診治意見等。交接班醫師要認真負責、客觀明確地寫好記錄，避免交接班時給病人帶來損害。

⑶會診記錄

會診記錄是對較大的會診過程所作的書面記錄。會診前填寫好會診申請，由上級醫師或主管督導簽發。內容包括病情摘要、診療簡介、診斷意見及會診目的，要求參加的單位及人員姓名，上級醫師及主管督導的意見等。

會診記錄的主要內容是：

①一般情況：會診時間、地點、參加人員（註明單位、職務或職稱）、主持人、記錄人等。

②病情簡介：經治療醫師簡要介紹病人的病情及診治經過等。

③發言記錄：要記錄每一個發言人的姓名和所講的主要內容。

④會診意見：記錄會診討論後關於病情的進一步檢查、診斷、治療、方藥等方面的決議或意見。

會診記錄一般由經治醫師或實習醫師書寫，並應納入住院病歷之中。

⑷轉科（院記錄）

病人住院中發現有他科疾病，經有關科（院）會診同意轉科時所做的記錄，稱轉科（院）記錄。分為轉入和轉出記錄兩種。

①轉出記錄：記錄病歷小結、診治經過、轉科理由、今後注意事項及建議等。

②轉入記錄：記錄病歷復習摘要、復查結果、新發現和診治意見等。轉科記錄應由轉出和轉入的診治醫師書寫。

⑸出院記錄

出院記錄是病人住院期間的診治過程和康復狀況的總結性記錄。可作為經驗總結和隨訪複診的參考，內容包括：

①住院時間：入院和出院日期，住院天數。

②入院時情況：主要病史、症狀、體徵、理化檢查結果及診斷等。

③診治經過：住院期間主要病情改變及診斷修改，主要治法及其療效等。

④出院時情況：最後診斷（中西醫診斷意見）、康復狀況等。

⑤醫囑：病人出院後應做的治療、再診時間、生活注意事項等。

記錄一式兩份，由經治醫師書寫，分別歸入住院病歷和門診病歷之中，以便存查。

⑹死亡記錄

死亡記錄是病人死亡後及時書寫的記錄。其內容包括：

①入院日期：年、月、日。

②死亡時間：年、月、日、時、分、秒。

③住院時間：以天數計，不足一天者以小時計。

④住院情況：簡要記錄病情及診治經過等。

⑤死亡經過：記錄死亡前病情惡化的情況及搶救過程。

⑥死亡原因及最後診斷：如做病理解剖者，應將結果報告記入病歷及死亡記錄中。死亡記錄務須在病人死之後 24 小時內完成，由經治醫師書寫。

㈡門診病歷

門診病歷是醫生對門診應診病人的病情和診治情況所作的記錄。分為初診和複診兩種：

1. 初診病歷

⑴一般項目

包括門診號、科別、姓名、性別、年齡、職業、工作單位和就診日期等。

⑵診法

包括各種診察的內容，但要突出主訴及現病史。

⑶辨證

根據病因、病位、病性和病勢綜合分析，提出病和證的診斷。

⑷治法

提出治療大法及具體計畫。

⑸方藥

提出方名及具體藥物劑量、劑數（或用針灸，推拿等其他療法及其療程）。

⑹醫囑

包括藥物煎法及服用方法、飲食宜忌、作息等。

⑺其他檢查

包括體格檢查、理化檢查、西醫診斷意見等。

⑻醫生簽名

應簽全名以示負責。

2. 複診病歷

⑴病情變化

簡述前次診療後的病情變化、治療效果，以及這次的檢查結果等。

⑵診斷

根據這次的病情檢查，提出對上次診斷的修改和補充。

⑶治療

提出治法、方劑、藥物的名稱及劑量、劑數。如有其他療法者，亦應記錄清楚。

⑷醫囑

提出與治療有關的事項。

⑸醫生簽全名

門診病歷因就診時間有限，其內容應簡明突出，故記錄的基本要求更高，概括性更強。

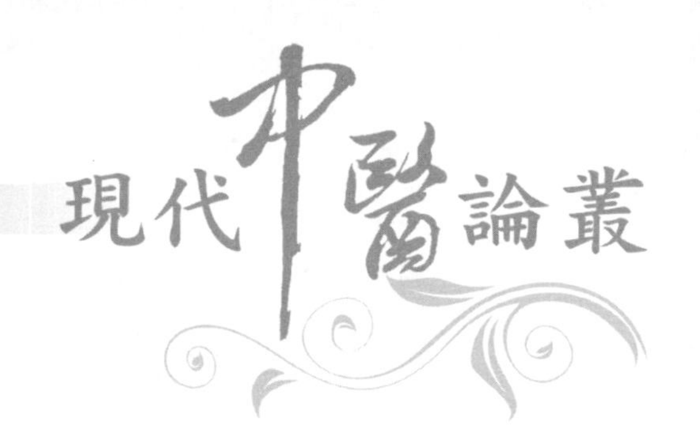

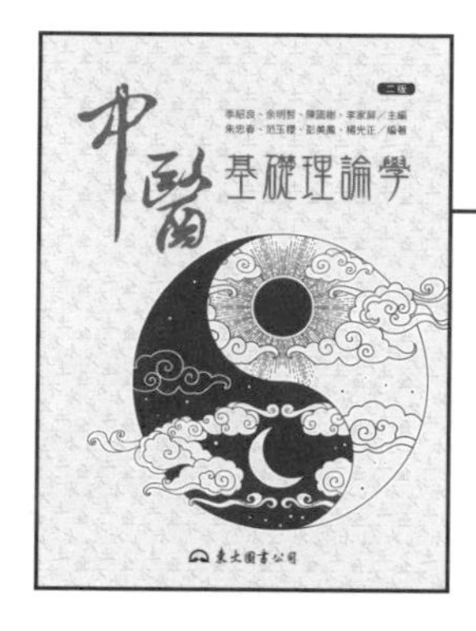

中醫基礎理論學（二版）

季紹良、余明哲、陳國樹、李家屏／主編

中醫基礎理論為中醫學體系的重要組成部分，是中醫學專業基礎和入門課程。本書主要介紹中醫學基礎理論和知識，內容包括中醫理論體系的形成和發展、中醫學的基本特點、陰陽五行學說、藏象學說、氣血津液學說、經絡學說、病因病機學說以及中醫的防治原則。本書編寫力求概念明確、說理透徹、重點突出、通俗易懂，既可供中醫院校學生和中醫自修者學習所用，也可供從事中醫教學、臨床、科研人員參考。

國家圖書館出版品預行編目資料

中醫診斷學／季紹良等編著;朱忠春等協編.——二版一刷.——臺北市：東大，2022
面；　公分.——（現代中醫論叢）

ISBN 978-957-19-3323-8（平裝）
1.中醫診斷學

413.2　　　111005215

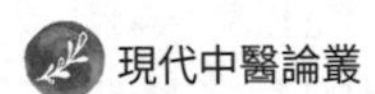

中醫診斷學

編著者　季紹良　余明哲　陳國樹　詹寬仁
協　編　朱忠春　范玉櫻　彭美鳳　楊光正
責任編輯　許媁筑
美術編輯　黃顯喬

發行人　劉仲傑
出版者　東大圖書股份有限公司
地　址　臺北市復興北路 386 號 (復北門市)
　　　　臺北市重慶南路一段 61 號 (重南門市)
電　話　(02)25006600
網　址　三民網路書店 https://www.sanmin.com.tw

出版日期　初版一刷 2003 年 1 月
　　　　　初版三刷 2018 年 1 月
　　　　　二版一刷 2022 年 8 月
書籍編號　E410180
ISBN　978-957-19-3323-8

東大圖書公司